Vanessa Blumhagen

Mein Leben mit Hashimoto

Jeden Tag wurde ich
dicker und müder

&

Die Hashimoto-
Diät

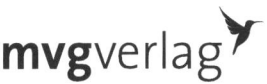

Bibliografische Information der Deutschen Nationalbibliothek:
Die Deutsche Nationalbibliothek verzeichnet diese Publikation in der Deutschen Nationalbibliografie; detaillierte bibliografische Daten sind im Internet über http://d-nb.de abrufbar.

Für Fragen und Anregungen:
info@mvg-verlag.de

4. Auflage der Sonderausgabe 2018

© 2017 by mvg Verlag, ein Imprint der Münchner Verlagsgruppe GmbH,
Nymphenburger Straße 86
D-80636 München
Tel.: 089 651285-0
Fax: 089 652096

Die Originalausgabe von *Jeden Tag wurde ich dicker und müder. Mein Leben mit Hashimoto* ist 2014 in der 7. Auflage erschienen. © 2013 by mvg Verlag.
Redaktion: Dr. Diana Zilliges, Murnau
Satz: Georg Stadler, München

Die Originalausgabe von *Die Hashimoto Diät. Wie Sie trotz Ihrer Krankheit schlank und fit werden und sich in Ihrem Körper wohlfühlen* ist 2014 in der 5. Auflage erschienen. © 2014 by mvg Verlag.
Redaktion: Antje Steinhäuser, München
Satz: Grafikstudio Foerster, Belgern

Umschlaggestaltung: Laura Osswald
Umschlagabbildung: © Oliver Reetz
Satz: Grafikstudio Foerster, Belgern
Druck: CPI books GmbH. Leck
Printed in Germany

ISBN Print 978-3-86882-869-6
ISBN E-Book (PDF) 978-3-96121-121-0
ISBN E-Book (EPUB, Mobi) 978-3-96121-122-7

Weitere Informationen zum Verlag finden Sie unter

www.mvg-verlag.de

Beachten Sie auch unsere weiteren Verlage unter www.m-vg.de

Vanessa Blumhagen

Jeden Tag wurde ich dicker und müder

Mein Leben mit Hashimoto

mvgverlag

Inhalt

Vorwort

Sie halten dieses Buch in Händen, weil es Ihnen nicht gut geht, Sie sich nicht wohlfühlen – und kein Arzt Ihnen weiterhelfen kann. Die Diagnose Hashimoto lässt die meisten Betroffenen in einem unglücklichen Zustand zurück. So erging es auch mir. Vier Jahre lang pendelte ich zwischen der gut gelaunten Fernsehwelt und meiner bedrückenden privaten Realität hin und her. Aber ich wollte mich damit nicht abfinden und habe mir Stück für Stück (aber nicht ohne Rückschläge) mein Wohlbefinden zurückerobert. Ich will es gar nicht beschönigen: Das war ein harter Kampf. Aber ich habe es bis hierher geschafft und bin auf einem guten Weg!

Und ich möchte, dass auch Sie Ihr Leben wieder zurückbekommen. Ja, ich weiß! Das hört sich vermessen an, übertrieben, vielleicht sogar unverschämt. Und ich kann mir Ihr ungläubiges, eventuell sogar empörtes Gesicht gerade sehr gut vorstellen. Aber was ich geschafft habe, bekommen Sie auch hin! Versprochen! Ich möchte, dass Sie Ihr Leben wieder genießen können, ohne Wenn und Aber. Ich wünsche mir, dass Sie wieder teilhaben an den Unternehmungen Ihrer Familie und Ihrer Freunde. Dass Sie morgens mit einem Lächeln erwachen und sich auf den Tag freuen, ohne ängstliche Vorahnung, dass irgendein körperliches oder seelisches Problem Ihnen einen Strich durch die Rechnung machen könnte. Sie sollen wieder von ganz tief innen heraus strahlen! Schauen Sie mich an: Das geht, auch mit Hashimoto. Lassen Sie es uns angehen, jetzt, sofort ...

Ihre Vanessa Blumhagen

Am Ende wird alles gut.
Und wenn es nicht gut ist, ist es nicht das Ende.

Oscar Wilde

KAPITEL 1

Ein Gehirntumor? Multiple Sklerose?
Oder bilde ich mir alles nur ein ...
Meine Geschichte

Die Ampel sprang auf Rot und ich hielt an der Linie an. Die Menschen schlenderten über den Zebrastreifen am Mühlenkamp im Hamburger Stadtteil Winterhude. Es war ein sonniger Herbsttag im Oktober 2008. Ich hatte das Verdeck meines Autos aufgemacht und spürte die angenehme Wärme. Den Wagen hatte ich erst vor ein paar Tagen einem Freund abgekauft. Ein grauer Porsche Boxster mit cognacfarbenen Ledersitzen, sieben Jahre alt, aber schon lange mein Traumwagen. Ich hatte über Wochen mit dem Vorbesitzer gefeilscht, bis er ihn mir für einen bezahlbaren Preis überließ. Jetzt saß ich in dem Schmuckstück – und hätte eigentlich überglücklich sein müssen. Doch irgendetwas stimmte nicht. Ich fühlte mich nicht gut, irgendwie ...

Mit diesem diffusen Gefühl begann eine Reise, eine Suche, die mein ganzes Leben verändern sollte. Heute kann ich wieder lachen und mache Pläne, aber in den letzten vier Jahren gab es Phasen, da waren meine Gedanken sehr dunkel und ich hatte alle Hoffnung auf Besserung verloren. Zum Glück habe ich mich immer wieder aufgerafft und weitergesucht, ich habe Freunden und der Familie viele Sorgen bereitet, Ärzte genervt – und auch mal einen Rausschmiss provoziert. Ohne all das wäre es mir heute nicht möglich, dieses Buch zu schreiben.

Neben den leichten Stimmungsschwankungen plagten mich damals auch Schmerzen im unteren Rücken, vor allem beim Sport. Meine Trainerin schickte mich zur einer Osteopathin, die sich redlich um mich bemühte, nach ein paar Sitzungen aber entnervt aufgab. Die Beschwerden wurden einfach nicht besser. Auf ihre Empfehlung hin ging ich zu einem Allgemeinmediziner. Dr. S. schaute sich meinen Rücken an, nahm Blut ab und hörte sich geduldig an, was ich ihm zu erzählen hatte. Er machte eine Schwermetallausleitung und fand in meinem Blut Anzeichen für diverse Lebensmittelunverträglichkeiten. Ich sollte Eier, Soja, Kuhmilchprodukte und Schafmilch, Cashewkerne und Kichererbsen meiden. Gut, dachte ich, wenn's mir dann besser geht. Ich konnte noch nicht ahnen, wie wichtig dieser Arzt in den kommenden Monaten und Jahren noch für mich werden würde ...

Zu dieser Zeit fing auch mein Gewicht an, langsam zu steigen, ohne Erklärung und ersichtlichen Grund. Das störte mich, natürlich! Vor allem, weil damals mein Fernsehengagement richtig losging. Einmal pro Woche war ich jetzt live und in voller Größe (und Breite) bei RTL *Punkt 6* und *Punkt 9* zu sehen. Damals noch im Stehen. Problemzonen kaschieren war da schwer möglich. Auch wenn keiner etwas sagte, ich fühlte mich nicht wohl im Kreis der ganzen schmalen Grazien.

So zogen sich die Monate hin, und trotz strenger Ernährungsregeln wurde ich immer unzufriedener und mein Körpergefühl nicht besser. Im Herbst 2009 war die Schauspielerin Anna Loos tagelang in den Medien, weil sie mit einer homöopathischen Kur innerhalb kürzester Zeit 15 Kilo abgenommen hatte. Im Gespräch mit ihrer Managerin verriet die mir, worum es sich dabei handelte und dass auch sie selbst mit der Methode schon mächtig Gewicht verloren hatte. Das ist meine Chance, dachte ich. Zufälligerweise war bei mir um die Ecke ein Heilpraktiker, der diese »Sanguinum«-Kur anbot. Kurz entschlossen machte ich dort einen Termin, und ein paar Tage später begann ich damit: Dreimal pro Woche bekam ich nun eine Spritze mit homöopathischen Mittelchen in den Po. Dazu musste ich meine Ernährung umstellen. Ich durfte keine Kohlenhydrate mehr essen, nur fettarmes Fleisch und Fisch, dazu viel Gemüse und Salat. Kein Obst, keine Nudeln, kein Reis oder Brot. Es dauerte ein bisschen, bis sich Erfolge einstellten. Ganz langsam ging mein Gewicht aber dann ein paar Kilo runter. Ich fühlte mich toll! Viele sprachen mich darauf an, sagten mir, wie gut ich aussähe. Schlussendlich war ich bei 57 Kilo angekommen.

Wenn ich mir heute die Bilder anschaue, denke ich, das war ein bisschen zu viel des Guten. Aber damals war ich einfach nur beflügelt und zufrieden. Ich fühlte mich wach, fit und belastungsfähig. Alles ist wieder gut, dachte ich. Heute glaube ich, dass ich damals einen ordentlichen Entzündungsschub der Schilddrüse hatte, der rein zufällig mit der homöopathischen Abnehmkur einherging. Im Januar 2010 begann dann der heftige Absturz, von heute auf morgen.

Es geht bergab

Mit rasanter Geschwindigkeit verschlechterte sich mein Zustand. Ich wusste gar nicht, wie mir geschah. Es war einfach furchtbar und ich total hilflos! Gerade noch ging es mir blendend – und von jetzt auf gleich fühlte ich mich elend. Mein Gewicht stieg langsam, aber stetig wieder an. Ich schlief schlecht, war ständig müde und hatte »Watte im Kopf«. Ich konnte einfach nicht mehr richtig nachdenken. Ich hatte oft Schwierigkeiten, die passenden Wörter zu finden, und war auf einmal nicht mehr so schlagfertig und spontan wie sonst. Allmählich wurde meine Monatsregel immer schwächer, bis sie ganz ausblieb. Meine normalerweise puppenartig-perfekte Haut verwandelte sich in eine unberechenbare Zone. Einerseits war sie trocken und empfindlich, dann wieder bekam ich Pickel wie ein pubertierender Teenager. Besonders unangenehm war mir das, wenn ich bei RTL in der Maske saß und geschminkt wurde. Oder beim Friseur: Selbst auf der Kopfhaut konnte man die Knubbel spüren. Ich betete beim Haarewaschen still, dass es für die netten jungen Damen und Herren nicht zu ekelig war. Sie haben sich aber nie etwas anmerken lassen.

Richtig gefährlich wurde es, als meine Füße und Hände begannen, von jetzt auf gleich einfach einzuschlafen. Es kam mehr als einmal vor, dass ich an der Ampel anfahren wollte, aber in den paar Sekunden, in denen ich stand, das Gefühl aus meinen Füßen gewichen war. Mit heftigem Auftreten und Trampeln auf der Bodenplatte ging es dann meist schnell wieder. Hinter mir hupte es wütend, was die Situation nicht unbedingt angenehmer machte. Ich war nach jeder dieser Episoden nass geschwitzt, mein Herz raste und ich war froh, wenn ich heil angekommen war und aussteigen konnte. Nachts wachte ich regelmäßig auf, weil ein Arm oder Bein sich plötzlich wie ein toter Klumpen anfühlte, weil er eingeschlafen war. Wie ein wild gewordenes Rumpelstilzchen hüpfte ich ums Bett, um wieder Leben in die Gliedmaßen zu bringen. Oder ich schlug wie besessen meine Arme gegeneinander, bis sich ein leichtes Kribbeln einstellte und ich langsam spürte, dass das taube Anhängsel wieder zu mir gehörte. Natürlich wachte mein Mann jedes Mal auf und schaute mich entsetzt an. Aber er gewöhnte sich schnell an das nächtliche Spektakel, raunte meist nur etwas von »armes Ding« und drehte sich seufzend zur anderen Seite, um sofort wieder einzuschlafen.

Gleichzeitig veränderte sich auch mein Schriftbild. Ich hatte nie eine typische Mädchenhandschrift, eher ausladend und platzgreifend, schwungvoll, aber gleichmäßig. Doch plötzlich krakelte ich unleserliche Zeichen und Symbole aufs Papier. Ich hatte kein richtiges Gefühl mehr für den Stift in meiner Hand. Das kannte ich eigentlich nur, wenn ich früher nach zwei, drei Wochen Urlaub zum ersten Mal wieder einen Kuli in die Hand nahm. Die ersten Worte wirkten ungewohnt ungelenk, aber dann hatte man seine Schrift wieder gefunden. Nur diesmal hatte ich lange keinen Urlaub mehr gemacht. Doch die Zeilen blieben fast unleserlich – bis heute hat sich das nicht ganz wieder zum Alten gewendet.

Als es im Frühjahr 2010 immer wärmer wurde, kam noch ein Symptom dazu, das ich eigentlich nur von meinen Großmüttern kannte: Plötzlich bekam ich dicke Waden, wenn ich lange saß oder stand. Wassereinlagerungen. Meine Finger schwollen so stark an, dass ich meine Ringe nicht mehr an- oder ausziehen konnte. Manchmal waren die Schwellungen so schlimm, dass meine Beine und Finger richtig wehtaten.

Nachvollziehbar, dass ich mit all diesen unerklärlichen Wehwehchen nicht gerade glücklich war. Ich fühlte mich matt und ausgelaugt. Bei jedem morgendlichen Schritt auf die Waage fing ich an zu weinen, manchmal brach ich tränenüberströmt im Bad zusammen. Ich trampelte auch schon mal wie eine Furie auf dem Messgerät herum, solange, bis es kaputt war. In den vergangenen vier Jahren musste nicht nur eine Waage dran glauben. Aber relativ schnell stand jedes Mal wieder ein neues Exemplar in meinem Bad.

Ich zog mich immer mehr zurück, traf kaum mehr Freunde und unternahm nichts mehr. Mittlerweile flog ich zweimal pro Woche nach Köln zu RTL. Ich machte viel Sport, in der Hoffnung, dadurch endlich abzunehmen. Und ich saß bei diversen Ärzten im Wartezimmer rum. Mehr tat sich nicht mehr in meinem Leben. Ich war 32. Und todunglücklich.

Endlich ein Lichtblick!

In dieser Zeit standen potenzielle Krankheiten im Raum wie Rheuma, Multiple Sklerose oder ein Gehirntumor. Doch keine Befürchtung meines Arztes bestätigte sich – zum Glück. Dann gab es plötzlich eine Diagnose: Borreliose! Das war gar nicht so weit hergeholt. Schließlich bin ich im Badischen aufgewachsen, in einem Dreitausend-Seelen-Dorf, das praktisch direkt am Rhein und damit mitten in den Auen liegt. Im Sommer wimmelt es da nur so von Stechmücken, und die können – so weiß man heute – auch auf den Menschen Borreliose übertragen. Ich war erleichtert, endlich ein Anhaltspunkt! Wochenlang bekam ich jetzt von montags bis freitags Infusionen: ein spezielles Antibiotikum, B-Vitamine, Magnesium und Spurenelemente. Mehr als eine Stunde dauerte die Prozedur jedes Mal. Seit diesen Tagen bin ich mit den Arzthelferinnen in der Praxis meines Hausarztes per Du. Ich sah sie in der Zeit ja öfter als meine Freundinnen.

Als ich über Pfingsten, wie jedes Jahr, mit meinen Eltern und meinem Mann nach Sylt fuhr, bekam ich von meinem Arzt eine große Tüte mit allen Medikamenten für die Infusionen mit. Und so marschierte ich am ersten Tag unseres Aufenthaltes in die Nordseeklinik in Westerland, wo mich die hiesigen Schwestern mit großen Augen anstarrten. Eine Ärztin erbarmte sich dann meiner und kam meiner Bitte nach, mir die Flüssigkeiten intravenös einzuflößen. Während meine Familie frühstückte, lag ich auf der Bahre und starrte an die triste Krankenhausdecke. Toller Urlaub! Aber auch das ging vorbei ...

Als man an meinen Armen keinen Infusionszugang mehr legen konnte, weil alle Venen vernarbt waren, beschlossen mein Arzt und ich, dass es jetzt genug sei. Leider waren die Beschwerden keineswegs verschwunden.

Um die Borreliose-Theorie aber trotzdem zu überprüfen, wurde mir von einem Neurologen Nervenwasser an der Wirbelsäule in Höhe des Lendenwirbels entnommen, eine sogenannte Lumbalpunktion. Obwohl sich das sehr unschön anhört, war der Eingriff selbst eher unproblematisch und komplett schmerzlos. Die Vorstellung allein, was der nette Doktor da hinten an meinem Rücken so anstellte, ließ mich trotzdem erschaudern. Dabei ahnte ich noch nicht, was mich einen Tag später heimsuchen sollte: die schlimmsten Kopfschmerzen meines Lebens. Und die blieben fast eine Woche! Im Liegen ging es mir ganz gut, aber sobald ich aufstand, wurde mir schwindelig und übel. Es fühlte sich an, als ob sich mein Gehirn an der Schädeldecke festsaugen würde. Ich schaffte es gerade zur Toilette und zurück. Mehr war nicht drin.

Nach drei Tagen in der Waagerechten schleppte ich mich todesmutig in einen Flieger nach München. Seit Wochen waren Dreharbeiten bei Gundis Zámbó zu Hause geplant. Wegen der Vulkanaschewolke und des daraus resultierenden Flugverbots hatte ich den Termin zuvor schon einmal absagen müssen. Das konnte ich kein zweites Mal bringen. Aber es war die Hölle! Im Taxi vom Flughafen zu Gundis' Villa in Grünwald flehte ich den Neurologen am Handy an, mir Linderung zu verschaffen. Er faxte ein Rezept für extra starke Schmerztropfen an eine Apotheke, die auf dem Weg lag. Ich nahm gleich die doppelte Dosis – und hatte für knapp eine Stunde Ruhe. Immerhin. Auf dem Rückweg zum Flughafen kurbelte ich den Beifahrersitz im Auto des Tonassistenten so runter, dass ich fast flach lag. Der dachte auch, die Blumhagen spinnt. Aber was soll's: Nur so konnte ich die Stunde Fahrt einigermaßen beschwerdefrei überstehen.

Der absolute Tiefpunkt

Das Nervenwasser war top, keine Borreliose, keine Diagnose, nichts. Der Neurologe, der die Untersuchung durchgeführt hatte, beugte sich zu mir her, schaute mir etwas herablassend in die Augen und sagte fast ein bisschen mitleidsvoll: »Frau Blumhagen, Sie sind absolut gesund. Da ist nichts! Fahren Sie in Urlaub. Spannen Sie mal richtig aus und hören Sie auf, nach etwas zu suchen, was nicht da ist.« Ich spürte, wie sich Entsetzen in mir breitmachte. Wollte dieser Schnösel mir etwa erzählen, dass ich mir alles nur einbilde? Wollte er mir sagen, dass ich spinne? Meine Augen füllten sich mit Tränen. Ich war so wütend, ich hätte platzen können! Stattdessen schnappte ich meine Tasche, stand wortlos auf und verließ eilends die Praxis. Im Treppenhaus machte sich das Gefühlschaos in mir Luft. Tränen liefen mir übers Gesicht, ich prustete, hustete, schimpfte laut. Es dauerte ein paar Minuten, bis ich mich wieder gefangen hatte.

In mir war die totale Leere. Ich fühlte mich ausgebrannt. Damit stand ich wieder am Anfang meiner Suche. Ich hätte einfach zusammenbrechen können auf dieser Treppe, in dem schicken Ärztehaus mitten in der Hamburger Innenstadt. Wieder umsonst gehofft. Und wieder ein Schlag ins Gesicht.

In dieser Zeit stieß ich oft an meine Grenzen. Auch wenn ich mich immer wieder aufrappelte, mich wieder pushte und weitermachte, ich war unterschwellig immer traurig und tief in mir sehr verzweifelt. Bei Jobs und wenn ich Freunde traf, versuchte ich meine Stimmungstiefs zu überspielen. Aber die, die mir nahestanden, merkten, dass es mir nicht gut ging.

Ich kann mich noch gut an eine Situation auf dem Flughafen Düsseldorf erinnern, die mir noch heute einen Schauder über den Rücken jagt – und die mir unendlich leidtut. Ich saß auf einer Bank in der großen Halle, hinter mir die Check-in-Schalter, mein Blick ging zur Tür. Ich konnte die schwer bepackten Reisenden beobachten, wie sie den Flughafen betraten, sich suchend umschauten. Familien und Paare auf dem Weg in den Urlaub, voller Vorfreude. Gestresste Geschäftsleute mit Handy am Ohr. Ich hatte zwei Sendungen bei RTL hinter mir, war um halb vier Uhr mitten in der Nacht aufgestanden und hatte den ganzen Morgen versucht, ein Lächeln auf den Lippen zu tragen. Jetzt, nachdem ich mich von dem netten Fahrer, der mich immer von Köln nach Düsseldorf brachte, verabschiedet hatte, fiel ich förmlich in mich zusammen.

Ich telefonierte mit meiner Mutter, die wissen wollte, wie es mir geht. Nichts Neues, immer das Gleiche. Sie versuchte, mich aufzubauen, mich zu trösten. Aber die lieb gemeinten Worte kamen gar nicht bei mir an, sie drangen kaum durch den Vorhang der Verzweiflung durch. Ich höre mich heute noch sagen: »Mama, wenn das Flugzeug nach Hamburg gleich mit mir abstürzt – ich wäre nicht traurig.« Am anderen Ende der Leitung: Stille. Ich glaube, sie hat versucht, ihre entsetzten Tränen hinunterzuschlucken. Wir haben danach nie über diese Situation gesprochen. Aber es tut mir leid, dass ich meinen Eltern und allen anderen lieben Menschen damals so viele Sorgen gemacht habe. Sie waren alle toll und unglaublich hilfsbereit. Heute weiß ich das zu schätzen, und ich hoffe, sie verzeihen mir meine Undankbarkeit und die verzweifelte Kälte aus jener Zeit.

Weiter ging's mit der Suche ...

Als Nächstes schickte mich mein Hausarzt zu einem Darmspezialisten. Die Verdauung lahmte, und dann hatte ich ja noch all die unerklärlichen und plötzlich aufgetretenen Lebensmittelunverträglichkeiten. Außerdem hatte ich bei einem Fructoseintoleranztest mächtig reagiert. Damit stand für mich fest: Ab jetzt gibt es nur noch Eiweiß zu essen. Und so nahm ich wochenlang praktisch nur noch Fleisch und Ziegenkäse zu mir. Eier und Kuhmilchprodukte vertrug ich ja nicht, laut Allergietest.

Dr. R., ein freundlicher Mann Anfang 60, nahm sich eine Stunde Zeit für mich. Er hörte aufmerksam zu und beeindruckte mich mit seinem Wissen und vor allem seinem Verständnis für meine Lage. Diese professionelle Zuneigung – muss ich zugeben – nutzte ich in der folgenden Zeit auch mächtig aus. Wenn seine Therapie nicht sofort anschlug, schickte ich ihm auch am Wochenende Mails und SMS, denn ich wusste, dass er antworten würde. Schließlich hatte er mir seine Kontaktdaten selbst ausgehändigt. Später habe ich mich vielmals bei ihm für diesen Terror entschuldigt. Aber er blieb immer gelassen und verständnisvoll. Meinen fehlbesiedelten Darm bekam er gut in den Griff, die Unverträglichkeiten waren nach einigen Wochen Antibiotikakur zunächst mal verschwunden. Ich fing wieder an, Gemüse zu essen. Aber nichtsdestotrotz ging es mir weiterhin schlecht.

Auf Anraten meines Zahnarztes landete ich in der Adventszeit 2010 bei einem Heilpraktiker und Orthomolekularmediziner in Lübeck. Die Fahrt von Hamburg in die 75 Kilometer entfernte Hansestadt war wunderschön. Es hatte geschneit, war früh dunkel. In den Fenstern sah man überall Schwippbögen, die eine heimelige Atmosphäre verströmten. Ich setzte mal wieder alle Hoffnung in einen Fachmann. Der musste mir helfen. Er sah tatsächlich aus wie der Weihnachtsmann, weißer Rauschebart, ein bisschen fülliger, so um die 60 Jahre alt, ein gemütlicher Typ. Er hörte sich meine Geschichte geduldig an. Dann schaute er sich die mitgebrachten Blutergebnisse und andere Untersuchungsberichte an, legte sie zur Seite und erklärte mir, dass ich erst mal die Antibabypille weglassen müsste, genau wie all die anderen Medikamente. Er verschrieb mir spezielle Mineralien- und Spurenelement-Tabletten. Außerdem spritzte er mir in verschiedene Punkte auf dem Rücken und am Bauch homöopathische Lösungen. Das tat unglaublich weh. Plötzlich rannen mir Tränen über die Wangen, nicht nur wegen des überraschenden Schmerzes. Meine ganze Anspannung, die Hoffnung, jetzt endlich den Stein der Weisen gefunden zu haben, und die Enttäuschung, weil auch dieser Arzt wieder keine konkrete Idee zu haben schien, entluden sich in diesem Moment. Ich schluchzte, konnte mich kaum beruhigen. In den folgenden Wochen fuhr ich noch zweimal nach Lübeck. Aber schlussendlich brachten mich auch diese Besuche nicht weiter.

Die Psyche soll's sein!

Also ging ich wieder zu meinem Hausarzt. Ich sah ihm an, dass ihm langsam, aber sicher die Ideen ausgingen. Er hatte einen Kollegen zu sich gebeten, den ich gut kannte, meinen Zahnarzt. Und so saßen mir diese beiden Herren gegenüber, seltsam schweigsam. Ich spürte eine unbekannte Distanz zwischen ihnen und mir. Endlich ergriff der eine das Wort: »Wir haben uns lange beraten und müssten jetzt doch mal die psychische Seite ins Spiel bringen!« Ich spürte, wie das pure Entsetzen in mir aufstieg, meine Halsschlagader pochte wie verrückt, mir wurde heiß und ich fing an, innerlich zu beben ... »Die Psyche hat einen nicht unerheblichen Einfluss auf den Körper. Vielleicht ist das der Schlüssel zu Ihren Beschwerden.« Sie hätten auch schon einen Kollegen ausfindig gemacht, der sich meiner annehmen sollte. Schweigen. Ich holte tief Luft, schaute die beiden an, stand auf und zischte: »Darauf hab ich gewartet. Das ist ja wohl das Letzte! Einen schönen Abend, die Herren!« Ich riss die Tür des Behandlungszimmers auf, ließ sie hinter mir ins Schloss fallen und verließ wortlos die Praxis. Draußen blieb ich in der kalten Winterluft stehen und spürte Tränen der Wut und der Verzweiflung über mein Gesicht laufen. Die zwei Ärzte, denen ich am meisten vertraute, in die ich immer wieder neue Hoffnung gesetzt hatte, waren mir in den Rücken gefallen. Sie hatten mich in die Psychoecke gestellt, mich als Simulantin bezeichnet, als ob ich einen an der Klatsche hätte! So sah ich das damals. Ich war aufgelöst und verzweifelt, weil ich wusste, dass meine Psyche vollkommen in Ordnung war, bevor das ganze Drama begonnen hatte. Natürlich hatte meine Seele in den letzten Jahren gelitten. Kein Wunder! Aber sie war nicht der Auslöser, das wusste ich zu hundert Prozent.

Heute habe ich Verständnis für die beiden Mediziner. Sie haben alles versucht, was ihnen einfiel. Kein Bluttest, keine Untersuchung hatte ein Ergebnis gebracht. Keine Therapie hatte bisher angeschlagen. Und: Sie hatten definitiv einen langen Atem bewiesen. Zwei Jahre lang hatten sie mir immer wieder zugehört, sich immer wieder Gedanken gemacht, mit anderen Kollegen gesprochen, Bücher gewälzt, im Internet recherchiert. Dass schlussendlich die Schilddrüse und mein fehlgeleitetes Immunsystem die Auslöser sein sollten, hatten die beiden einfach übersehen, was nicht unbedingt nur ihre Schuld war …

Ein ahnungsloser Endokrinologe

Ein paar Tage nach diesem Vorfall sprach ich noch einmal mit meinem Hausarzt. Ich hatte ihm die »Psycho-Nummer« längst verziehen. Und er hatte verstanden, dass das nicht der Schlüssel zu meinen Problemen sein konnte. Dr. S. hatte noch eine andere Idee und schickte mich zu einem Endokrinologen, wohl gemerkt: einem Hormonspezialisten! Gleich am nächsten Morgen bekam ich einen Termin bei Herrn Dr. K. Als der ergraute, aber streng auf Jugendlichkeit bedachte Mann das Behandlungszimmer betrat, sprudelten meine Geschichte, die Symptome und Beschwerden nur so aus mir heraus: »Ich will unbedingt abnehmen! Ich möchte meine gute Laune und mein Wohlbefinden zurück! Ich hab meine Tage nicht mehr, obwohl ich erst 33 bin! Bitte helfen Sie mir, am besten ganz schnell!« Er schaute mich erschrocken an: »Wie können Sie mich nur so unter Druck setzen!« Ich war sprachlos. Er nahm mir Blut ab – mal wieder.

Mittlerweile hatte sich diese Routineprozedur zu einem immensen Problem entwickelt. Durch die vielen Infusionen ein halbes Jahr zuvor waren meine Venen total vernarbt. Das heißt, die Schwester konnte sie zwar ertasten, aber wenn sie mit der Nadel reinstach, passierte nichts. Das bedeutete jedes Mal ein fröhliches Rumgestochere in meinen Armen und an den Händen. Ich blieb immer ruhig, schaute an die Decke, atmete tief ein und aus. Irgendwann musste die Tortur ja vorbeigehen. Nur die Herrschaften, die das Blut von mir haben wollten, wurden mit jedem Fehlversuch nervöser, was nicht unbedingt schneller zu einem befriedigenden Ergebnis führte. Ein Arzt versuchte einmal, auf meinem Handrücken eine Minivene anzustechen, was zuerst auch funktionierte. Doch nach ein paar Sekunden spürte ich einen kleinen stechenden Schmerz an der Stelle, wie einen Stromschlag. Die Ader war explodiert. Fast schon freudig rief der Arzt seine Helferinnen herbei, die sich das Schauspiel unbedingt anschauen sollten. In kürzester Zeit lief der Handrücken blau-lila an. Tagelang konnte ich kaum etwas richtig greifen – aber immerhin hatte der Arzt seine Show gehabt.

Auch bei dem Endokrinologen entwickelte sich die Blutabnahme zum Drama. Drei Damen standen schwitzend um mich herum, bis sie nach einer Dreiviertelstunde endlich die paar Röhrchen voll hatten. Danach stellte mich ihr Chef auf eine futuristisch anmutende Waage, die erbarmungslos die exakte Zusammensetzung meines Körpers ausspuckte. Ich hatte zu viel Körperfett. Ach was! Große Überraschung, dachte ich still bei mir. Dass ich mit Anfang 30 praktisch in den Wechseljahren steckte, interessierte ihn nicht die Bohne.

Ein paar Tage später waren die Blutergebnisse da. Ich hatte einen Testosteronmangel und zu wenig DHEA (ein Nebennierenhormon). Dr. K. verschrieb ein Testosterongel und DHEA-Tabletten. Ich sollte abends keine Kohlenhydrate mehr essen und ein bisschen etwas für den Muskelaufbau tun. Das war's. Natürlich passierte mit dieser Medikation nichts. Unzufrieden schleppte ich mich durch die Weihnachtstage und ins neue Jahr 2011.

Dass die nächsten Monate einerseits einen Wendepunkt in meinem Leben bedeuten würden, aber andererseits auch noch viel Schmerzhaftes für mich bereithielten, konnte ich damals noch nicht ahnen.

Das Jahr der Veränderungen

Mitte Januar erreichte ich einen weiteren Tiefpunkt auf meiner Reise zur letztendlichen Diagnose. Ich war am Abend mit meinem Mann und seiner Familie essen. Eine Ausnahme, denn eigentlich verließ ich mittlerweile kaum mehr das Haus.

Die Verwandtschaft traf sich beim Asiaten. Ich aß ein wenig Geflügel und Gemüse. Als ich am nächsten Morgen auf die Waage stieg, traf mich fast der Schlag: 71 Kilo! Bei 57 Kilo hatte ich genau ein Jahr zuvor begonnen zuzunehmen. Ich griff zum Telefonhörer und machte der Arzthelferin des Endokrinologen unmissverständlich klar, dass ich sofort zu ihnen in die Praxis kommen würde. Keine halbe Stunde später war ich da. Und erntete wieder böse Blicke. Ab das war mir egal. Jetzt musste definitiv etwas passieren! Dr. K. schaute sich stirnrunzelnd noch mal meine Werte an. Und bemerkte dann, dass die Schilddrüsenwerte nicht ganz optimal waren. Wohlgemerkt mehr als drei Wochen, nachdem er die Blutergebnisse bekommen hatte! Er verschrieb mir 20 Mikrogramm Thybon, das stoffwechselaktive Schilddrüsenhormon T3. Ich sollte eine Tablette am Tag nehmen. Das würde das Gewicht reduzieren. Mehr sagte er mir nicht zur Einnahme oder zu einer möglichen Erkrankung.

Ich verließ die Praxis zwischen Bangen und Hoffen und bestellte die Tabletten sofort in der Apotheke. Abends hatte ich die Packung – und warf mir vorm Schlafengehen direkt eine ein. Natürlich konnte ich nicht gut schlafen oder besser: überhaupt nicht. Mein Herz raste, ich schwitzte und rannte ständig auf die Toilette. Aber egal, plötzlich passierte etwas in meinem Körper. Das fühlte sich gut an. Auch wenn ich nicht wusste, warum. Am nächsten Morgen hatte ich tatsächlich ein Kilogramm weniger auf der Waage. Unglaublich! Das erste Medikament, das Wirkung zeigte. Ich taumelte fast vor Glück. Und gleichzeitig stellte ich mir die Frage, was da wohl gerade in meinem Körper passierte! In den folgenden Wochen spielte ich mit der Dosierung herum, steigerte sie langsam. Und tatsächlich fühlte ich mich ein bisschen wacher und frischer.

Einige Zeit später lag ich an einem Mittwochabend in Köln im Hotelbett und starrte an die Decke des Zimmers. Ich wollte jetzt endlich wissen, was ich hatte, welche Krankheit all diese seltsamen Symptome auslöste. Und warum hatten gerade diese Tabletten plötzlich solch eine positive Wirkung? Ich schloss meine Augen und bestellte beim Universum – ich hatte gerade das Buch *The Secret* gelesen – die Antwort auf meine Frage: Was für eine Krankheit habe ich? Ich versuchte mir vorzustellen, wie ich die Information bekomme. Mit einem Lächeln schlief ich ein.

Freitagnachmittag telefonierte ich mit einem Freund. Er war einer der wenigen, mit dem ich in den letzten Monaten offen über meine Beschwerden gesprochen hatte. Er litt mit mir und erkundigte sich regelmäßig nach meinem Befinden. Auch bei diesem Gespräch fragte er mich, wie es mir geht. Ich streifte die aktuellen Symptome nur kurz und erzählte ihm, dass ich immer noch nicht wusste, was für eine Krankheit ich denn überhaupt hätte. Plötzlich sagte er: »Eine Freundin hat auch solche Beschwerden. Sie hat eine Autoimmunerkrankung. Aber frag mich jetzt nicht, wie sie heißt ...« Ein Anhaltspunkt! Ich beendete das Telefonat schnell und begann im Internet zu suchen. Ich gab bei Google ein: Autoimmunerkrankung, Gewichtszunahme, Müdigkeit, Haarausfall, Schlafstörungen, ausbleibende Regel, Frieren. Und schon der zweite Treffer sprach von: *Hashimoto Thyreoiditis.*

Zwei Stunden lang saugte ich jede Info, jeden Satz, jedes Wort über diese Krankheit auf. Ich war mir sicher: Das ist es! Ich hatte das Gefühl, die Autoren der Texte mussten mich kennen! Das war meine Geschichte! Das waren meine Probleme! Als mein Mann am Abend nach Hause kam, fiel ich ihm überglücklich in die Arme. »Schatz, ich weiß jetzt, was ich habe: Hashimoto heißt die Krankheit! Mein Immunsystem zerstört meine Schilddrüse. Endlich! Ich bin so froh!« Er war noch etwas skeptisch. Schließlich hatte ich in den letzten Jahren mehr als einmal verlauten lassen, ich wüsste jetzt endlich, was ich habe. Aber diesmal sollte ich recht behalten!

Am Montag rief ich sofort meinen Hausarzt an. Gleich am nächsten Tag saß ich wieder vor ihm. Aber diesmal nicht verzweifelt und um Hilfe flehend, sondern siegessicher und in mir ruhend. Ich erzählte ihm von Hashimoto Thyreoiditis. Und er nickte. Zusammen schauten wir uns die Blutergebnisse der letzten Jahre an – und die waren eindeutig! Mein TSH-Wert (TSH steht für das die Schilddrüse stimulierende Hormon, je höher der Wert, desto stärker die Schilddrüsenunterfunktion) lag über 4 (für das Labor damit aber immer noch im Referenzbereich!), fT3 und fT4, die Schilddrüsenhormone, waren viel zu niedrig. Das Erschütternde war, dass ich mit meinem neuen Wissen die Schilddrüsenwerte der ersten Untersuchung im Jahr 2009 eindeutig als auffällig entlarven konnte. Und auch in einem Blutbild, das eine Heilpraktikerin im Herbst 2008 gemacht hatte, sah ich nun die Fehlfunktion. Das hätte doch mal jemandem auffallen müssen! Da die als normal geltenden Bereiche, die die Labors vorgeben, die sogenannten Referenzbereiche, aber so weit gefasst sind – und dem Stand der heutigen Wissenschaft definitiv nicht mehr entsprechen –, übersehen viele Ärzte eindeutige Zeichen. Sie halten sich eben an die Vorgaben ...

Zur Sicherheit checkte mein Hausarzt die Antikörper im Blut ab und schickte mich zum Ultraschall, um die Schilddrüse zu scannen. Ich war unglaublich nervös, als ich die Praxis betrat. Ich machte es mir auf einer Liege neben dem Ultraschallgerät bequem. Der Arzt drückte meinen Kopf unsanft nach hinten und begann mit dem Scankopf über meine Kehle zu fahren. Das war eine relativ kurze Prozedur, die damit endete, dass der junge Mann mir ein Papiertuch in die Hand drückte, damit ich das Kontaktgel abwischen konnte, und mir sagte: »Ihre Schilddrüse ist top. Da ist nichts, keine Knoten, keine Auffälligkeiten, nichts. Auch die Größe ist normal!« Wie vor den Kopf gestoßen, taumelte ich auf die Straße. Das konnte doch nicht wahr sein! Nicht, dass ich mir unbedingt wünschte, dass meine Schilddrüse zerfurcht, zerstört, vernarbt oder beschädigt war. Aber wenn ich nun wirklich Hashimoto hatte, musste das doch eigentlich im Ultraschall zu sehen sein!

Meinen nächsten Termin hatte ich bei einer Frauenärztin. Bei ihr wollte ich endlich klären lassen, warum meine Regel schon so lange ausblieb. Ich erzählte ihr von den Ereignissen der letzten Zeit – und sie schickte mich direkt ein Zimmer weiter zu ihrer Kollegin, einer Internistin. Das war der erste Mensch, der sofort etwas mit dieser Krankheit anfangen konnte. Sie nahm mir Blut ab und machte einen Ultraschall meiner Schilddrüse. Und von wegen, alles in Ordnung! Die Schilddrüse liegt in Form eines Schmetterlings in Höhe der Kehle am Hals. Auf der linken Seite war bei mir kaum mehr etwas von dem Organ zu sehen. Die andere Hälfte war wie von einem kleinen Holzwurm zerfurcht. Das konnte sogar ich als Laie sehen! »Die Entzündung haben Sie seit mindestens vier bis fünf Jahren«, sagte die Ärztin. Das deckte sich mit den Blutergebnissen, die ich bis in den Herbst 2008 zurückverfolgt hatte. Ein Gefühl von Beruhigung und Dankbarkeit stellte sich ein. Endlich hatte ich die Bestätigung, die Gewissheit, dass ich mir das alles nicht einbildete, dass es einen Grund für den Wahnsinn der letzten Jahre gab.

In diesem leichten Glückstaumel nahm ich kaum wahr, was die Internistin dann zu mir sagte: »In diesem Zustand würde ich Ihnen nicht raten, schwanger zu werden. Das Risiko für eine Fehlgeburt liegt bei über 40 Prozent.« Ein Baby war zwar nicht geplant, jedenfalls nicht in naher Zukunft. Aber so überrascht ich war, rutschte mir nur ein unbeholfenes »Ach, dann kaufen wir uns halt einen Mops« raus. In der nächsten Sekunde fand ich mich unglaublich unsensibel und tollpatschig. Aber die Frau im weißen Mantel lächelte mich nur milde an. Sie hatte wohl schon schlimmere Reaktionen erlebt.

So nett der erste Kontakt mit der Dame war, so kompliziert stellte sich die weitere Zusammenarbeit dar. Sie wollte mich unbedingt in ihr Behandlungsschema pressen, ließ meine Einwände und eigenen Erfahrungen nicht gelten. Auf ihr Geheiß hin ging ich mit der Dosis der Schilddrüsenhormone runter. Und obwohl es mir damit nicht gut ging, bestand sie darauf, dass ich so weitermachen sollte. Außerdem behielt sie Blutergebnisse tagelang für sich, und ich sollte jedes Mal zu ihr kommen, wenn ich sie erfahren wollte. Das hatte ich bei anderen Ärzten schon wesentlich unkomplizierter erlebt. Und so trennte ich mich von der Internistin.

Das Feintuning

Den Sommer 2011 über spielte ich mit der Schilddrüsenhormondosierung ein wenig herum. Erstaunlicherweise spürte ich kaum Nebenwirkungen, obwohl ich doch recht hoch eingestellt war. Im Urlaub in New York und Florida probierte ich einige Nahrungsergänzungsmittel und angebliche Fatburner aus, denn mit meinem Gewicht war ich immer noch nicht zufrieden. Doch es passierte nichts, zumindest nichts Spür- oder Sichtbares.

Nach den Ferien suchte ich mir eine neue Personal Trainerin. Drei Jahre lang hatte ich zweimal pro Woche Power Plate gemacht. Jetzt wollte ich etwas anderes ausprobieren und den Schwung und die Euphorie ausnutzen, die die Diagnose mir beschert hatte. Filiz war (und ist immer noch) ein absoluter Glückstreffer! Von der ersten Stunde an hatten wir unglaublich viel Spaß zusammen. Natürlich erzählte ich ihr gleich zu Anfang von meiner Krankheit und den damit verbundenen Schwierigkeiten und Herausforderungen. Sie gab mir die Nummer eines befreundeten Heilpraktikers. Ich ging hin. Wie bei jedem Arzttermin brachte ich meine ganzen Unterlagen mit: Blutergebnisse, Untersuchungsberichte, eine Aufstellung der Medikamente und Nahrungsergänzungsmittel, die ich aktuell einnahm. Herr S. hörte sich meine Schilderungen an, las die Berichte und die Liste quer. Und setzte dann zu einem Vortrag an: »Sie bringen sich mit all den Mitteln und den hoch dosierten Schilddrüsenhormonen um! Ich glaube, bei Ihnen liegt ein ganz großes psychisches Problem zugrunde, ein Kontrollzwang. Das müssen wir als Erstes ergründen.« Das alles sagte er in einem hypnotischen Tonfall, beruhigend fast. Aber das half nicht, in mir tobte es schon wieder. Nicht noch mal die Nummer, dachte ich! Ich riss mich zusammen und ließ die dilettantische Blutentnahme der offensichtlich sehr unlustigen Arzthelferin über mich ergehen. Wirklich neue Ergebnisse kamen dabei nicht heraus. Ich minderte – mal wieder – die Hormondosis. Ein Stuhltest ergab, dass ich angeblich unter einer Fructoseintoleranz litt. Das kam mir auch irgendwie bekannt vor.

Bei der nächsten Blutentnahme einige Zeit später, stocherte die herbeigerufene Ärztin sogar in meiner Leiste herum, um auch nur ein paar Tröpfchen herauszubekommen. Ich wusste ja schon, dass das ein Problem war. Aber solch dramatische Züge hatte das Ganze bisher noch nie angenommen. Nach dieser Tortur unter lokaler Betäubung hatte ich genug von dieser Praxis. Als der Heilpraktiker mir am Telefon die angeblich »schon viel besser gewordenen Werte« durchgab, beendete er das Gespräch mit der Bitte, »die Behandlung hiermit zu beenden«. Ich willigte erleichtert ein. Das wäre eh nicht mehr lange gut gegangen. Ich bin eben kein geborener Diplomat. Man merkt mir sofort an, wenn mir etwas gegen den Strich geht. Und dieser Mann samt seiner gesamten Mannschaft tat das. Und wie!

Ich marschierte mit der angeblichen Fructoseintoleranz also wieder zu meinem Darmspezialisten Dr. R. Diesmal war ich wesentlich entspannter als beim letzten Mal. Und er genauso hilfsbereit. Wie schon bei unserem ersten Zusammentreffen ärgerten mich böse Bakterien, sogenannte Clostridien, die sich in meinem Darm explosionsartig vermehrt hatten. Diese fiesen Gesellen ernähren sich hauptsächlich von Eiweiß und Fett. Und das aß ich im Rahmen meiner Lowcarb-Diät ja reichlich. Nach einigem erfolglosen Rumprobieren landete ich wieder bei zwei Antibiotika, die halfen. Insgesamt nahm ich die Tabletten mit Unterbrechungen mehr als drei Monate ein, bevor ich das Gefühl hatte, dass es genug war. Als es dem Ende der Einnahmephase zuging, bekam ich ein probiotisches Pulver verschrieben, um die Darmflora wieder aufzubauen, die durch die aggressiven Antibiotika angegriffen worden war. Das fühlte sich auch sehr gut an. Trotzdem sollten mich die Clostridien und der irritierte Darm noch einige Zeit begleiten.

In der Zwischenzeit hatte ich mit der Heilpraktikerin neu Kontakt aufgenommen, zu der mich mein Zahnarzt zu Beginn meiner Hashimoto-Karriere geschickt hatte. Aus unerfindlichen Gründen hatte ich ständig Wasser in den Beinen, und Kirsten war eine Göttin der Lymphdrainage. Die Stunden auf ihrer Liege waren eine Wohltat. Leider ohne langfristigen Erfolg. Aber so lernten wir uns persönlich recht gut kennen – und blieben über die Zeit sporadisch in Kontakt.

Angerufen hatte ich bei ihr, weil ich eine Stoffwechselkur machen wollte. Dabei wird aufgrund des Blutbildes eine Liste der Nahrungsmittel erstellt, die dem Körper guttun. Basis des Ganzen ist eine Art Blutgruppendiät, aber es werden noch mehr Parameter zurate gezogen. Um sich meine Situation genauer anzuschauen, machte Kirsten ein großes Blutbild und stellte fest, dass meine Bauchspeicheldrüse nicht mehr richtig arbeitete. Das bedeutet, dass nicht genug Verdauungssäfte gebildet werden, um die Nahrung vollständig zu zersetzten. Das war wohl auch der Auslöser für meine wiederholten Fehlbesiedlungen im Darm. Wird das Essen im Dünndarm nicht richtig verdaut, entsteht mit der Zeit ein Ungleichgewicht der Bakterienkulturen. Irgendwann kippt das ganze System. Bauchschmerzen, Verstopfung und/oder Durchfall, Blähungen und Unverträglichkeiten sind die Folge.

Kirsten verschrieb mir homöopathische Ampullen, die ich mir mithilfe von kleinen Spritzen in eine Bauchfalte selbst injizierte. Das kostete beim ersten Mal ordentlich Überwindung. Aber wenn man sich erst mal einen Ruck gegeben hat und der erste Piks überstanden ist, geht das schon. Durch diese mutige Selbsttherapie blieb mir immerhin ein Krankenhausaufenthalt erspart. Denn die Werte waren dramatisch schlecht. Aber sie erholten sich innerhalb einiger Wochen.

Dafür entdeckte Kirsten nach und nach zig andere Baustellen, die dringender Behandlung bedurften. Meine Leber war überlastet. Das war nicht wirklich überraschend bei den vielen Medikamenten, die ich in den letzten Jahren eingenommen hatte. Außerdem habe ich eine angeborene Entgiftungsschwäche, was das Ganze nicht unbedingt vereinfachte.

Einen großen Schritt nach vorn konnte ich allerdings erst machen, als Kirsten einen Progesteronmangel und eine Östrogendominanz bei mir diagnostizierte. Sie verschrieb mir eine naturidentische Progesteroncreme, und nach einigen Wochen waren die Werte besser. Und ich fühlte mich auch ganz gut, aber immer noch nicht hundertprozentig wohl.

Dann entdeckte sie auch noch, dass meine Nebennieren geschwächt waren, sprich meine DHEA- und Cortisol-Werte erschreckend niedrig waren. Das bedeutete, dass mein Körper auf Stress nicht mehr ausreichend reagieren konnte, ich fühlte mich ausgebrannt, dauererschöpft. Das bekam ich langfristig erst wieder in den Griff, als ich mein Leben wirklich ernsthaft umstellte: Kaffee war verboten. Ich versuchte, jeden Abend um 22 Uhr im Bett zu liegen und den schlimmsten Stress zu vermeiden. Es dauerte einige Zeit, doch nach ein paar Wochen waren meine Werte stabiler, ich war nicht mehr so fertig und die Schlafqualität hatte sich extrem verbessert.

Um die Nebenniere noch detaillierter abzuchecken, schickte mich mein Hausarzt zur Kernspintomografie. Auf dem Bild konnte man eine kleine »Verklumpung« an der linken Nebenniere erkennen, ein Adenom, eine gutartige Geschwulst, harmlos, aber zu beobachten. Nun gut, dachte ich, hab ich eben einen Mitbewohner. Und solange der keine Scherereien macht, stört er mich auch nicht weiter.

Mit diesem Befund und den anderen Werten meldete ich mich in der Schön-Klinik in Hamburg an. Sie war mir von dem Radiologen empfohlen worden, der die Kernspintomografie durchgeführt hatte. Und es sollte der vorerst letzte Besuch bei und der letzte Versuch mit einer Schulmedizinerin sein.

Ich kam zu diesem Termin wie üblich mit meinem dicken Leitz-Ordner voller Unterlagen und Papiere, einigen Büchern und einer Aufstellung meiner aktuellen Medikamente unterm Arm zur Tür herein. Dieser Anblick muss die junge Nachwuchsärztin extrem erschrocken haben. Ich spürte ihre Abneigung und Antipathie. So ein selbstbewusster Auftritt einer Patientin war hier nicht erwünscht. Die Dame hörte sich kurz meine Ausführungen an und sagte mir dann knallhart ins Gesicht: »Es gibt keine Nebennierenschwäche! Entweder sie funktioniert, oder sie funktioniert nicht. Dazwischen gibt es nichts.«

Ich legte ihr das Buch *Grundlos erschöpft* des amerikanischen Nebennieren-Papstes Dr. James L. Wilson auf den Tisch. 480 Seiten, die sich nur um das eine Thema drehen: Nebennierenschwäche und die daraus resultierenden Symptome. Ein Bestseller, seit es 2001 erschienen ist. Die Ärztin blieb bei ihrer Meinung und bot mir die übliche Blutuntersuchung und einige andere Tests an. Ich lehnte dankend ab – und ging. Auf dem Weg zum Parkplatz beschloss ich, dass ich mir ab jetzt diese unbefriedigenden Arztbesuche ersparen würde. Ich hatte keine Lust mehr auf solch eine abschätzige Behandlung. Auf Mediziner, die stur ihr Universitätswissen herunterbeteten, das mit mir und meinem Befinden rein gar nichts zu tun hat. Ich wollte mich nicht mehr erklären, nicht mehr um Hilfe bitten.

Der richtige Weg

Schlussendlich habe ich die meisten Erfolge in den letzten Jahren meinen Recherchen und meinem Bauchgefühl zu verdanken. Ich weiß und ich spüre, was mir guttut. Und vor allem, was nicht. Wenn ich mir vertraue, bin ich auf dem richtigen Weg, das wurde mir an diesem Nachmittag endgültig klar. Natürlich brauche ich einen Mediziner, um Medikamente verschrieben zu bekommen und Labore zu beauftragen. Aber ich habe ja zwei Vertraute: meinen Hausarzt und Kirsten, meine Heilpraktikerin. Mit ihnen zusammen erkunde ich die letzten Schwächen meines Körpers. Wir arbeiten zusammen. Und das ist ein verdammt gutes Gefühl. Sie hören auf mich, nehmen meine Ideen auf. Und ich profitiere von ihrem Expertenwissen. Und so bin ich auf einem guten Weg. Sicher, noch läuft nicht alles hundertprozentig so, wie ich es gern hätte. Aber das wird schon, da bin ich mir sicher. Ich bin ruhiger geworden, zufriedener – und dankbarer. Ich weiß, ich hab schon viel erreicht. Ich bin ganz schön weit gekommen. Und das habe ich vor allem meinem Durchhaltevermögen und meinem starken Willen zu verdanken.

Wenn ich mir rückblickend die letzten vier Jahre so anschaue, bin ich erschrocken, wie schlecht es mir doch manchmal ging, wie tief ich gefallen bin. Aber ich bin auch stolz auf mich, dass ich es aus den dunklen Löchern immer wieder rausgeschafft habe, dass ich wieder aufgestanden bin und nicht aufgegeben habe.

Diese Kraft und mein Wissen möchte ich gern mit anderen Betroffenen teilen. Mit Ihnen. Denn es gibt keinen Grund, warum nicht jedem Hashimoto-Patienten geholfen werden sollte. Dafür muss die Öffentlichkeit, die Ärzte und die Gesellschaft, mehr erfahren. Und dieses Buch ist der Anfang ...

KAPITEL 2

Hab ich's auch?

Die Symptome

Im ersten Kapitel haben Sie nun meine Geschichte erfahren. Aber ich möchte ja Ihnen helfen! Deshalb folgen jetzt Infos, Infos und noch mal Infos, die Ihnen Anhaltspunkte, Tipps und Anregungen geben sollen, um besser mit Hashimoto leben zu können. Natürlich immer gespickt mit meinen Erlebnissen.

Ich muss es hier einmal explizit erwähnen: Ich bin kein Arzt, habe keine medizinische Ausbildung oder Ähnliches. Alles, was ich in diesem Buch zusammengetragen habe, sind meine persönlichen Erfahrungen und Recherchen der letzten vier Jahre. Ich habe all das selbst ausprobiert. Trotzdem sind es nur Vorschläge, die Sie für sich persönlich prüfen sollten. Ziehen Sie gegebenenfalls immer zuerst Ihren Arzt oder Heilpraktiker zurate, bevor Sie sie für sich anwenden. Was bei mir funktioniert, muss nicht unbedingt zu Ihrem Körper passen. Denn genau wie kein Arzt in Sie hineinschauen und -fühlen kann, ist auch mir diese Gabe nicht vergönnt.

Und natürlich muss ich auch an dieser Stelle einmal betonen, dass ich als Journalistin oft ganz andere Zugänge zu Informationen und Experten sowie weitere Recherchemöglichkeiten habe als »Otto-Normalverbraucher«. So ein Visitenkärtchen öffnet einfach Türen, die auch mir als Privatperson verschlossen bleiben würden. Lassen Sie sich davon aber bitte nicht abschrecken, sondern nutzen Sie das hier von mir bereitgestellte und zusammengetragene Wissen lieber, um gemeinsam mit Ihrem Arzt

Ihren Beschwerden auf die Schliche zu kommen. Ganz wichtig: Auch wenn man aus lauter Frust nach zig Zurückweisungen von unbelehrbaren Medizinern am liebsten nie wieder mit einem solchen sprechen möchte, muss ich Ihnen dennoch nahelegen, immer den Rat eines studierten Experten in Anspruch zu nehmen. Ohne einen Arzt bekommen Sie (leider) auch gar keinen Zugang zu verschreibungspflichtigen Medikamenten. Und die sind nun mal unerlässlich für die Hashimoto-Therapie. Also, raffen Sie sich wieder auf und gehen Sie noch einmal auf die Suche nach einem »Verbündeten« im weißen Kittel. Wenn Sie einen echten Mitkämpfer gefunden haben, wird vieles einfacher auf dem Weg zu einem guten Leben mit Hashimoto, das kann ich Ihnen aus eigener Erfahrung versprechen!

Und an all diejenigen, die dieses Buch in die Hand genommen haben, aber mittlerweile – auf welchem Weg auch immer – festgestellt haben, dass sie sich zwar in einigen Hashimoto-Symptomen wiedererkennen, aber diese Diagnose doch nicht zutrifft: Lassen Sie sich nicht entmutigen! Suchen Sie weiter! Ich habe fast drei Jahre forschen müssen, bis ich wusste, warum es mir so schlecht ging. Ganz bestimmt werden auch Sie fündig, wenn Sie nur nicht aufgeben.

So, genug der Belehrungen. Jetzt geht's los!

Zuerst müssen ein paar trockene Fakten sein, damit klar wird, was sich da in unserem Körper so abspielt. Denn meine Erfahrung ist: Je besser ich Bescheid weiß und die Zusammenhänge verstehe, umso besser kann ich meine Symptome und plötzliche Veränderungen deuten. Und: Ich kann meinem Arzt viel besser begreiflich machen, warum ich ihn um Hilfe bitte. Viele Ärzte sind überrascht, wenn ich Ihnen erkläre, was warum mit meinen Hormonen und Organen passiert und warum ich glaube, dass dieses oder jenes Medikament gut oder nicht gut für mich ist. Aber genau der Mediziner oder Heilpraktiker, der sich darauf einlässt und es gut findet, einen mündigen Patienten vor sich zu haben, der ist der Richtige für die Behandlung einer so komplexen Krankheit wie Hashimoto.

Aber nun zu den Fakten ...

Anatomie

Der medizinische Fachbegriff für die Schilddrüse ist *Glandula thyreoidea. Glans* aus dem Lateinischen bedeutet »Drüse«, *thyreoeides* aus dem Griechischen »schildförmig«. Es gibt Drüsen, die Sekrete außerhalb des Körpers absondern. Die, die ihre Sekrete innerhalb des Körpers freisetzen, werden endokrine Drüsen genannt. Zu ihnen gehören die Nebennieren, die Bauchspeicheldrüse, die Nebenschilddrüsen, die Hirnanhangsdrüse – und die Schilddrüse. Sie alle sondern Hormone und andere wichtige Stoffwechselsubstanzen ab.

Die Schilddrüse befindet sich vorn am Hals. Sie liegt vor der Luftröhre, knapp unterhalb des Kehlkopfes. Von vorn betrachtet hat die Schilddrüse in etwa die Form eines Schmetterlings. Bei Frauen ist sie ungefähr 15 bis 18 Gramm schwer, bei Männern wiegt sie etwa 20 bis 25 Gramm. Obwohl sie damit ein Leichtgewicht ist, sind die von ihr produzierten Hormone echte Multitalente. Nahezu alle Organe im menschlichen Körper werden durch die Schilddrüsenhormone Thyronin (T4, ebenso durch das oft verabreichte Mittel Thyroxin) und Triiodthyronin (T3) in irgendeiner Art beeinflusst. Sie spielen vor allem eine wichtige Rolle für den Energiestoffwechsel und das Wachstum einzelner Zellen sowie des Gesamtorganismus.

Die Schilddrüsenzellen sind die einzigen Zellen unseres Körpers, die Jod absorbieren können. Das aus der Nahrung aufgenommene Jod setzt die Schilddrüse mit der Aminosäure Tyrosin zusammen und wandelt diese Mischung in Thyronin (T4) um. Daraus wiederum wird in den verschiedenen Geweben und Organen des Körpers, zum Beispiel der Leber, durch Dejodierung das stoffwechselaktive Triiodthyronin (T3).

Funktioniert die Schilddrüse normal, produziert sie entsprechend dem Bedarf des Körpers eine ausreichende Anzahl an T3- und T4-Hormonen. Sie arbeitet dabei Hand in Hand mit anderen endokrinen Drüsen.

Der Hypothalamus überwacht den Ablauf einer großen Anzahl von Körperfunktionen und den Einfluss äußerlicher Faktoren wie Hitze, Kälte oder Stress. Registriert der Hypothalamus, dass er auf einen dieser Faktoren reagieren muss, erzeugt er das Thyreotropin Releasing Hormon (TRH). Er schickt das TRH zur Hirnanhangsdrüse und bewirkt an deren Vorderlappen die Freisetzung des TSH (Thyreoidea stimulierendes Hormon). Die Schilddrüse wiederum setzt daraufhin T3 und T4 frei. Die Schilddrüsenhormone gelangen mittels eines Trägerproteins namens TGB (Thyroxin bindendes Globulin) in den Blutkreislauf und damit zu den Organen. In den Geweben angekommen, interagieren die Hormone mit Rezeptoren, die sich in den Zellkernen befinden und so den Befehl zu einer erhöhten Arbeitsgeschwindigkeit bekommen.

Sobald der Hypothalamus durch ein Rückkopplungssystem erkennt, dass genügend T3 und T4 im Umlauf sind, drosselt er die TRH-Produktion. Dadurch sinkt der TSH-Wert, die Schilddrüse verringert die Hormonproduktion. Durch dieses System stellt der Körper sicher, dass die überwachten Funktionen in der dem Bedarf des Körpers und den Umständen angemessenen Geschwindigkeit laufen.

Hashimoto Thyreoiditis – die Definition

Bei Hashimoto Thyreoiditis (Autoimmunthyreoiditis) handelt es sich um eine chronische Entzündung der Schilddrüse. Diese Entzündung wird allerdings nicht durch Viren oder Bakterien ausgelöst, sondern durch eine Fehlsteuerung des Immunsystems. Antikörper lagern sich an Proteinen im Schilddrüsengewebe an. Das wiederum weckt das Immunsystem aus seinem Schlaf. Ein Krieg zwischen den Immunzellen und der eigentlich friedlichen Schilddrüse beginnt. Beim fehlgeleiteten Versuch, den Eindringling (die Antikörper) abzuwehren, zerstören die aggressiven Immunzellen nach und nach das körpereigene und überlebenswichtige Schilddrüsengewebe. Deswegen zählt man Hashimoto Thyreoiditis zu den Autoimmunerkrankungen.

Benannt ist Hashimoto Thyreoiditis nach seinem Entdecker, dem japanischen Arzt Dr. Hakaru Hashimoto (1881–1934), der diese Erkrankung erstmals 1912 beschrieb. Es gibt zwei unterschiedliche Verlaufsformen. Zum einen die hypertrophe Variante, die durch unkontrolliertes Wachstum von Zellen zu einer Vergrößerung der Schilddrüse führt. Und zum anderen die atrophe Variante, bei der Schilddrüsengewebe zerstört und abgebaut wird und wodurch die Größe des Organs immer mehr abnimmt. Im Allgemeinen tritt die atrophe Form häufiger auf: Rund 80 Prozent der Erkrankten leiden darunter. Circa 90 Prozent davon sind Frauen.

Zwei Fakten sind mir hier besonders wichtig:

1. Hashimoto ist nicht heilbar! Ich höre immer wieder von Patienten, die von ihrem Arzt oder Heilpraktiker als völlig geheilt entlassen werden, weil die Blutwerte in Ordnung sind oder keine Antikörper mehr im Blut auftauchen (mehr dazu im folgenden Kapitel). Das bedeutet aber nicht, dass man kein Hashimoto mehr hat! Die nichts ahnenden Patienten setzen ihre Hormontabletten ab und wundern sich, dass es ihnen nach kürzester Zeit wieder schlecht geht. Das ist höchst fahrlässig und auch nicht ungefährlich! Wenn Sie einem Arzt begegnen, der von vollständiger Heilung spricht, holen Sie sich unbedingt eine zweite Meinung ein. Sicher kann man den Gesundheitszustand stabilisieren, den Körper in bessere Balance bringen, einzelne Baustellen eliminieren und dafür sorgen, dass man sich mit der Krankheit so gut es geht arrangiert – aber geheilt werden kann man bisher leider nicht.

2. Hashimoto ist keine Erkrankung der Schilddrüse, sondern des Immunsystems! Das ist so elementar, weil durch diese falsche Annahme der Fokus nur auf die Schilddrüse gerichtet wird und sämtliche andere Symptome im Körper vernachlässigt werden. Wenn diese Tatsache mehr in den Mittelpunkt der Behandlung gestellt würde, wäre es selbstverständlich, sich auch die Faktoren anzuschauen, die das Immunsystem aus dem Gleichgewicht bringen: Allergien, Umweltbelastungen, Entzündungen im Körper, Stress und vieles mehr. Bei der Schilddrüse anzusetzen, hilft nicht. Man kann durch eine Beruhigung des aufge-

hetzten Immunsystems das Fortschreiten der Zerstörung ver-
langsamen und so vielen Symptomen den Nährboden nehmen.

Ursachen

Die genauen Ursachen und Auslöser für die Entstehung der
Hashimoto Thyreoiditis sind bisher noch nicht ausreichend wissenschaftlich erforscht. Vermutet wird jedoch, dass es nicht eine
einzige Ursache gibt, sondern dass mehrere Faktoren zusammentreffen müssen, damit es tatsächlich zum Krankheitsaus-
bruch kommt.

Viele Hashimoto-Patienten (so auch ich) haben ebenfalls Betroffene in der Familie. Wahrscheinlich wird die Krankheit von der
Mutter auf die Tochter, seltener auf den Sohn, übertragen. Wenn
zu dieser Vorbelastung noch großer Stress, chronische Infektionen, eine übermäßige Jodzufuhr oder anderes dazukommen,
kann die Krankheit ihren Lauf nehmen. Das Epstein-Barr-Vi-
rus und das Pfeiffersche Drüsenfieber werden aktuell von Wissenschaftlern ebenfalls als Auslöser für eine Autoimmunerkrankung der Schilddrüse diskutiert.

Raucher haben ein erhöhtes Hashimoto-Risiko. Zigaretten enthalten Thiozyanat, einen Stoff, der die Schilddrüse schädigt und
wie eine Antischilddrüsensubstanz wirkt. Oft bemerken Frau-
en erst, wenn sie mit dem Rauchen aufhören, dass sie unter einer Unterfunktion leiden. Wissenschaftler gehen davon aus, dass
das Nikotin einen künstlich erhöhten Stoffwechsel schafft, der die
typischen Hashimoto-Symptome Müdigkeit, Gewichtszunahme,
Stimmungsschwankungen, Verdauungsprobleme und so weiter
unterdrückt.

Viele Betroffene spüren zum ersten Mal in Zeiten der hormonellen Umstellung die ersten Symptome: in der Pubertät, den Wechseljahren oder oft auch in der Schwangerschaft. Gerade am Anfang einer Schwangerschaft wird das Kind von den Schilddrüsenhormonen der Mutter mit versorgt. Wenn eine Schilddrüsenunterfunktion vorliegt, ist das deshalb sehr gefährlich für das Kind – gerade für die geistige Entwicklung des Fötus'. Die Mutter rutscht rasant in eine nie gekannte Unterfunktion, die das gesamte Hormonsystem durcheinanderbringt. Das macht es nach der Geburt umso schwerer, den Körper wieder in Balance zu bringen. In dieser Zeit befindet sich die Frau sowieso in einer extremen hormonellen Umstellung und steht zudem unter der ungewohnten Belastung durch das neue Familienmitglied. Es kommt immer wieder vor, dass eine beginnende Hashimoto-Erkrankung als »gewöhnliche« Wochenbettdepression diagnostiziert wird. Die Frau wird mit dieser lapidaren Erklärung in ihrer unglücklichen Situation einfach alleingelassen. Die wenigsten Ärzte kommen bei jungen Müttern auf die Idee, die Schilddrüse zu checken. Ein Fehler!

Ein weiterer Faktor, der als Auslöser für unzählige Autoimmunerkrankungen heute von vielen (ganzheitlichen) Ärzten und Wissenschaftlern ernsthaft in Erwägung gezogen wird, ist die immer stärker werdende Umweltverschmutzung. Dazu gehört auch die ständige Vergiftung, die wir uns unbemerkt durch die Nutzung von Plastik in allen Bereichen des alltäglichen Lebens zufügen. Der Körper lagert das Gift im Fettgewebe und/oder einzelnen Organen ab. Das wiederum ruft das Immunsystem auf den Plan, das den »Eindringling« zu bekämpfen versucht. Je nachdem, welchen persönlichen Schwachpunkt man hat, können so das zentrale Nervensystem (Multiple Sklerose), Gelenke und Sehnen (Rheumatoide Arthritis), die Betazellen der Bauchspeicheldrüse (Diabetes mellitus Typ 1) oder eben bei Hashimoto die Schilddrüse angegriffen werden. Einige Ärzte bezeichnen die heute lebenden Menschen auch als die Generation der Autoimmunerkrankten. Eine wirklich traurige Entwicklung, an deren Entstehung allein wir Menschen schuld sind. Ich finde, nicht nur wir Betroffene sollten darüber nachdenken, ob wir so weitermachen und die folgenden Generationen automatisch dieser Gefahr aussetzen wollen – oder nicht.

Viele denken: Was gehen mich die verdreckten Meere an, die abgeholzten Regenwälder oder die schmelzenden Eisberge? Aber in der Form von schmerzenden Gelenken oder den Beschwerden, die zum Beispiel Hashimoto auslöst, wird die Bedrohung greifbar. Ich bin mir sicher, dass jeder, der selbst unter irgendeiner Autoimmunerkrankung leidet, diese Beschwerden seinen Kindern, Enkeln und deren Nachfahren ersparen möchte. Aber im Moment tun wir alles dafür, dass sie mit fast hundertprozentiger Sicherheit an irgendeiner Form von Autoimmunerkrankung leiden werden. Vielleicht kann das Ansporn genug sein, etwas im Leben von jedem von uns zu verändern und dafür einzutreten, dass auch andere diese Bedrohung wahrnehmen. Das ist meiner Meinung nach die bessere Alternative, als passiv auf einen Fortschritt in der Forschung zu hoffen. Denn ob der jemals kommt, ist fraglich. Die Medikamenten- und Therapie-Forschung – das ist leider auch traurige Wahrheit – wird meist von der Pharmaindustrie finanziert. Und somit wird nur Geld investiert, wenn man sich auch eine ordentliche Rendite erhoffen kann. Im Fall von Hashimoto mit den vielen unspezifischen Beschwerdebildern und unterschiedlichsten Symptomen ist das wohl eher unwahrscheinlich. Es gibt Schilddrüsenhormon-Tabletten und -Tropfen – das soll reichen. Dass die Schilddrüse nicht nur zwei Stoffe, also T3 und T4, produziert, wird dabei geflissentlich übersehen. Aber das ist ein anderes trauriges Kapitel. Bis sich auch dort etwas geändert hat, müssen wir weiterhin selbst aktiv werden.

Symptome

Wir sind jetzt erst im zweiten Kapitel dieses Buches – und schon stoße ich auf ein großes Problem, das typisch ist für Hashimoto: Diese Krankheit fühlt sich bei jedem anders an. Die Symptome können von Betroffenem zu Betroffenem komplett variieren. Allen gemein ist nur, dass sie das ganze Leben verändern, und zwar immer zum Schlechten. Aber eine allgemein gültige, für alle Betroffenen zutreffende Symptomliste kann man guten Gewissens definitiv nicht erstellen. Und schon gar nicht kann man ausschließen, dass es nicht noch mehr Beschwerden im Zusammenhang mit Hashimoto gibt. Andererseits muss nicht jeder Hashimoto-Kranke all die aufgezählten Symptome zeigen.

Wenn Sie weiterlesen, werden Sie sehen, wie umfangreich meine Zusammenstellung schon ist. Diese Liste besteht aus meinen eigenen Symptomen plus denen, die ich in einer Umfrage unter anderen Betroffenen gesammelt habe. Sie ist unglaublich vielfältig und beinhaltet fast jeden Teil des Körpers. Genau das macht es den meisten Ärzten so schwer, Hashimoto sofort und eindeutig zu identifizieren.

Ein weiteres Problem ist, dass die »Zipperlein« kommen und auch wieder verschwinden können. Das hat vor allem mit einem Wechsel zwischen Schilddrüsenüber- und -unterfunktion zu tun.

Gerade zu Beginn, aber auch im Verlauf der Krankheit treten immer wieder Phasen der Überfunktion auf. Durch einen Angriff des Immunsystems auf die Schilddrüse (durch jodhaltige Ernährung, Stress, Infektionen oder Ähnliches) sind vermehrt Hormone im Blut, der Stoffwechsel läuft auf Hochtouren.

Typische Überfunktions-Symptome sind:

– Nervosität

– Reizbarkeit

– Rastlosigkeit

– Zittern (insbesondere der Hände)

– Ein- und Durchschlafstörungen

– Schweißausbrüche und feuchtwarme Haut

– Herzklopfen, Herzrasen und Herzrhythmusstörungen

– Heißhunger und verstärkter Durst

– Durchfall

– Gewichtsverlust bei gutem Appetit und normaler Nahrungsaufnahme

– Störungen im Menstruationszyklus

Mir ist wichtig, noch einmal zu betonen, dass diese Symptome auftreten können, aber nicht müssen. Das ist bei jedem anders. Ich hatte zum Beispiel auch in der Unterfunktionsphase Symptome einer Überfunktion, wie zum Beispiel Herzrasen und Hitzewallungen. Also, lassen Sie sich nicht ver- und beirren. Sie sind Ihr eigener Maßstab! Nicht diese Liste und auch nicht irgendeine andere. Sie spinnen nicht, und Sie bilden sich die Beschwerden auch nicht ein. Das sagen Ärzte gern mal so daher, weil sie mit den vielfältigen Symptomen überfordert sind und sie nicht zuordnen können. Ihre Blutwerte sagen, dass alles in Ordnung sei, also muss das auch so sein. Lassen Sie sich das nur nicht einreden! Es gibt eine Erklärung für all das, was Sie an sich wahrnehmen. Und die finden Sie auf den folgenden Seiten und in den nächsten Kapiteln. Ihr Arzt wird erstaunt sein!

Weiter geht es mit den Symptomen einer Unterfunktion, sprich wenn der TSH-Wert erhöht ist. Der Stoffwechsel fährt runter. Ihr Körper ist in einer Art Dämmermodus. Und das spüren Sie physisch und psychisch.

Typische Unterfunktions-Symptome sind:

- niedrige Körpertemperatur und erhöhte Kälteempfindlichkeit
- Ödeme durch Wassereinlagerungen im Gesicht und an den Extremitäten
- Kloß im Hals, phasenweise Strangulationsgefühl, häufiges Räuspern
- heisere oder tiefe Stimme (teilweise ausgelöst durch ein Stimmbandödem)
- Depressionen, Antriebslosigkeit
- Schwächegefühl bis hin zum Zusammenbruch
- Muskelabbau

- Muskelschmerzen und -krämpfe, Muskelverhärtung
- trockene, juckende Haut, unreine Haut
- brüchige Haare und Nägel
- Haarausfall (auch Wimpern und Augenbrauen)
- unkontrollierbare Gewichtszunahme
- Übelkeit
- Verdauungsstörungen (Verstopfung oder Durchfall)
- Nahrungsmittelallergien
- Insulinresistenz
- hohe Cholesterinwerte
- Wachstumsstörungen
- Herzvergrößerung und verlangsamter oder zu schneller Herzschlag
- verringerte Libido
- veränderter Menstruationszyklus (sehr starke, schwache oder auch ausbleibende Regel)
- Probleme, schwanger zu werden
- Impotenz
- Augenerkrankung wie endokrine Orbitopathie (deutliches Hervortreten der Augäpfel)
- Sehstörungen ohne Verschlechterung der Sehwerte
- Tinnitus
- Gelenkschmerzen
- ständige Müdigkeit
- Schlafstörungen
- plötzlich auftauchendes Schnarchen
- Konzentrations- und Gedächtnisstörungen

- Sprachstörungen
- Koordinationsstörungen
- Kreislaufprobleme
- schlechte Wundheilung
- schlechte Immunabwehr

Wie gesagt, diese Liste erhebt nicht den Anspruch auf Vollständigkeit. Und nicht alle Symptome sind direkt auf die Zerstörung der Schilddrüse zurückzuführen, sondern eventuell auch auf Folgeerkrankungen. Das können eine Nebennierenschwäche, Bauchspeicheldrüsenprobleme oder zum Beispiel auch die Folgen des körperlichen Dauerstresses sein. Aber dazu mehr im Kapitel 5.

Eigentlich sollte diese Liste bei jedem Arzt in der Schublade liegen, um bei dem meist diffusen Beschwerdebild, das Hashimoto bei den Betroffenen erzeugt, so schnell wie möglich die richtige Diagnose zu stellen. Ich bekomme viele Mails und Nachrichten von Frauen, die jahrelang den Grund für ihr Leiden gesucht haben. Gerade heute schrieb mir eine junge Frau, die seit über zehn Jahren gegen Panikattacken und Depressionen kämpft und deshalb arbeitsunfähig und mittlerweile sogar verrentet ist! Die Ärzte behandelten immer nur ihre psychischen Probleme – ohne Erfolg. Es gibt Tage, an denen sie nicht mal aus dem Bett aufstehen kann, weil es ihr körperlich und seelisch so schlecht geht. Mittlerweile weiß sie, dass Hashimoto Thyreoiditis die Ursache allen Übels ist. Aber die Schäden und Beschwerden sind in der Zwischenzeit so schwer geworden, teilweise sogar chronisch, dass sie kaum mehr Hoffnung hat.

Solche Schicksale sind leider keine Einzelfälle. Ich höre Geschichten dieser Art immer wieder. Und oft sind die Frauen erschreckend jung. Sogar Mädchen in der Pubertät schreiben mir flehende Mails, weil sie das Gefühl haben, mit all diesen seltsamen Signalen ihres Körpers total alleingelassen zu werden. Sie stecken sowieso in einer schwierigen Phase ihres Lebens und haben oft nicht das Selbstbewusstsein, für ihre Behandlung richtig einzustehen. Und Eltern stehen ratlos vor ihrem verzweifelten Kind, das unter schwer nachvollziehbaren Symptomen leidet, und können ihm nicht helfen.

Das sollte eigentlich Ansporn genug für Ärzte sein, sich mehr Wissen über Hashimoto anzueignen. Aber auch wir Betroffene müssen mit dem Thema mehr an die Öffentlichkeit. Immerhin sind wir allein in Deutschland geschätzte acht bis zehn Millionen! Manche Experten sprechen sogar von bis zu 13 Millionen Hashimoto-Kranken! Zum Vergleich: Diabetes, eine anerkannte Volkskrankheit, haben »nur« sieben Millionen Deutsche. Verstehen Sie mich nicht falsch, ich möchte eine Diabetes-Erkrankung auf keinen Fall harmloser erscheinen lassen, als sie ist. Und ich möchte im Gegenzug auch keine Hysterie rund ums Thema Hashimoto schüren. Ich wünsche mir einfach nur, dass Ärzte und Betroffene besser informiert sind und werden. Und: Ich wünsche mir, dass Menschen, die unter dieser Erkrankung leiden, nicht abgestempelt werden als Hypochonder oder eingebildete Kranke. Ich habe das selbst nicht nur einmal erlebt. Das schmerzt fast noch mehr als die Krankheit selbst.

Es muss nicht so weit kommen, dass man mit der Diagnose Hashimoto als Frührentner(in) mit unzähligen chronischen Beschwerden endet – und schlussendlich das ganze Leben an einer falsch therapierten Krankheit und ihren Folgen zerbricht. Auch deswegen schreibe ich dieses Buch und hoffe, damit ein wenig Aufklärung leisten zu können. Mit den Berichten über mein persönliches Schicksal möchte ich vor allem Ihnen helfen, etwas für sich zu tun. Aber ich will auch die Öffentlichkeit aufrütteln und das Thema Hashimoto in einen anderen Blickwinkel rücken. Raus aus der Ecke der seltenen Krankheiten. Denn bei so vielen Millionen Betroffenen kann man davon ja nun wirklich nicht sprechen! Also, lassen Sie es uns anpacken! Umblättern und das nächste Kapitel lesen, das wäre der nächste Schritt.

KAPITEL 3

Ultraschall & Bluttests – und was die Werte wirklich aussagen

Bei Hashimoto sieht man einer Schilddrüse nicht von außen an, dass sie ganz schön in Schwierigkeiten steckt, sprich nach und nach vom Immunsystem angegriffen und zerstört wird. Dafür muss man schon das Blut der jeweiligen Person genauer anschauen und zur Sicherheit auch noch ein Ultraschallbild der Schilddrüse anfertigen.

Beides ist heutzutage kein Problem. Schilddrüsenwerte im Blut können schon innerhalb von ein paar Stunden vorliegen. Das weiß ich, weil ein Heilpraktiker mich, nachdem ich morgens in seiner Praxis Blut abgenommen bekam, am Nachmittag anrief, um mit mir über die Werte zu sprechen. Und trotzdem gibt es immer noch so große Probleme, Missverständnisse, Falschinterpretationen und Verzögerungen, wenn es darum geht, sie richtig zu deuten. Oder überhaupt die richtigen zu messen!

Ein Frau schrieb vor Kurzem auf meiner »leben mit hashimoto by vanessa blumhagen«-Facebookseite, dass ihr Arzt neun (!) Wochen brauchte, um das Ergebnis der Blutentnahme zu lesen und ihr mitzuteilen. Was sich in dieser Zeit alles ändern kann! Unglaublich! Und auch unverantwortlich, wie ich finde. Kein Wunder, dass ich immer wieder von Betroffenen höre: »Ich wünsche diesen Ärzten nur einen Tag mit meiner Krankheit, in meinem Körper. Dann würden sie uns nicht so behandeln und alles als nicht so schlimm abtun!«

Meinen Blutwerten hätte man schon drei Jahre vor der eigentlichen Diagnose ansehen können, dass etwas mit meiner Schilddrüse schiefläuft. Man hätte! Aber es hat keiner getan, weil die Referenzwerte der Labore bei uns so altertümlich sind, aber viele Ärzte ihnen blind vertrauen, weil sie es einfach nicht besser wissen. Da hilft nur Aufklärung vonseiten der Patienten. Als Betroffener muss man – mal wieder – für sein Recht und die richtigen Untersuchungen eintreten. Und zwar so lange, bis auch der letzte Arzt verstanden hat, worum es hier geht.

TSH, T4 und T3

Rund um die Schilddrüse gibt es einige Parameter, die anzeigen können, dass etwas nicht stimmt. Zunächst das Thyroid Stimulating Hormone, kurz TSH. Die Hypophyse schickt dieses Hormon in Richtung Schilddrüse, um sie zur Produktion von Thyroxin (T4) anzuregen, wenn im Körper Mangel daran herrscht. Je höher der TSH-Wert im Blut, umso niedriger die Produktivität der Schilddrüse. Lange Jahre galten Werte bis 4,5 als normal. Heute weiß man, dass ab einem TSH-Wert von 2 etwas nicht stimmt. Dr. Michael E. Platt schreibt in seinem Buch *Die Hormon Revolution* sogar, dass ein TSH-Spiegel von über 1,0 bereits bedeute, dass die Hirnanhangdrüse der Schilddrüse befehle, mehr Schilddrüsenhormone zu produzieren. Der große Normbereich sei anhand der gemessenen TSH-Werte von 100 Medizinstudenten definiert worden, ohne die eigentliche Schilddrüsenfunktion in Betracht zu ziehen. Dr. Platt strebt bei seinen Patienten einen TSH-Wert von 0,3 an. Das zeigt an, dass der Körper die zugeführten Schilddrüsenhormone bestmöglich verwertet.

Ein weiteres Problem bei der Bestimmung des schilddrüsenstimulierenden Hormons ist aber auch, dass der TSH-Wert sehr leicht beeinflussbar ist von äußeren Faktoren wie Stress, Ernährung oder anderen Hormonen. Bei der Autoimmunerkrankung Hashimoto kann es zudem immer wieder passieren, dass das Immunsystem die Schilddrüse attackiert und dadurch Gewebeteile geballt voll mit Schilddrüsenhormonen in die Blutbahn gelangen. Der Betroffene rutscht in die Überfunktion, der TSH-Wert sinkt automatisch ab, weil die Hypophyse die Rückmeldung bekommt: Es ist genug T4 und T3 da! Also wird die Produktion gedrosselt.

Wird dem Körper von außen das benötigte Schilddrüsenhormon zugeführt, geschieht das Gleiche. Trotzdem fühlen sich manche Patienten immer noch nicht wohl. Das kann viele Gründe haben: Entweder sind die Level der Schilddrüsenhormone trotz allem nicht hoch genug für ihr Wohlbefinden. Oder: Man nimmt zwar genügend T4-Präparate ein, aber der T3-Wert ist noch immer zu niedrig. Oder: Es gibt noch andere Defizite oder Erkrankungen.

Leider bestimmen viele Ärzte, wenn sie die Schilddrüsenaktivität im Blut abbilden wollen, nur den TSH-Wert. Dass der aber wenig aussagekräftig ist, haben wir jetzt gesehen. Bestehen Sie deshalb immer darauf, dass noch mehr Werte im Labor untersucht werden! Und zwar die folgenden:

Thyroxin (T4): Erreicht das TSH die Schilddrüse, beginnt diese sofort mit der Produktion von Thyroxin. Dazu wird das Protein Thyreoglobulin mit vier Jodmolekülen verbunden. Dieses Paket wird dann in den Blutkreislauf gebracht. Etwa 93 Prozent der in der Schilddrüse produzierten Hormone sind Thyroxin oder T4. Nur sieben Prozent das stoffwechselaktive T3. Der Körper muss T4 allerdings erst in T3 umwandeln, damit es in den Organen und Geweben genutzt werden kann. Deshalb nennt man T4 auch das Speicherhormon.

Triiodthyronin (T3): T3 ist das eigentlich wirksame Schilddrüsenhormon im Körper. Nur ein kleiner Teil davon wird in der Schilddrüse gebildet, indem das Protein Thyreoglobulin mit drei Jodmolekülen verbunden wird. Der Rest wird in der Leber, den Muskeln, im Herzen und in den Nervenzellen gebildet, indem T4 mithilfe von Enzymen von einem Jodmolekül getrennt wird.

Einige Hashimoto-Patienten können noch so viel Thyroxin nehmen, ihr fT3-Level, also die Menge des freien T3 (siehe Kasten), steigt trotzdem nicht an. Das nennt man dann eine »Umwandlungsstörung«. Der Körper schafft es nicht, T4 in T3 umzuwandeln. Mir geht es auch so. Erst eine zusätzliche T3-Gabe, zum Beispiel Thybon, bringen den Triiodthyronin-Wert in Schwung.

Leider sind immer noch viele Ärzte der Meinung, es sei unnötig, T3 zu substituieren. Viele messen noch nicht einmal den T3-Wert im Blut ihrer Patienten. Wenn Ihr Arzt zu dieser Spezies gehört, bleibt Ihnen nichts anderes übrig, als sich einen neuen zu suchen. Denn sonst könnte es sein, dass Ihr Wohlbefinden einfach nicht wieder komplett hergestellt werden kann und die Beschwerden bleiben. Und das sollte doch eigentlich nicht das Sinnen und Trachten des behandelnden Mediziners sein, oder?

Freie und gebundene Hormone

Die Schilddrüsenhormone Thyroxin und Triiodthyronin sind an ein Transporteiweiß gebunden im Körper unterwegs. Erst »abgekoppelt« können sie allerdings wirksam werden. Deshalb ist es wichtig, sogenannntes freies T4 und freies T3 im Blut messen zu lassen, auch fT4 und fT3 genannt.

Wichtig sind hierbei die Referenzbereiche: Bekommt man die Ergebnisse des Bluttests ausgehändigt (Sie sollten sich immer eine Kopie für Ihre Unterlagen mitgeben lassen!), findet man hinter dem aktuellen Wert den sogenannten Referenzbereich. Zwei Zahlen, zwischen denen Ihr Ergebnis liegen sollte. Der angestrebte Bereich ist bei jedem Labor unterschiedlich, und er ist wichtig, um zu schauen, wie es mit den Hormonen steht. Allerdings bedeutet ein Wert innerhalb des Referenzbereichs nicht automatisch, dass es Ihnen gut gehen muss. Viele Patienten leiden trotz einer »optimal eingestellten Schilddrüse« noch unter Unterfunktionssymptomen. Denn »optimal« oder »normal« sind dehnbare Begriffe. Außerdem sind diese Werte so individuell wie ein Fingerabdruck. Könnte der eine mit einem TSH-Wert von 2 noch Bäume ausreißen, kommt der andere mit dem gleichen Wert kaum mehr aus dem Bett. Das muss Ihnen klar sein, wenn Sie den Zettel mit den vielen Zahlen richtig lesen wollen.

Bei den Werten für das freie T3 und T4 sollten Sie vor allem auf Ihr Gefühl hören. Klingt erstaunlich, ist aber meine und nicht nur meine Erfahrung. Den meisten Patienten geht es gut, wenn ihre Werte im oberen Drittel sind. Man kann im Internet auch nach Tabellen suchen, mithilfe derer man berechnen kann, wie viel Prozent des optimalen Wertes man erreicht hat.

Mein fT3 liegt zurzeit bei circa 56 Prozent, mein fT4 bei circa 90 Prozent. Das ist im Moment ganz okay. Wenn ich mich aber wieder schlapp und energielos fühlen sollte, könnte eine Dosisanpassung helfen, den fT3-Wert noch ein bisschen zu erhöhen.

Antikörper

Ein weiterer Parameter bei der Suche nach einer Hashimoto-Diagnose sind die Antikörper. Der Körper bildet sie als Verteidigungsmittel gegen Krankmacher wie Viren, Bakterien, Pilze und andere Erreger. Da das Immunsystem bei Hashimoto die Schilddrüse fälschlicherweise als Feind erkennt, bilden sich Antikörper als Waffe gegen diese Körperzellen.

Die Namen der gängigsten Antikörper hören sich an wie die Neffen von Dagobert Duck: MAK, TAK (auch TPO-Antikörper) und TRAK. Sie werden im Blut bestimmt. Und das sollte bei der Suche nach einer Hashimoto-Diagnose auch dringend gemacht werden. Denn schlussendlich wird hiermit festgestellt, ob eine Autoimmunerkrankung der Schilddrüse vorliegt.

Aber auch wenn die Antikörper im Blut nicht sichtbar sind, heißt das nicht, dass man nicht unter Hashimoto leidet – oder gar geheilt ist! Es sind nur eben in diesem Moment keine nachweisbar. Als mein Arzt final nach Beweisen für Hashimoto bei mir suchte, waren in meinen Blutwerten auch keine Antikörper zu finden. Aber die restlichen Ergebnisse waren so aussagekräftig, dass es keinen Zweifel gab. In den regelmäßigen Blutuntersuchungen, die ich seit der Diagnose alle paar Monate machen lasse, tauchen sie mal auf, mal nicht. Das hängt damit zusammen, wie schwer die Entzündung der Schilddrüse gerade ist. Und auch wenn das Immunsystem das Schilddrüsengewebe komplett zerstört hat, findet man keine Antikörper mehr.

Ultraschall und weitere Messverfahren

Nach den Blutwerten gibt es noch eine Untersuchungsmethode, bei der der Zustand der Schilddrüse im bildgebenden Verfahren angeschaut wird: der Ultraschall. Mithilfe der Sonografie überprüft der Arzt Struktur und Größe der Schilddrüse. Je nach Stadium der Erkrankung ist das Volumen verkleinert und man sieht Schädigungen des Gewebes. Bei meiner ersten ernst zu nehmenden Ultraschalluntersuchung konnte man auf dem Bildschirm deutlich erkennen, dass die linke Seite wesentlich kleiner war als der rechte Flügel. Und die weißen Tunnel, die sich durch die beiden Lappen zogen, sahen aus, als hätte sich ein kleiner Holzwurm durchgefressen.

Anhand des Ultraschalls kann ein geübter Arzt auch erkennen, wie lange das Immunsystem die Schilddrüse schon zerstört, sprich, wann die Krankheit ungefähr ausgebrochen sein muss. Das ist interessant, wenn man nachforschen möchte, welche Ereignisse wohl diese zumeist erblich bedingten Beschwerden zum Ausbruch gebracht haben. Bei mir muss es vier bis fünf Jahre vor der schlussendlichen Diagnose begonnen haben. Das bedeutet, dass der Krieg in meinem Hals schon ein bis zwei Jahre tobte, bevor ich die ersten Folgen spürte.

Manche Ärzte machen, um ganz sicherzugehen, noch eine Feinnadelbiopsie. Dabei wird mit einer dünnen Nadel eine Gewebeprobe aus der Schilddrüse entnommen. Keine unbedingt angenehme Untersuchung. Die Probe wird dann von einem Pathologen unterm Mikroskop untersucht. Bei einer Hashimoto Thyreoiditis sind deutlich mehr weiße Blutkörperchen (Leukozyten) vorhanden als in gesundem Gewebe.

Eine Szintigrafie, das ist eine nuklearmedizinische bildgebende Untersuchung, bei der dem Patienten radioaktiv markierte Stoffe in den Bereich der Schilddrüse gespritzt werden, ist zur Abklärung einer Hashimoto-Diagnose nicht nötig. Wenn allerdings beim Ultraschall noch andere Veränderungen wie Knoten oder Zysten gefunden werden, sollte man mit seinem Arzt darüber sprechen und gegebenenfalls solch eine Methode in Erwägung ziehen.

KAPITEL 4

Schilddrüsenhormone und ihre Dosierung – und warum sie nicht das Allheilmittel sind

Während der Recherche zu diesem Buch habe ich Folgendes auf der (inzwischen wohl geänderten) Website eines Arztes gelesen: »Hashimoto ist ein harmloses Pflänzchen, das oft verborgen und unbemerkt im Dunkeln wächst, bevor man die ersten Blüten entdeckt.«

Was für eine Beschreibung! »Harmloses Pflänzchen« und »Blüten« sind wohl definitiv die falschen Synonyme für eine Krankheit, die das Leben der meisten Betroffenen komplett umkrempelt, sie teilweise berufsunfähig und depressiv werden lässt, die es Frauen unmöglich macht, schwanger zu werden, und ganze Familien zerstört.

Aber diese Meinung ist gängig unter Medizinern. Der Arzt meines Vertrauens erklärte mir während eines unserer vielen Gespräche einmal, dass das Thema Schilddrüse während des Medizinstudiums nur kurz gestreift wird. Und deshalb handeln die meisten Ärzte in ihren Praxen nach der Prämisse: »Blutwerte haben immer recht.«

Die Einnahme der Hormone

Der amerikanische Hashimoto- und Schilddrüsen-Experte Datis Kharrazian sagt hingegen ganz klar, dass Blutwerte lügen und er nur auf das Gefühl der Betroffenen baue. Und Dr. John C. Lowe schreibt in seinem Buch *Your Guide to Metabolic Health*, ein Patient solle, um die optimale Dosierung der Schilddrüsenhormone zu erreichen, darauf achten, dass der Arzt diese Dosis nicht nur anhand von Bluttestergebnissen anpasst.

Dr. John C. Lowe war ein hervorragender Arzt mit dem Spezialgebiet Stoffwechsel. Dazu gehören eben auch die Schilddrüse und die Behebung einer Unterfunktion. Dr. Lowe hatte eine Website, auf der man alles rund um das Thema erfahren konnte und wo er Tausende Fragen von Patienten aus der ganzen Welt beantwortete. Sie merken schon, ich schreibe in der Vergangenheit. Denn dieser großartige, fortschrittlich denkende Mann aus den USA starb im Januar 2012 an den Folgen einer Kopfverletzung. Als kleiner Trost bleiben uns seine Bücher, die so viele tolle Anhaltspunkte und Anstöße geben für einen neuartigen Umgang mit Krankheiten und in unserem speziellen Fall mit der Behandlung von Hashimoto.

In seinem oben genannten Buch beschreibt Dr. Lowe auch, wie er seinen Patienten empfiehlt, die Schilddrüsenhormone einzunehmen. Er rät dazu, sie immer morgens mit mindestens einer Stunde Abstand zum Essen zu sich zu nehmen. Oder, wenn man die Dosis teilt, die andere Hälfte abends frühestens drei Stunden nach der letzten Nahrungsaufnahme. Nur so können die Tabletten richtig wirken. Und nur so kann man eine dauerhafte Verbesserung des Gesundheitszustandes erreichen. Hormone sind nichts anderes als Proteine, Eiweiße. Und diese verbinden sich mit anderen Eiweißen, wie zum Beispiel denen aus dem Essen oder aus Nahrungsergänzungsmitteln und anderen Medikamenten. Um das zu verhindern, sollte man abwarten, bis diese Stoffe entweder aus dem Verdauungstrakt verschwunden sind oder bis die Schilddrüsenhormone vom Körper vollständig aufgenommen wurden.

Dr. Lowe war auch ein großer Verfechter der zusätzlichen Einnahme von T3, also dem stoffwechselaktiven Schilddrüsenhormon. Studien, die er in seiner Praxis durchführte, zeigten, dass die meisten Patienten mit Schilddrüsenunterfunktion und Hashimoto sich mit einer alleinigen Gabe von T4, sprich zum Beispiel von *Thyroxin*, nicht wohlfühlten, unter Dauermüdigkeit, Muskelschmerzen, Gewichtszunahme und vielem mehr litten. Die typischen Unterfunktionssymptome eben. Hintergrund ist die schon im vorigen Kapitel beschriebene Umwandlungsstörung. Der Körper, vor allem die Leber, schafft es nicht, das zugeführte T4 mithilfe eines Enzyms in T3 umzuwandeln. Der TSH-Wert ist in diesem Falle oft durchaus im Referenzbereich oder gar darunter und der T4-Wert womöglich »normal«, aber T3 zieht nicht nach.

Da hilft es nur, seinen Arzt zu überzeugen, zusätzlich Tabletten mit T3 zu verschreiben. Davon braucht man allerdings sehr viel weniger als die gewohnte *Thyroxin*-Dosis. Aus meiner Erfahrung starten Sie am besten mit 5 Mikrogramm T3 – oder wenn Sie prinzipiell empfindlich reagieren noch weniger – und tasten sich langsam an die optimale Dosierung heran. Das geht wesentlich schneller als bei T4, Sie müssen also nicht immer zwei Wochen warten, bis der Körper sich auf die neue Medikation eingestellt hat. Sobald Sie Herzrasen und Durchfall bekommen, schlechter schlafen und unruhig werden, sind Sie übers Ziel hinausgeschossen. Aber keine Angst, diese Nebenwirkungen gehen schnell wieder weg, sobald die Dosis reduziert wird. Trotzdem sollten

Sie es natürlich nicht übertreiben. Aber ich gehe davon aus, dass es Ihnen eher darum geht, Ihr Wohlbefinden zu verbessern, als es zu verschlechtern. Deshalb mache ich mir da keine ernsthaften Sorgen. Ich spreche aus persönlicher Erfahrung.

Ärzte machen einem oft Angst und halten viele Patienten davon ab, sich selbst langsam an ihre Wohlfühldosis heranzutasten. Sicher muss man behutsam sein, Hormone haben eine unglaubliche Macht in unserem Körper. Wenn sie fehlen genauso, wie wenn sie in zu großer Menge vorhanden sind. Aber wenn Sie die praktisch unübersehbaren Signale Ihres Körpers beachten, kann Ihnen eigentlich nichts passieren. Denken Sie an die Worte von Datis Kharrazian: Er vertraut nur auf das Gefühl seiner Patienten. Und Sie sollten auf Ihres vertrauen.

Neben den bei uns gängigen Präparaten aus synthetisch hergestellten Hormonen gibt es zum Beispiel in den USA auch noch *Armour* von Forest Pharmaceuticals aus St. Louis, Missouri. Das sind aus getrockneten Schweineschilddrüsen hergestellte Tabletten, die sowohl T4 als auch T3 enthalten. Und dazu noch all die anderen Stoffe, die auch eine gesunde menschliche Schilddrüse enthält und produziert (T1, T2, Calcitonin). All diese Enzyme und Hormone vernachlässigen wir mit unserer reinen Synthetikhormon-Gabe völlig. Aber da es in Deutschland für viele schon nahezu unmöglich ist, von ihrem Arzt ein Rezept für Tabletten mit T3, sprich zum Beispiel Thybon, zu bekommen, muss man schon von Glück sagen, einen Mediziner zu finden, der für Mittel wie *Armour* offen ist.

Mit einem entsprechenden Rezept und über eine internationale Apotheke ist die Beschaffung von *Armour* auch bei uns kein

Problem. Ich lese immer wieder von amerikanischen Hashimo-to-Betroffenen (und auch einigen wenigen hier bei uns), dass sie sich nach einer kurzen Umstellungs- und Eingewöhnungsphase wesentlich wohler mit den natürlichen Hormonen fühlen. Das hört sich an wie eine echte Alternative für die, die mit synthetischen Hormonen nicht wirklich klarkommen. Ich werde *Armour* in naher Zukunft auf jeden Fall ausprobieren. Denn warum soll etwas, was jahrzehntelang bis zur Entwicklung der synthetischen Doppelgänger wunderbar funktionierte, nicht auch heute noch helfen? Leider übernehmen gesetzliche Krankenkassen die hohen Kosten nicht. Bei privaten sollte man vor der Bestellung nachfragen, um keine bösen Überraschungen zu erleben.

Ganz egal, welche Hormontabletten man einnimmt, eigentlich hoffen wir ja alle nur, dass diese kleine unscheinbare Tablette endlich die erhoffte Erlösung bringt und wieder ein normales Leben möglich macht. Das ist in den überwiegenden Fällen leider nicht so, wage ich zu behaupten. Auch wenn Ärzte immer wieder versuchen, einem weiszumachen, dass die Hormonpille das Allheilmittel ist. Ich bin aus diesem verführerischen Traum relativ schnell aufgewacht, weil ich merkte, dass mit steigender Dosis meine Energie, mein Wohlbefinden und meine Leistungsfähigkeit nicht parallel zunahmen. Ganz im Gegenteil. Das lag an den zusätzlichen »Baustellen«, die sich immer wieder auftaten. Mehr dazu im nächsten Kapitel.

Der Grund, warum kein Hashimoto-Patient einfach nur eine Pille am Morgen braucht und schon ist alles paletti, ist, dass die Schilddrüse mit praktisch jedem Organ, Gewebe und Regelkreis im Körper verbunden ist. Datis Kharrazian hat das in seinem

Buch *Why Do I Still Have Thyroid Symptoms?* eindrucksvoll auf-
geschlüsselt. Er schreibt: »Die Hormone der Schilddrüse wirken
direkt oder indirekt ein auf:

- den Knochenstoffwechsel
- das Verdauungssystem
- die Gallenblase
- die Leber (Entgiftung)
- das Wachstumshormon
- die Fettverbrennung
- den Insulin- und Glukosestoffwechsel
- das Cholesterin
- den Gehirnstoffwechsel
- den Östrogenabbau
- die Nebennieren
- die Magensäureproduktion
- den Proteinstoffwechsel
- die Körperwärme
- die Progesteronproduktion
- die Blutproduktion
- die Herzgesundheit.«

Verstehen Sie jetzt, warum Ihre Symptome so komplex und
vielfältig sind? Das ist auch der Grund, warum es für uns Lai-
en und für viele Ärzte so schwierig ist, die Beschwerden zuzuordnen. Um selbst nicht an diesem Durcheinander zu ver-
zweifeln und um es den behandelnden Medizinern leichter zu
machen, die einzelnen Auslöser aufzudecken, empfiehlt mein
großes Vorbild Dr. John Lowe, Tagebuch zu führen. Dort soll
der Patient eintragen, welche Medikamente und Nahrungsergänzungsmittel er wann eingenommen hat. Und wie es ihm

damit ging. Um die Wohlfühlkurve noch anschaulicher zu machen, schlägt Dr. Lowe vor, eine Art Diagramm zu zeichnen. Anhand dessen kann man schneller nachvollziehen, welche Veränderungen in der Medikation eventuell eine Verbesserung oder Verschlechterung des Allgemeinbefindens gebracht haben.

In den Phasen, in denen ich noch auf der Suche nach dem roten Faden in meiner Hashimoto-Therapie war, habe ich jeden Tag aufgeschrieben, was ich gegessen habe. Dazu mein Gewicht und eben die Mittel, die ich genommen habe – außerdem ein kleines Fazit zum Tag und einen Kommentar, was ich verändert habe und warum. So konnte ich rückblickend immer nachschauen, was sich wie entwickelt hat. Gerade wenn man mit so vielen unterschiedlichen Beschwerden zu kämpfen hat, ist es interessant und aufschlussreich, ein paar Monate zurückblättern zu können. Und in vielen Fällen konnte ich meinem Arzt anhand meiner Aufzeichnungen Entstehung und Entwicklungen von Problemen plausibel erklären.

Das Wichtigste bei dieser Arbeit war für mich aber, dass ich meinen Körper dabei besser kennengelernt habe und nach einiger Zeit abschätzen konnte, wie er reagiert. Ich fühlte mich diesem Hin und Her nicht mehr hilflos ausgeliefert, und das gab mir mein Selbstbewusstsein und meine Stärke Stück für Stück wieder zurück.

Die Form – ob nun in einem Schulheft handschriftlich aufgezeichnet oder als Word-Dokument auf Ihrem Laptop – das bleibt ganz allein Ihnen überlassen. Wählen Sie eine Art, die Ihnen liegt und die Sie in Ihren Alltag einbauen können. Ich habe mein iPad immer dabei, da lag es nah, mein Tagebuch darauf zu führen. So konnte ich im Hotel, im Flugzeug, im Zug oder auch zu Hause immer schnell aufschreiben, was sich am Tag getan hat. Und ich hatte auch unterwegs den Verlauf der letzten Monate im Blick, wenn ich etwas nachschauen wollte. Auch für dieses Buch waren meine Aufzeichnungen eine wahre Fundgrube und Gold wert. Man kann sich eben nicht alles merken. Will man manchmal ja auch gar nicht, gerade wenn es sich um unangenehme Vorkommnisse wie das eine oder andere Zipperlein handelt, wie es bei uns Hashimoto-Patienten eben gern mal auftritt.

Wenn ich mir heute die Notizen anschaue, bin ich überrascht, was ich in den letzten Jahren alles überstanden habe. Und es gibt mir neue Kraft, wenn ich gerade mal wieder mit einem neu aufgetretenen Symptom oder einem wieder aufgebrochenen Schwachpunkt hadere. Ich hab schon so viel geschafft, dieses Drama packe ich jetzt auch, denke ich mir dann. Und schon fühle ich mich ein ganz klein bisschen besser.

Schilddrüsenhormone allein reichen nicht

Wir haben ja schon festgestellt, dass Thyroxin und Thybon allein all die Beschwerden, die Hashimoto so mit sich bringt, nicht beheben können. Es gibt einige Vitamine, Mineralien und Spurenelemente, die den meisten Autoimmunerkrankten guttun, und das aus ganz unterschiedlichen Gründen. Es empfiehlt sich daher, den Arzt oder Heilpraktiker auf diese Stoffe anzusprechen und sie gegebenenfalls zusätzlich einzunehmen. Auch im nächsten Kapitel wird es darum gehen, wenn ich Ihnen meine »Checkliste« vorstelle.

Selen

Selen ist essenzieller Bestandteil der Thyronondeiodase, die für die Umwandlung von T4 in das wirksamere T3 sorgt. Zudem wurde in Studien nachgewiesen, dass die Schilddrüsen-Antikörper unter einer Selengabe gesenkt werden können. Man kann mit der Selentherapie sicher keine Heilung von Hashimoto versprechen, aber eine Absenkung der Antikörper und damit eine Verlangsamung des Autoimmunprozesses, also der Entzündung und Zerstörung der Schilddrüse. Und das ist ja auch schon mal was.

Die griechische Mondgöttin Selene gab dem chemischen Element seinen Namen. Das zeigt uns schon, wann wir Selen am besten einnehmen: abends. Aber bitte immer mit einem großen Abstand zu Vitamin C, weil sonst die Wirkung beeinträchtigt wird. Wissenschaftler empfehlen eine tägliche Dosis von 200 Mikrogramm. Lassen Sie zur Sicherheit nach ein paar Monaten den Selenwert in Ihrem Blut testen. Ich hatte nach zwei Jahren regelmäßiger Einnahme ein zu hohes Ergebnis. Nach einer Pause bin ich wieder mit 100 Mikrogramm eingestiegen. Beim nächsten planmäßigen Blutcheck werde ich auch den Selenwert neu bestimmen lassen und danach gegebenenfalls die abendliche Dosierung erhöhen.

Zink

Wenn Sie Selen einnehmen, sollten Sie auch immer an Zink denken. Studien haben gezeigt, dass ein niedriges Zink-Level die natürliche T3-Produktion im Körper verhindert. Zudem spielt Zink eine wichtige Rolle bei der Reduzierung von Schilddrüsen-Antikörpern und minimiert damit die Entzündung und Zerstörung des Organs. 20 Milligramm sind eine angemessene Dosis.

Ich nehme meine Tablette immer zum Essen, weil mir sonst sehr, sehr übel wird. Probieren Sie es im Zweifel aus, ob Sie unempfindlich reagieren. Und lassen Sie auch hier nach einiger Zeit mal den Wert im Blut checken.

B-Vitamine

Die Gruppe der B-Vitamine ist für unseren Körper in unzähligen Bereichen lebensnotwendig. Die acht Vitamine sind für den Kohlenhydrat-, Fett- und Eiweißstoffwechsel sowie die körpereigene Energiegewinnung essenziell, ein Mangel verursacht gravierende Folgen. Diese betreffen die Haut, die Schleimhäute, das Nervensystem, das Herz-Kreislauf- sowie das Magen-Darm-System. Die Einnahme von vielen Medikamenten erhöht den Bedarf an B-Vitaminen immens. Fragen Sie Ihren Arzt, welches Produkt er Ihnen empfiehlt, oder lassen Sie sich in der Apotheke beraten.

Viele Hashimoto-Patienten leiden speziell unter einem Vitamin-B12-Mangel. Das kann ganz unterschiedliche Gründe haben, eine gestörte Darmflora oder Gastritis zum Beispiel. Ich habe das gemerkt, weil ich immer müder und schlapper wurde. Mein Arzt hat das Defizit schnell im Blutbild ablesen können. Hoch dosierte Tabletten habe ich dann im Internet oder über meine Stamm-Apotheke bekommen. Manche Ärzte bevorzugen allerdings auch regelmäßige Infusionen oder Spritzen, die natürlich sehr viel schneller wirken als eine orale Gabe. Wenn Sie sich ausgelaugt fühlen, lassen Sie also Ihren B2-Wert beim Arzt bestimmen.

Eisen

Ein weiterer typischer Mangel tritt oft in Bezug auf Ferritin, also Eisen auf. Das hat auf der einen Seite damit zu tun, dass Eisen für eine normale Schilddrüsenfunktion dringend benötigt wird. Andererseits kann die Aufnahme im Darm gestört sein. Ob einen Infusionen wieder auf die Beine bringen, Tropfen oder Tabletten, muss man im Einzelfall ausprobieren. Auch hier rate ich zu einem Gespräch mit dem behandelnden Arzt des Vertrauens.

Magnesium

Haben Sie nachts oder nach dem Sport Krämpfe? Oder lahmt Ihre Verdauung? Ich hätte noch vor einiger Zeit zweimal mit Ja geantwortet. Magnesiummangel ist heutzutage nicht nur bei Hashimoto-Patienten weit verbreitet. Das lebenswichtige Mineral ist an so vielen Vorgängen im Körper beteiligt, dass man ein Zu-Wenig im Körper sehr schnell sehr drastisch spürt. Mehr Details zur richtigen Wahl eines Magnesiumpräparats finden Sie im Kapitel 7.

Omega-3-Fettsäuren

Patienten mit Hashimoto sollen reichlich Omega-3-Fettsäuren zuführen, da diese in der Lage sind, Autoimmunprozesse zu dämpfen. Eskimos, oder besser Inuit, die sich traditionell von fettem Fisch, Robben-, Wal- und Walrossfleisch ernähren, sind kaum von Autoimmunkrankheiten betroffen, vorausgesetzt, sie leben wie ihre Vorfahren. Das Problem: Diese typische Inuit-Ernährung enthält eben auch viel Jod. Eine gute Alternative ist Leinöl. Ich nehme morgens und abends einen Esslöffel, entweder über den Salat oder einfach so. Leinöl darf nicht erhitzt werden und muss im Kühlschrank dunkel aufbewahrt werden. Hat man die Flasche angebrochen, ist das Öl darin nur circa drei Wochen haltbar. Achten Sie beim Kauf auf Bioqualität.

Vitamin D

Die Einnahme dieses »Sonnenvitamins« bringt bei vielen Hashimoto-Patienten eine erstaunliche Verbesserung ihres Wohlbefindens. Mehr dazu bei meiner Checkliste im folgenden Kapitel.

Schüßler-Salze Nr. 2 und Nr. 12

Man muss nicht immer in die »Chemiekiste« greifen, um den Körper auf den richtigen Weg zu führen, in unserem Fall, um die Anzahl der Antikörper, die in der Schilddrüse eingelagert sind und so zur fortschreitenden Zerstörung führen, zu senken. Ich bin ein großer Fan von Schüßler-Salzen, im Kapitel 8 erfahren Sie mehr über die Wirkung dieser sanften Funktionsmittel. Jetzt sei schon gesagt: Die Salze Nr. 2 *Calcium phosphoricum* und Nr. 12 *Calcium sulfuricum* in der Potenz D6 senken die Entzündungswerte und Antikörper in der Schilddrüse. Ich nehme kurmäßig täglich je fünf Tabletten und lasse sie langsam im Mund zergehen, besonders in Phasen, in denen ich vermehrt unter unangenehmem Druck auf der Kehle, Herzrasen und Hitzewallungen leide. Die positive Wirkung ist wohl der verbesserten Kalziumverwertung und der dadurch entstehenden Entlastung der Schilddrüse zuzuschreiben. Hierzu kann Sie am besten ein Heilpraktiker beraten.

KAPITEL 5

Meine Checkliste

Seit ich die Diagnose Hashimoto habe, sind mittlerweile gut zwei Jahre vergangen. Genügend Zeit, möchte man meinen, um die richtige Tablettendosis zu finden und sich mit der Krankheit zu arrangieren. Weit gefehlt! Immer wieder tauchen neue Baustellen auf, alte Zipperlein brechen wieder durch oder neue Beschwerden kommen hinzu. Mittlerweile habe ich herausgefunden, dass all das, was mich plagt, direkt oder indirekt mit Hashimoto zusammenhängt. Aus meiner Sicht heute – und vor allem nach vielen Gesprächen mit anderen Betroffenen, die die gleichen Erfahrungen gemacht haben – würde ich sofort nach der Diagnose noch einige andere Tests machen lassen. Denn ein Hashimoto kommt nie allein!

Eigentlich müsste eine Checkliste, wie ich sie auf den folgenden Seiten aufgeführt habe, bei jedem Allgemeinarzt, Endokrinologen und Internisten in der Schublade liegen. Aber die meisten Ärzte, die ich erlebt habe, vertrösten ihre Patienten nur mit dem Spruch: »Sie nehmen die Schilddrüsenhormone. Das reicht. Alle anderen Beschwerden haben nichts damit zu tun. Das wird schon wieder.« Aber nichts wird! Und schon gar nicht von allein, denn unser Körper ist ein komplexes System, gerade wenn es um Hormone geht. Gerät auch nur ein kleines Rädchen in diesem Uhrwerk aus dem Takt, kommt die ganze Ordnung durcheinander.

Auch ich habe immer wieder an mir selbst gezweifelt, hab den Fehler bei mir gesucht: Warum nehm' ich nicht ab? Warum bin ich immer so müde? Warum vertrag ich plötzlich all die Lebensmittel nicht mehr? Warum sind meine Schilddrüsenwerte so hoch, der TSH-Wert so niedrig, aber mein Wohlbefinden ist trotzdem schlecht? Und die Reaktion der Ärzte war nicht gerade aufbauend. Ich sollte mehr Sport machen, weniger essen, früher ins Bett gehen und nicht so viel durch die Gegend fliegen. Die gleichen Tipps, die sie mir schon vor der Diagnose Hashimoto gegeben haben. Genau wie damals brachten sie mich auch jetzt nicht weiter. Und vor allem behoben sie nicht die Ursache. Frustrierend war dabei auch immer dieser unterschwellige Vorwurf, ich würde mir das alles nur einbilden. Es darf nicht sein, was nicht sein kann.

Auch wenn es schwerfällt und manche Mediziner einem wirklich jedes Selbstbewusstsein nehmen, bleiben Sie hart und stehen Sie zu Ihren Beschwerden. Sie bilden sich die Schmerzen und zusätzlichen Kilos nicht ein. Und noch wichtiger: Sie haben nichts falsch gemacht! Es gibt einen medizinischen Grund. Und der muss gefunden werden. Sagen Sie das so knallhart Ihrem Arzt. So hab' ich es auch gemacht.

Nur weil ich immer wieder auf neue Tests bestanden und meine Recherchen mit eingebracht habe, konnten die meisten Beschwerden behoben werden – oder zumindest weiß ich jetzt, woran es liegt. Sicher ist noch nicht alles wieder hundertprozentig in Ordnung, aber ich kenne jetzt all meine Schwachstellen und weiß zu reagieren, wenn es an dem ein oder anderen Ende zwickt. Ich bin ein mündiger Patient.

Ich lese viel, im Internet, in Büchern. Ich verschlinge die Infos geradezu, weil ich wissen möchte, was da in und mit mir passiert. Denn nur wenn man selbst versteht, wie der eigene Kör-per funktioniert, kann man dem Arzt Parolie bieten und ihn wo-möglich auf die richtige Fährte locken. Das macht zwar vielen Ärzten Angst, aber meine beiden vertrauten Experten finden das gut. Und ich bin ihnen sehr dankbar dafür.

Ich kann immer nur allen Hashimoto-Patienten, die unzufrie-den sind mit ihrer Situation, raten: Suchen Sie sich auch solche Verbündete. Denn sonst kämpfen Sie ständig auf zwei Kriegs-schauplätzen: gegen die Krankheit und deren Symptome und gegen die Ignoranz vieler Ärzte. Und irgendwann werden auch Ihre Freunde und Ihre Familie genervt und kopfschüttelnd rea-gieren. Denn wenn man es nicht selbst erlebt und am eigenen Leib spürt, kann man nicht nachvollziehen, was da in einem vor-geht. Das darf man seinem Umfeld aber nicht übel nehmen.

Ich war überrascht, wie viele Menschen Verständnis für mich und meine Situation hatten. Aber ich habe – und das versuche ich auch heute noch – nie von mir aus besonders viel über mei-ne Beschwerden erzählt. Wenn jemand fragt, gebe ich gern Aus-kunft. Aber alles im Rahmen. Zu viel jammern ist in unserer Ge-sellschaft nicht gern gesehen. Das ist schade und traurig, es ist aber eben einfach so. Mit meinen Freundinnen oder meinem Mann spreche ich natürlich ganz offen. Aber darüber hinaus hal-te ich mich zurück.

Nur wenn es um mein Gewicht geht, das noch immer Achter-bahn fährt, bin ich ehrlich. Denn insgeheim habe ich, seit das Auf und Ab der Kilos begann, unglaubliche Angst vor einem blöden Spruch, einer kränkenden Bemerkung oder einem Witz diesbezüglich. Natürlich ist das ein wunder Punkt! Wer gibt denn schon gern zu, dass er innerhalb von drei Wochen drei Kilo zugenommen hat. Und dass man definitiv nicht weiß warum, glaubt einem eh keiner.

Aber, wie gesagt, für alles gibt es eine Erklärung, einen Grund, eine Ursache, einen Auslöser. Ich bin mir sicher, Sie werden auf den folgenden Seiten ein paar Anregungen und Anhaltspunkte finden, um Ihre »unerklärlichen« Probleme zu lösen. Bitte geben Sie nicht auf! Ich weiß, das ist manchmal hart und erscheint oft unmöglich. Mir geht es da nicht anders. Aber Sie sind dieser Situation nicht hilflos ausgeliefert. Je mehr Sie über sich und Ihren Körper lernen und wissen, umso besser werden Sie verstehen, was da gerade mit Ihnen passiert. Und ich verspreche Ihnen, die Angst und die Verzweiflung werden mit der Zeit weniger.

Hormone, die heimlichen Herrscher

Hormone, das haben Sie schon gemerkt, haben eine unglaubliche Macht über unseren Körper. Sie machen uns jung, lebendig, fit, strahlend, schön, schlank, schlagfertig und gut gelaunt. Aber sie können uns auch übellaunig, aggressiv, faltig, dick, müde, kraftlos und schwabbelig werden lassen. Und: Sie hängen alle irgendwie zusammen!

Da wir Hashimoto-Patienten mit einem hormonproduzierenden Organ – der Schilddrüse – große Probleme haben, liegt es nahe, dass recht schnell das ganze System ins Wanken gerät. Das spüren Sie und ich als Betroffene – nur leider kommen recht wenig Ärzte auf die Idee, auch in den anderen Regelkreisen mal nachzuschauen: der Nebenniere, den Eierstöcken, der Hypophyse und so weiter!

Nicht zu Unrecht sind Hormonexperten die neuen Beautyhelden in Hollywood. Stars haben eben auch schon erkannt, dass es viel praktischer ist, die mächtigsten Stoffe im Körper im Optimum zu halten, als später die Folgen des Ungleichgewichts operativ zu entfernen. Sprich, wenn es heute möglich ist, mit einem optimalen Hormonstatus länger jung und gesund zu bleiben (und auszusehen) – warum nicht? Am nötigen Kleingeld mangelt es Sharon Stone und Co. ja nicht. Und die besten Experten auf dem Gebiet haben zumindest eine Dependance in Los Angeles und New York, wenn nicht gleich eine ganze Klinik. Diese Etablissements sind ständig ausgebucht, glauben Sie mir.

Aber um solch einen Firlefanz soll es hier nicht gehen. Wir sind ja schon dankbar, wenn alles in geregelten Bahnen läuft, normal eben. Und das ist gar nicht so einfach und schon gar nicht selbstverständlich bei einer Hashimoto-Erkrankung ...

Basis von allem

Die Hormone sind die Basis von allem, das erwähnte ich schon. Aber im Laufe meiner Hashimoto-Karriere und gerade in den letzten Monaten ist mir immer klarer geworden, dass sie oder besser ihr Zuviel und/oder Zuwenig der Auslöser für einen ganz großen Teil aller Beschwerden sind, die zumindest mich plagen. Und ich wage zu behaupten: So ist das bei den meisten anderen Hashimoto-Patienten auch.

Irgendwann kam ich an einen Punkt, da war alles durcheinander: das Cortisol extrem zu hoch, das Progesteron zu niedrig, vom Östrogen zu viel, die Schilddrüsenhormone nie in der Balance, das Wachstumshormon kaum vorhanden und Testosteron im unteren Drittel. Das haben mein Hausarzt und meine

Heilpraktikerin alles durch Blut- und Speicheltests herausgefunden und zusammengetragen. Das Problem war, dass jeder Arzt, der über die Jahre der Behandlung an mir »rumgedoktert« hat, nie das große Ganze im Blick hatte. Da wurde mal hier was verschrieben, mal da was substituiert. Aber dass jeder Eingriff in den Hormonhaushalt zig Auswirkungen an allen Ecken des Körpers hat, wurde leider und zu meinem Übel übersehen.

Ich will meinen Ärzten da gar keinen Vorwurf machen. Schließlich hätte ich ja auch mal was sagen können. Aber sobald einer mit einer neuen Idee um die Ecke kam (oder meine dankbar aufgriff), dachte ich, die Lösung wäre endlich gefunden. Stimmte natürlich nicht. An einem Montag im letzten Dezember keimte in mir der Wunsch, alles wegzulassen – die Tabletten, Pillchen, Cremes und Gels (natürlich nicht die Schilddrüsenhormone!). Ich hatte es so satt! Also verzichtete ich ein paar Tage darauf, nahm mir dafür meine Blutwerte zur Hand und ging jedes einzelne Hormon und die anderen Parameter durch und verglich ältere und aktuelle Werte. Dann ging ich in Gedanken Schritt für Schritt die letzten Monate rückwärts durch und überlegte mir, was ich wann geändert hatte, welche Mittel dazugekommen waren, welche ich abgesetzt hatte – und wie das alles mit der langfristigen Veränderung in Zusammenhang stehen könnte. Und so kam ich, nicht mein Arzt, durch stundenlange Detektivarbeit auf den Trichter (mehr dazu später).

Wenn Sie sich schon länger mit Hashimoto »rumschlagen« und mehrere Ärzte aller Couleur konsultiert haben, wird Ihnen diese Geschichte sicher irgendwie bekannt vorkommen. Irgendwann weiß man selbst nicht mehr, wie einem geschieht. Und die Hochs werden immer kürzer, während die schlechten Phasen nicht mehr zu enden scheinen. Aber ich kann Ihnen versprechen, es ist nie zu spät, sich richtig in das Thema reinzufuchsen – und einen Ausweg zu finden. Ganz im Gegenteil: Ich fand es wahnsinnig spannend zu verstehen, was da in meinem Körper so vor sich geht. Und wenn sich schon keiner richtig dafür zu interessieren scheint, dann wird Ihr Triumph umso größer, wenn Sie das Rätsel selbst gelöst haben. Und ganz von Null anfangen müssen Sie ja gar nicht. Mit meiner Checkliste in diesem Kapitel haben Sie zumindest die Grundlagen, das Basiswissen sozusagen. Und wenn Sie das verstanden haben, wird Ihnen das ein oder andere Licht aufgehen, versprochen!

Egal, ob Sie die Diagnose gerade erst bekommen haben oder schon länger dabei sind, ich rate Ihnen ganz dringend: Bestehen Sie darauf, wenn ein Arzt ein Symptom mit Hormonen behandelt, dass regelmäßig auch alle anderen Werte gecheckt werden. Sonst rasseln Sie sehenden Auges ins nächste Chaos – genau wie ich. Und je länger man am ganzen System herumfummelt, umso größer wird der Schaden und umso langwieriger der Weg zurück.

Hormone haben, wie gesagt, eine unglaubliche Kraft, Gutes in unserem Körper auszurichten. Aber genauso können sie uns auch ins Unglück stürzen. Weil sie einfach so einen großen Einfluss auf alle Organe, Gewebe und Systeme haben. Nichts bleibt unberührt. Und die Grenze zwischen himmelhoch jauchzend und zu Tode betrübt ist nur minimal. Sie müssen sie selbst herausfinden. Denn genau wie bei den Schilddrüsenhormonen, ist Ihr Gefühl bei Progesteron, Östrogen, Testosteron, DHEA und Co. aussagekräftiger als jeder Bluttest. Sagen Sie rechtzeitig Stopp oder hauen Sie auch mal auf den Tisch, wenn der Arzt

Ihnen nicht zuhören möchte. Recherchieren Sie im Internet, in Büchern – und geben Sie sich nicht mit der Aussage zufrieden, alles sei innerhalb der Referenzwerte! (Wie ich diesen Satz hasse!) Denn auch damit kann man sich richtig mies fühlen. Geben Sie sich nicht zufrieden, bis es Ihnen gut geht. Und das wird es erst, wenn es Ihre Hormone zulassen, wenn die alle in Balance sind. Vergessen Sie für einen Moment Ernährung, Nahrungsergänzungsmittel, Sport und so weiter. Hormone regieren Ihren Körper! Glauben Sie mir, das ist der Schlüssel, einer zumindest, und zwar ein sehr wichtiger in diesem Puzzle und auf dem Weg zu einem schönen und angenehmen Leben mit Hashimoto.

Mein Weg durch die Hormon-Krise

Anhand meines Hormon-Durcheinanders möchte ich Ihnen zeigen, was ich mit diesem Aufruf zur Vorsicht meine. Und ich möchte, dass Sie am besten solch eine Misere vermeiden. Denn das ist ganz bestimmt kein Spaziergang – weder für Ihren Körper, noch für Ihre Psyche, glauben Sie mir!

Ich begann im Februar 2011 mit der Einnahme der Schilddrüsenhormone, und schraubte die Dosis – bitte nicht nachmachen! – immer höher. Ich spürte kaum Überfunktionssymptome, und überhaupt hatte sich nach der Diagnose nicht alles zum Guten gewandt. Das hatte ich gehofft, und so steht es ja auch in vielen Büchern und im Internet (kennen Sie, oder?). Teilweise waren meine fT3-Blutwerte so hoch, dass ein Heilpraktiker mir sogar androhte, ich würde mich damit umbringen! Allerdings konnte er mir auch nicht sagen, warum es mir dann prinzipiell nicht gut ging. Alle Mediziner verlangten immer nur, dass ich die Dosis verringern sollte. Das tat ich ein paar Mal – und landete immer im Tal der Tränen, sprich: mein Gesamtzustand wurde noch schlechter. Ich wurde immer müder, bekam Seh- und Schlafstörungen, Verdauungsprobleme und und und.

Erst ein Jahr später, kurz vor Ostern 2012, fielen mir Progesteron-Globuli in die Hand, die mir ein Arzt vor Jahren mal verschrieben hatte. Ich hatte sie nach ein paar Tagen wieder abgesetzt, weil sich damals keine Wirkung gezeigt hatte. Nun stand das kleine Gläschen mit den vielen weißen Kügelchen wieder vor mir. Ich hatte keine Ahnung, dass es der Schlüssel zur großen Erkenntnis – und zu den schlimmsten Tiefschlägen – sein würde. Ich nahm die Globuli ein paar Tage lang, immer wenn ich daran dachte, zehn, zwölf Stück auf einmal. Und es passierte endlich etwas! Ich spürte, wie die Schilddrüsenhormone zu wirken begannen: Ich bekam Herzrasen, Schweißattacken, Durchfall, das gestaute Wasser in meinen Beinen lief nur so aus mir heraus. Verrückt! Ich war plötzlich wach, gut gelaunt und nahm Gewicht ab. Und das ohne sportliche Anstrengung oder eine besondere Diät. Ich aß und bewegte mich wie immer. Endlich konnte ich mit meinen L-Thyroxin- und Thybon-Dosen runtergehen.

In diesen Tagen telefonierte ich mit einer guten Bekannten, einer Heilpraktikerin. Die Wirkung der Progesteron-Kügelchen hatte leider wieder nachgelassen, aber sie nahm das zum Anlass, meine Werte zu checken: Und tatsächlich! Der Progesteronwert war viel zu niedrig, das Östrogen dafür viel zu hoch. Sie verschrieb mir eine bioidentische Progesteronsalbe, zuerst mit 1 Prozent, später mit 10 Prozent. Trotzdem wurde mein Zustand wieder schlechter – ich fühlte mich sogar noch mieser als zuvor. Nach einem Speicheltest, mit dessen Hilfe ein Tagesprofil für Cortisol, DHEA, Adrenalin und Noradrenalin erstellt wurde, lag die Ursache auf der Hand: Meine Nebenniere war geschwächt, produzierte viel zu wenig DHEA und Cortisol, das Fluchthormon, das uns morgens in die Puschen kommen lässt. Die Kurve in meinem Tagesprofil kam am Morgen kaum ans Minimum heran und fiel gegen Mittag ins Bodenlose. Kein Wunder, dass ich mich so antriebslos fühlte. Und das Schlimmste: Ich hatte der Nebenniere mit meinem Globuli-Experiment selbst den Todesstoß versetzt! Über die letzten Jahre hatte sich das Organ total verausgabt. Durch den ständigen Stress, den ich mir selbst machte und den mein Körper durch die Unterfunktion und seine Folgen hatte, war der Cortisolspiegel immer mehr gestiegen. Irgendwann war die Nebenniere erschöpft – und produzierte immer weniger Hormone. Dann kam ich mit den Globuli daher. Eierstöcke und Nebenniere, die beide Progesteron produzieren, bekamen die Information, die Produktion zu verstärken. Und das war zu viel für meine Nebenniere.

Da die homöopathischen Tropfen, die ich gegen die Nebennierenschwäche verschrieben bekam, nicht schnell genug wirkten, schaute ich mich nach anderen Möglichkeiten um, dem Organ wieder auf die Sprünge zu helfen. Ich stieß auf das Buch *Grundlos erschöpft?* von dem amerikanischen Arzt und Nebennieren-Spezialisten Dr. James Wilson. Auf 475 Seiten beschreibt er darin alles rund um das Phänomen Stress und wie der Körper darauf reagiert. Ich folgte seinen Ratschlägen, nahm jeden Morgen DHEA-Kapseln, ließ den Kaffee weg und stieg auf ein paar wenige Tassen grünen Tee pro Tag um. Ich ging so oft wie möglich um 22 Uhr ins Bett und bestellte mir im Internet Tabletten aus Kälbernebennieren.

Und innerhalb von ein paar wenigen Wochen spürte ich eine erstaunliche Verbesserung. Ich fühlte mich fitter, kraftvoller, unternehmungslustiger. Ich schlief besser und wachte ausgeruhter auf. Alles schien sich zu normalisieren. Ich stieg langsam wieder auf Kaffee um und ging wieder später ins Bett. Die Kälbernebennierentabletten nahm ich weiterhin. Aber so richtig ideal war mein Zustand immer noch nicht. Ich ging wieder hoch mit der Schilddrüsenhormondosis.

Als würde die Wippe jetzt in die andere Richtung kippen, fühlte ich mich mit der Zeit wie der sprichwörtliche Tiger im Käfig. Als ob mein Körper permanent auf Hochtouren lief. Ich ließ Cortisol und DHEA wieder testen: Und diesmal war die Kurve weit über der Ideallinie. Sprich: Meine Nebenniere arbeitete wie verrückt. Und ich stand unter Dauerstress. Ich spürte es vor allem nachts: Ich schlief wieder schlecht ein und war am Morgen alles andere als erholt. Und: Ich nahm wieder ordentlich an Gewicht zu. Wenn ich abends Sport machte, lange am Computer saß oder auch einfach nur die Wohnung aufräumte, hatte ich am nächsten Tag ein Kilo mehr auf der Waage. Der Körper hielt alles Wasser fest und stellte die Verdauung ein.

Am heftigsten bekam ich das am Heiligen Abend 2012 zu spüren: Die Post hatte es nicht geschafft, die Weihnachtsgeschenke für meinen Mann bis zum 24. Dezember zu liefern. Ich wartete angespannt auf dem Balkon auf den Päckchen-Mann. Er hatte natürlich nichts für mich dabei! Dann gab es noch eine berufliche Hiobsbotschaft, ein Schock. Ich fing an, wild herumzutelefonieren. Ich schrieb zig Mails und machte mir große Sorgen. Unter der Dusche machte ich eine ungeschickte Bewegung und zerrte mir dabei so blöd den Nacken, dass ich mich kaum mehr drehen konnte und mir für die nächsten drei Tage nur noch übel und schwindelig war. Ich bekam eine hübsche hautfarbene Halskrause verpasst und ein paar bunte Tapes auf den Rücken geklebt, dazu Schmerz- und Muskelentspannungsmittelchen verschrieben. Ein paar Tage später wurde tatsächlich ein Bandscheibenvorfall diagnostiziert. Und das alles wegen einer dummen Bewegung! Oder eigentlich: Alles nur wegen des blöden und eigentlich total unnötigen Ärgers und des daraus resultierenden Stress'!

Ich fühlte mich den ganzen Heilig Abend wie eine aufgezogene Spieluhr. Am nächsten Morgen hatte ich 1,6 Kilo mehr auf der Waage, meine Verdauung streikte und ich kam mir vor wie eine Wasserbombe. Da war mir klar, was dieser Stresszustand mit meinem Körper anstellt, wenn ich nicht bald etwas änderte.

Und ich habe etwas geändert: Ich habe angefangen zu meditieren. Ich klappe spätestens um 20 Uhr den Laptop zu und gehe vormittags zum Sport. Wenn ich früh ins Bett gehe, das Licht dimme, das Fernsehgerät am besten ganz ausstelle und zur Ruhe komme, schlage ich dem Stress ein Schnippchen und fühle mich am nächsten Tag super. Aber natürlich krieg ich das auch nicht immer hin.

Außerdem habe ich rausbekommen, dass ich unter einer Histaminintoleranz leide. Seit ich mich möglichst histaminarm ernähre (siehe unten) und entsprechende Enzym-Tabletten schlucke, kann mein Körper langsam zur Ruhe kommen. Ein weiterer Stresspunkt, den ich versuche zu vermeiden.

Die Kälbernebennierentabletten habe ich abgesetzt, genau wie die DHEA-Kapseln. Der Wert war über dem Optimum. Das ist an sich nicht schlimm. Aber da der Körper DHEA unter anderem auch in Östrogen umwandelt – und davon habe ich noch immer zu viel – lasse ich es lieber weg.

Die Schilddrüsenhormon-Tablettendosis konnte ich so weit senken, dass meine Werte (fT3 und fT4) zum allerersten Mal im Referenzbereich sind. Und es geht mir gut damit! Das ist das Wichtigste. Seit die Schmerzen an meinem Nacken nachlassen, spüre ich, wie mein Körper loslässt.

Das Dreieck Darm-Schilddrüse-Wirbelsäule war in meinem Fall der Ausschlag, der meinen Körper in Daueralarm-Bereitschaft versetzt hat. Erst nachdem ich alle diese Feuerstellen gelöscht habe, begann das Stresslevel langsam, aber kontinuierlich zu sinken. Und heute kann ich sagen: Ich fühle mich wieder wohl. Zum ersten Mal seit langer Zeit!

Die Details meiner Checkliste

Denken Sie mal nach! Kennen Sie solche oder ähnliche Situationen? Oder klingelt es an der ein oder anderen Stelle meiner Beschreibung? Ihre Erfahrungen müssen nicht hundertprozentig die gleichen sein, aber die meisten Betroffenen, mit denen ich in der letzten Zeit gesprochen habe, können solche oder ähnliche Geschichten erzählen.

Das Wichtigste ist, dass Sie den Überblick behalten bei allen Therapien, Anwendungen und Medikamenten, die Ihnen verschrieben und mit Ihnen angestellt werden. Lassen Sie sich alle Blutwerte oder anderen Untersuchungsergebnisse mit nach Hause geben. Legen Sie einen Ordner an. Schauen Sie immer wieder in die Papiere rein, vergleichen Sie alte und neue Werte. Und sprechen Sie Ihren Arzt darauf an, wenn Ihnen etwas auffällt. Das kann der entscheidende Hinweis sein.

Im Folgenden nun meine Checkliste mit all den Punkten, auf die man immer wieder achten sollte.

Nebennieren und Cortisol

Die Ausschüttung der Nebennieren- und Schilddrüsenhormone erfolgt in beiden Fällen über Hypophyse und Hypothalamus. Diese Regelkreise laufen nebeneinander, aber nicht ganz unabhängig voneinander. Eigentlich dürfte man niemandem Schilddrüsenhormone verschreiben, bevor man nicht den Zustand der Nebenniere gecheckt hat. In den USA ist das in vielen Fällen schon Standard. Sie werden gleich sehen, warum ...

Die beiden Nebennieren sitzen beim Menschen am oberen Ende der Nieren und sind etwa vier Zentimeter lang und zwei Zentimeter breit. Sie unterliegen dem hormonellen Regelkreislauf und dem vegetativen Nervensystem (Stichwort Stress!) und bestehen aus dem inneren Nebennierenmark und der äußeren Nebennierenrinde.

Das Nebennierenmark produziert die Hormone Adrenalin und Noradrenalin. In Gefahren- oder Stresssituationen wird Adrenalin aus dem Nebennierenmark in die Blutbahn abgegeben. Dadurch erhöht sich der Herzschlag, die Blutgefäße der Haut und der Eingeweide verengen sich. Das Blut steht der arbeitenden Muskulatur zur Verfügung und der Blutdruck steigt an. Gleichzeitig wird der in Leber und Muskeln gespeicherte Zucker zu Einfachzucker abgebaut, damit der Körper mehr Energie zur Verfügung hat.

Die Nebennierenrinde produziert drei Arten von Steroidhormonen mit unterschiedlichen Funktionen: Einerseits das Hormon Aldosteron, das die Salzausscheidung über die Nieren reduziert und damit den Wassergehalt des Körpers erhöht. Zweitens Androgene, vor allem DHEA, aber auch Progesteron und Testosteron. Und drittens Cortisol, unser Flucht- und Stresshormon. Ohne Cortisol könnten wir nicht leben. Ein Zuviel oder ein Zuwenig aber bringt unseren ganzen Körper durcheinander. Und die Balance zu finden, ist gar nicht so einfach, gerade weil Nebenniere und Schilddrüse so eng zusammenhängen.

Die Natur hat den Cortisolstoffwechsel perfekt eingerichtet – für unsere Vorfahren, die vor wilden Tieren oder bösen Feinden flüchten mussten. Eine kurzfristige Stressphase. Und danach war genügend Zeit zum Entspannen und Runterkommen. Das ist bei unserem heutigen Dauerstress, ausgelöst durch Überbelastung in Job, Familie und Hashimoto(!), nicht mehr möglich. Der Cortisolspiegel bleibt bei vielen dauerhaft zu hoch.

Und das hat zur Folge, dass der Blutdruck steigt, was zu einem erhöhten Herzinfarkt- und Schlaganfallrisiko führt. Die Neubildung weißer Blutzellen (Leukozyten und Lymphozyten) wird gehemmt und damit die Immunabwehr unterdrückt. Das führt auch zu einer verschlechterten Wundheilung. Die Bildung von Geschlechtshormonen wird verringert, daraus folgen sexuelle Unlust und gegebenenfalls auch Unfruchtbarkeit. Cortisol hemmt den Eintritt von Glukose in die Zellen, dies führt zur Steigerung der Insulinausschüttung, und das wiederum fördert die Entwicklung des metabolischen Syndroms (Insulinresistenz) und schließlich von Diabetes Typ 2. Durch die Insulinresistenz, durch einen vermehrten Muskelabbau und die vermehrt freigesetzten Fettsäuren steigt unweigerlich auch das Gewicht an. Das ist vor allem am Bauch, im Nacken und bei vielen auch an einem runden Gesicht zu erkennen. Die Arme und Beine hingegen wirken extrem dünn. Hinzu kommen eine verstärkte Wassereinlagerung im Gewebe und Verdauungsstörungen, sprich Verstopfung. Das Risiko für Osteoporose steigt. Sehnen, Bänder, Bandscheiben und Gelenkknorpel werden geschädigt, das Bindegewebe geschwächt. Das alles führt zu einer beschleunigten Alterung und Faltenbildung der Haut. Heute weiß man, dass auch Gehirn, Nervensystem und Herz auf Dauer von zu viel Cortisol geschädigt werden. Parallel sinkt das DHEA-Level im Körper, und dadurch auch die Testosteronmenge (Folgen siehe weiter unten unter »Testosteron«).

Für Hashimoto-Betroffene besonders interessant ist der Zusammenhang zwischen Cortisol und Schilddrüsenhormonen: Wenn zu wenig Schilddrüsenhormone im Körper vorhanden sind, werden die Nebennieren angeregt, mehr Cortisol zu bilden. Eine Unterfunktion sorgt also auch für einen erhöhten Cortisolspiegel und seine Folgen. Deshalb ist es unbedingt nötig, eine Unterfunktion zu beheben! Bei der Einnahme von Schilddrüsenhormonen braucht der Körper mehr Cortisol, um den aktiveren Stoffwechsel abzufangen. Zu viel Cortisol wiederum senkt den TSH-Wert künstlich und behindert die Umwandlung von T4 in T3. Das erklärt den für Ärzte oft alarmierend niedrigen TSH-Wert verbunden mit einem schlechten Wohlbefinden, so meine Erfahrung.

Die Nebennieren sind keine Marathonläufer. Irgendwann erschöpfen sie, der Cortisol- und DHEA-Spiegel (mehr dazu im Kapitel 7) fallen rapide ab. Man wird müde, antriebslos, verwirrt, leicht unterzuckert, zittrig und hat das Gefühl, dem Leben nicht mehr gewachsen zu sein.

Die meisten Schulmediziner erkennen die Diagnose Nebennierenschwäche, oder wie es im Englischen genannt wird »Adrenal Fatigue«, nicht an. Mir sagte eine junge Ärztin in einem Krankenhaus, dass es nur einen Totalausfall der Nebenniere gäbe. Eine Schwächung und vor allem die daraus resultierenden Beschwerden – die ich am eigenen Leib erfahren habe – stünden in keinem Lehrbuch. Das oben erwähnte Buch von Dr. James Wilson spricht da zum Glück eine ganz andere Sprache!

Auch bei der Diagnose eines zu hohen Cortisolwertes (Hypercortisolismus) und der Ursachen tun sich viele Ärzte schwer. Man muss nicht unter Morbus Cushing leiden – so heißt die zum Beispiel durch Tumore der Nebenniere, der Hypophyse oder des Hypothalamus ausgelöste Krankheit –, um einen dauerhaft erhöhten Cortisolspiegel zu haben. Die permanent entzündete Schilddrüse und die damit verbundenen Schmerzen, Sorgen, Ängste, Ungewissheiten und Unregelmäßigkeiten sind genug Stress für den Körper, um seinen Fluchtmechanismus einzuschalten. Nur leider kann man vor Hashimoto nicht wegrennen. Lässt man der Natur einfach seinen Lauf, folgt auf jeden Hypercortisolismus wieder eine Nebennierenschwäche. Man muss schnellstmöglich aus diesem Teufelskreis ausbrechen. Denn Stress macht alt und krank, das wissen wir ja jetzt.

Bei dieser Aufgabe können Sie wahrscheinlich nicht auf die Unterstützung Ihres Arztes zählen. Zumindest nicht ausschließlich! Sie müssen selbst herausfinden, wie Sie am besten entspannen können und was Sie am schnellsten aus dem Hamsterrad zwischen Hashimoto und Alltag befreit.

Meiner Erfahrung nach bringt einen ein gesunder, erholsamer und tiefer Schlaf in diesem Zusammenhang definitiv weiter. Um den zu erreichen, müssen Sie eventuell zuerst Ihre anderen Sexualhormone in Balance bringen (siehe die weiteren Punkte meiner Liste). Direkte Entspannungsmethoden gibt es viele: Yoga, Meditation, Autogenes Training oder einfach nur ein Spaziergang. Suchen Sie sich Ihren Favoriten heraus. Ganz wichtig auf meinem Weg zu einem stressfreien Leben war es, meinen Körper von der Belastung durch Allergien, Entzündungen und Infektionen zu befreien. Denn das stresst ihn – und mich! Ich versuche, mich gesund zu ernähren und genügend stilles Wasser zu trinken. Ich lasse die Finger von großen Mengen Kaffee, Cola (auch light) und Energydrinks. Das pusht nur kurzfristig, aber raubt mir auf Dauer den letzten Rest Kraft. Ich bin mir sicher, wenn Sie mal tief in sich hineinhören, wissen Sie auch ganz genau, was Ihnen guttut.

Ich weiß aber auch, dass das alles leicht dahingesagt ist, wenn man Kinder, einen Job, eine Partnerschaft, Familie, Freunde und andere Verpflichtungen unter einen Hut bringen muss. Aber es ist Ihr Körper, Ihr Leben. Nur wenn Sie die bewusste Entscheidung treffen, etwas für sich zu tun, sich regelmäßig etwas Zeit für sich zu nehmen und sie gut zu nutzen, nur dann kann es Ihnen besser gehen. Und davon profitiert auch Ihre Umwelt. Ihre Kinder oder Ihr Mann möchten doch auch nur, dass es Ihnen gutgeht, da bin ich mir sicher. Probieren Sie es aus, ein bisschen ruhiger zu werden. Für sich und Ihre Familie!

Progesteronmangel und Östrogendominanz

Die meisten Frauen, die schon in jungen Jahren die Pille verschrieben bekommen haben, leiden irgendwann in ihrem Leben unter einer Östrogendominanz und in der Folge unter einem Progesteronmangel. Als ich 14 Jahre alt war, empfahl mir meine Frauenärztin, die Antibabypille zu nehmen, weil ich Pickel hatte. Heute, nachdem ich das Buch *Die Hormonrevolution* von Dr. Michael Platt gelesen habe, weiß ich, dass das totaler Blödsinn war – und der Beginn eines Teufelskreises. Schon damals hatte ich ein Zuviel an Östrogen und zu wenig Progesteron. Das setzte sich über die Jahre so fort. Und durch das Hormon-Durcheinander, das dank Hashimoto in meinem Körper herrscht, wurde dieses Missverhältnis natürlich nicht besser.

Progesteron wird in den Eierstöcken und zum Teil auch in den Nebennieren gebildet. Es ist das Wohlfühlhormon für Frauen, sorgt für einen besseren, tieferen Schlaf, Heiterkeit und inneren Frieden, hilft bei der Gewichtsabnahme und schwemmt das überflüssige Wasser aus dem Körper. Zudem ist es wichtig für die Stabilität der Knochen und steigert die Kollagenbildung, wirkt damit Falten und Cellulite entgegen.

Mögliche Folgen eines Progesteronmangels

- Stimmungsschwankungen, Konzentrationsschwäche, Nervosität
- Depressionen, Angstattacken
- unregelmäßiger Menstruationszyklus
- vermehrte Wassereinlagerung

- Gewichtsprobleme
- Hautprobleme
- Schlafstörungen
- Verstärkung der Cortisolwirkung, erhöhter Stress (siehe oben unter Nebennieren)
- vorwiegende Einlagerung von Fettgewebe im Bauchbereich
- erhöhtes Risiko für Östrogendominanz
- Hitzewallungen
- ständige Müdigkeit
- Schleimhaut- und Hauttrockenheit
- Haarausfall
- erhöhtes Osteoporose-Risiko
- erhöhtes Brust- und Gebärmutterkrebsrisiko

Dr. Michael Platt beschreibt in seinem Buch, dass man mit Progesteron unter anderem sogar Migräne, ADHS und Fibromyalgie (chronische Muskelschmerzen) positiv behandeln kann.

Progesteron und Östrogen haben auch Auswirkungen auf die Schilddrüse: Durch ein Zuviel an Östrogenen wird die Anzahl der Bindungseiweiße erhöht, wodurch die Schilddrüsenhormone stärker gebunden und weniger in den Organen freigesetzt werden. Progesteron hingegen verstärkt die Wirkung der Schilddrüsenhormone. Das muss man wissen, wenn man mit einer Therapie beginnt, damit man rechtzeitig die Dosierung runterfahren kann und nicht von einer plötzlichen Überfunktion überrascht wird, so wie ich damals.

Progesteron- und Östrogenwerte werden im Blut gemessen. Unabhängig vom Zyklusstadium (aber vor den Wechseljahren) sollte bei Frauen der Progesteronwert immer hundertmal höher sein als der Östrogenwert. Das Verhältnis Östrogen-Progesteron muss also 1:100 sein. Diese Berechnung kennen viele Ärzte nicht und halten sich einfach nur an die Referenzwerte, die in diesem Fall wenig aussagekräftig sind. Meine Heilpraktikerin hat mir diesen »Trick« verraten. Deshalb kann ich meine Blutwerte in diesem Fall selbst »lesen«.

Ich habe gegen meinen Progesteronmangel eine bioidentische Hormoncreme verschrieben bekommen (Quelle siehe S. 165). So umgehe ich Leber und Darm, und der Wirkstoff landet über die dünne Haut an den Arminnenseiten direkt im Blut. Es gibt die Creme in unterschiedlichen Stärken: 1, 3 und 10 Prozent. Welche bei einem selbst am besten wirkt, muss man ausprobieren. Ich habe erst bei 10 Prozent eine wirkliche Veränderung gespürt. Aber tasten Sie sich besser langsam von der kleinsten Dosierung heran. Der Körper profitiert auf jeden Fall, nur wie schnell Sie eine Besserung spüren, das hängt von der Stärke der Creme ab, so zumindest meine Erfahrung. Besprechen Sie sich dazu am besten auch mit einem Heilpraktiker.

Eine Östrogendominanz kann auch ein Zeichen für eine gestörte Darmflora sein. Damit hab' ich leider immer wieder zu kämpfen. Funktioniert die Verdauung nicht richtig, kann der Körper die überschüssigen Östrogene nicht aus dem Körper schleusen, sie bleiben als aktive Giftstoffe zurück und erhöhen unter anderem das Risiko für Brust- und Gebärmutterhalskrebs.

Testosteron

Bei dem Begriff Testosteron müssen Sie, liebe Damen, nicht erschrecken. Natürlich handelt es sich bei Testosteron um das männliche Geschlechtshormon Nummer eins (*Testis* aus dem Lateinischen heißt »Hoden«). Aber auch Frauen produzieren vor allem in den Eierstöcken dieses Androgen (*Andro* aus dem Griechischen heißt »Mann«, *gen* bedeutet »etwas hervorbringend«). Sinkt der Testosteronspiegel ab, spürt man das auch als weibliches Wesen deutlich: Die Libido lässt nach, man wird unkonzentriert und antriebslos, das Energielevel sinkt, genauso wie das Wohlbefinden. Manche Frauen bekommen Depressionen. Die Hautalterung schreitet schneller voran, tiefe Falten graben sich in die Haut, die immer trockener wird. Die Neigung zu Orangenhaut (Cellulite) steigt. Und vor allem das Abnehmen wird immer schwieriger. Das Körperfett verteilt sich vor allem rund um den Bauch, Sport und Diäten sind da wirkungslos. Vereinfacht kann man sagen, dass Testosteron die Fettzellen öffnet und so einen Abbau erst möglich macht.

Bei mir wurde in den letzten Jahren, vor allem in Zeiten großer Stressbelastung, ein Testosteronmangel diagnostiziert. Dagegen verschreibt mir mein Arzt ein Testosterongel, das ich abends in kleinen Mengen auf den Bauch oder die Oberschenkel auftrage. So steigt der Wert langsam. Im Blut kann man sehen, ob und wann das perfekte Level gefunden wurde.

Und das ist wirklich anzustreben, denn Testosteron stärkt die Knochenmasse (Stichwort Osteoporose!), erhöht das Muskelgewebe und reduziert die Körperfettproduktion. Dauerstress kann für einen zu niedrigen Testosteronwert verantwortlich sein. Aber auch in den Wechseljahren sinkt das Level automatisch ab, da die

Eierstöcke ihre Arbeit so gut wie einstellen. Dort wird nicht nur Östrogen produziert, sondern eben auch Testosteron. Und beides fehlt nach dem Klimakterium.

Manche Frauen leiden auch unter einem Zuviel an Testosteron, was wiederum zu Haarausfall, Akne und einer vermehrten Körperbehaarung führen kann. Wenn die Ursache der Einsatz von Testosteroncremes oder Ähnlichem ist, genügt es, einfach die Dosis zu verringern oder das Mittel ganz abzusetzen. Auf jeden Fall sollte ein Arzt den Wert immer im Blick haben. Dabei ist es wichtig, das freie Testosteron im Blut zu messen. Nur das ist wirklich aussagekräftig, im Gegensatz zu den Werten des gebundenen Testosterons.

Diabetes/Insulinresistenz

Jugendliche, die unter Typ-1-Diabetes leiden, entwickeln relativ häufig nach einigen Jahren auch eine autoimmune Schilddrüsenerkrankung, also Hashimoto Thyreoiditis oder Morbus Basedow. Bei etwa 10 bis 15 Prozent handelt es sich um eine behandlungsbedürftige Autoimmun-Thyreoiditis. Besonders Frauen, die im Kindesalter an Diabetes erkrankten, sind betroffen.

Leidet man schon unter einer Schilddrüsenunterfunktion, verlangsamt sich die Reaktion der Bauchspeicheldrüse auf erhöhte Blutzuckerwerte. Insulin wird zu spät ausgeschüttet. So gelangt die Glukose erst mit Verzögerung in die Zellen, um dort Energie bereitzustellen. Deshalb leiden viele Hashimoto-Patienten unter ständigen Unterzuckerungs-Symptomen. Die wiederum veranlassen das Gehirn, der Nebenniere den Auftrag zu erteilen, den Blutzucker steigen zu lassen. Ein wahrer und gefährlicher Teufelskreis. Menschen, die in diesem verhängnisvollen Kreislauf stecken, bekommen irgendwann eine Insulinresistenz. Mir ist das auch passiert. Zu Anfang konnte ich die Symptome gar nicht zuordnen, bis ein Bluttest Aufschluss brachte.

Hierbei ist zwar die Menge an körpereigenem Insulin normal, nur die Zellen reagieren auf das Hormon nicht mehr entsprechend. Vor allem die Muskulatur, die Leber und das Fettgewebe sind weniger empfindlich gegenüber dem Hormon. Der Körper versucht dies durch eine erhöhte Insulinproduktion auszugleichen. Unbehandelt kann eine Insulinresistenz durch Überlastung der Bauchspeicheldrüse zu einem Diabetes Typ 2 führen. Die Insulinresistenz ist keine eigene Autoimmunerkrankung und rückbildungsfähig. Zur Sicherung der Diagnose sollten ein Blutzuckerbelastungstest und eine Insulinbestimmung erfolgen. Ich nehme heute Tabletten, die das Insulin praktisch leichter in die Zellen schleusen. Und ich habe meine Ernährung umgestellt: Auf keinen Fall darf das Frühstück ausgelassen werden. Süße und stärkehaltige Snacks vermeide ich. Außerdem sollte man seine Kohlenhydrat-Grenze kennen: Wird man nach einer Mahlzeit müde oder bekommt Heißhunger auf etwas Süßes, hat man zu viele Kohlenhydrate gegessen. Das ist mir schon lange nicht mehr passiert.

Bauchspeicheldrüse und Galle

In den einschlägigen Foren berichten immer wieder Hashimoto-Betroffene, dass sie auch unter Bauchspeicheldrüsenentzündungen und Gallenkoliken leiden. Die Bauchspeicheldrüse (Pankreas) ist Teil der körpereigenen Kette aus hormonproduzierenden Drüsen (Insulin, Glucagon und Verdauungsenzyme). Mit dem Zuckerstoffwechsel und der Verdauung haben viele Hashimoto-Betroffene große Probleme. Wenn man immer wieder unter Dünndarmfehlbesiedlungen und Nahrungsmittelallergien leidet, sollte man unbedingt auch mal seine Bauchspeicheldrüse checken lassen. Ich hatte im letzten Sommer eine Bauchspeicheldrüsenentzündung. Fast hätte meine Heilpraktikerin mich in die Klinik eingewiesen. Aber mit einer Spritzenkur mit homöopathischen Heilmitteln haben wir das zum Glück noch in den Griff bekommen!

Ein anderer wichtiger Faktor der Verdauung im menschlichen Körper ist die Gallenblase. Hier wird die von der Leber produzierte Gallenflüssigkeit (zur Verdauung von Fetten im Darm) gespeichert und eingedickt. In den Gängen der Gallenblase können sich Steine festsetzen oder auf Wanderschaft Richtung Darm bewegen. Dies erzeugt unglaubliche Schmerzen im Oberbauch und nennt sich Gallenkolik.

Bei uns Hashimoto-Patienten ist die Abgabe der Gallenflüssigkeit aus der Galle durch die Unterfunktion der Schilddrüse verlangsamt. Dadurch wird die Leber in ihrer Funktion behindert, den Körper von Giften, Hormonüberresten und anderen Abfallstoffen zu befreien. Das wiederum beeinflusst den ganzen Stoffwechsel negativ. Und da in der Leber zudem ein Großteil des stoffwechselinaktiven Schilddrüsenhormons T4 in das stoffwechselaktive T3 umgewandelt wird, hat eine Beeinträchtigung dieses Entgiftungsorgans dramatische Auswirkungen für uns Hashimoto-Betroffene.

Da ich immer wieder unter Problemen mit dem Darm leide (siehe Darm-Fehlbesiedlung) und meine Mutter früher oft unter Gallenkoliken litt (bevor ihr die Gallenblase operativ entfernt wurde), mache ich ein paar Mal im Jahr die Leberreinigung mit Grapefruitsaft und Olivenöl. Dabei wird die Galle angeregt, Steine und Gries auszuspucken – und zwar absolut schmerzlos. Die Anleitung gibt es im Internet und sehr ausführlich im Buch *Die wundersame Leber- und Gallenreinigung* von Andreas Moritz. Zuerst werden Sie diese Methode noch seltsam finden. Aber hat man ein paar Leberreinigungen hinter sich, weiß man die grandiose Wirkung auf das Wohlbefinden, die Fitness, die Gesundheit und eine strahlende Haut zu schätzen. Probieren Sie es ruhig mal aus. Es lohnt sich, auch wenn es ein Abenteuer ist. Aber ich bin jedes Mal wieder begeistert.

Vitamin D

Hashimoto-Patienten (aber nicht nur sie) leiden oft an einem Vitamin-D3-Mangel. Vitamin D3 zeigt gute hormonregulierende, immunstärkende und antiinflammatorische, also antientzündliche Effekte. Je weniger Vitamin D, desto höher die Krebsrate und der Blutdruck, desto mehr Herzinfarkte und Diabetes-Erkrankte, Muskelschwäche und Depressionen. Das Problem: Der Körper kann das Vitamin eigentlich selbst herstellen. Nur, dafür braucht er Sonnenlicht. Davon gibt es in unseren Breiten viel weniger als in der Wiege der Menschen, in Afrika. Und: Wir gehen einfach zu wenig raus!

Außerdem haben Studien ergeben, dass 90 Prozent der Menschen mit Autoimmunerkrankungen der Schilddrüse einen genetischen Defekt haben, der die Fähigkeit ihres Körpers, Vitamin D zu bilden, negativ beeinflusst.

Nachdem ich zwei Jahre lang pro Woche eine Vitamin-D3-Tablette mit 20.000 i.E. eingenommen hatte, lobte mich meine Heilpraktikerin: »Du bist die erste Patientin, die ich hier habe, deren Vitamin-D-Wert im oberen Drittel liegt!«

Also, lassen Sie Ihren Wert beim nächsten Blutcheck unbedingt mit testen!

Nahrungsmittelunverträglichkeiten

Mein Arzt stellte lange vor der Diagnose Hashimoto plötzlich aufgetauchte Nahrungsmittelunverträglichkeiten fest: Ich reagierte auf Eier, Soja, Cashewnüsse, Kuh- und Schafmilchprodukte und auf Ananas. Das machte die Ernährung nicht unbedingt einfacher. Aber nachdem ich all das konsequent über ein Jahr weggelassen hatte, ging es mir besser. Ich darf davon immer noch nicht zu viel zu mir nehmen – mit Eiern habe ich es tatsächlich gerade wieder übertrieben. Aber in kleinen Mengen vertrage ich diese Lebensmittel wieder ganz gut.

Andere Hashimoto-Betroffene bekommen plötzlich eine Glutenunverträglichkeit oder vertragen Lactose (Milchzucker) nicht mehr. Die Symptome reichen von Durchfall über Herzrasen bis hin zu Ausschlägen, Magenschmerzen und so weiter.

Der amerikanische Schilddrüsenspezialist Dr. Datis Kharrazian rät all seinen Hashimoto-Patienten, für mindestens zwei, besser drei Wochen, Gluten (in Gerste, Roggen, Dinkel, Weizen, Hafer), alle Milchprodukte (einschließlich Butter und Sahne), Eier, Mais, Soja-(Produkte) und Hefe zu meiden. Geht es Ihnen nach diesem Test besser, ist der Verdacht klar. Streichen Sie nun die Produkte einfach einzeln für ein paar Tage aus Ihrem Speiseplan und testen Sie so, woran Sie sind.

Natürlich kann man auch einen Test beim Arzt machen lassen. Es gibt unterschiedliche Typen von Allergien: Der Sofort-Typ beispielsweise reagiert unmittelbar auf die Nahrungsmittel, die Symptome treten unmittelbar nach der Aufnahme auf. Es gibt aber auch Typen, die verzögert reagieren. Hierbei bildet das Immunsystem Antikörper gegen die Nahrungsallergene. Diese wandern mit der Lymphe und dem Blut durch den Körper und lagern sich im Gewebe ab, wo sie entzündliche Prozesse hervorrufen. Die Symptome entwickeln sich langsam – und man spürt sie erst Stunden, wenn nicht Tage, nachdem man das entsprechende Lebensmittel verzehrt hat. Das macht die Zuordnung so schwierig. Meine Eier-, Milch-, Ananas-, Soja-Allergie gehört zu dieser Art Unverträglichkeit. Dafür gibt es einen bestimmten Bluttest, ImmuPro 300 (siehe Anhang). Viele Ärzte, gerade Schulmediziner, sind dem sehr skeptisch gegenüber eingestellt. Aber ich habe gute Erfahrungen damit gemacht. Und mein Hausarzt schwört darauf. Und außerdem heißt es ja: Wer heilt, hat recht!

Histaminintoleranz

Eine andere Form der Nahrungsmittelunverträglichkeit ist die Histaminintoleranz. Das Problem an dieser Sache ist, dass Histamin ein körpereigener Stoff ist. Er kommt aber auch in Nahrungsmitteln vor. Histamin wird als »biogenes Amin« bezeichnet: Amin ist ein organischer Abkömmling von Ammoniak. »Biogen« bedeutet, es ist biologischen oder organischen Ursprungs. Histamin ist also ein organischer Abkömmling des Ammoniaks und hat einen biologischen Ursprung. Im menschlichen Körper ist es vor allem an Nervenfunktionen und der Immunabwehr beteiligt – und die richtet sich im Falle einer Histaminintoleranz gegen den körpereigenen Stoff selbst. Sehr verzwickt!

Abgebaut wird Histamin durch zwei Enzyme: durch Diaminoxidase (DAO) und durch Monoaminooxidase (MAO). Auch N-

Methyl-Transferase ist daran beteiligt. Sind zu wenig dieser drei Stoffe im Körper vorhanden, bekommt er Probleme. Ein Zuviel von Histamin verursacht Herzrasen, Hitzewallungen, Kopfschmerzen bis hin zum Migräneanfall, Übelkeit, Panik, Magen- und Bauchkrämpfe, Blähungen, Durchfall, Hautausschlag, Schlafstörungen und noch viele Symptome mehr.

Anders als bei »klassischen Nahrungsmittelunverträglichkeiten« lassen sich diese Beschwerden keinem einzelnen Lebensmittel zuordnen. Denn in fast allem, was wir zu uns nehmen, ist Histamin enthalten. Besonders viel davon findet man in Bier und Wein, Sauerkraut, Geräuchertem, Hackfleisch, Konserven, Meeresfrüchten, gereiftem Käse und Balsamico-Essig. Es gibt aber auch Lebensmittel, die Histamin bevorzugt aus den Speicherzellen im Körper freisetzen. Dazu gehören Tomaten, Auberginen, Ananas, Erdbeeren und viele Nusssorten. Im Internet finden Sie ausführliche Listen, was wie viel Histamin enthält – und was man als Betroffener bedenkenlos essen kann.

Heute weiß man, dass es unterschiedliche Auslöser für eine Histaminintoleranz gibt: Eine vorangegangene Antibiotika-Einnahme kann zum Beispiel schuld sein. Oder eine Darm-Fehlbesiedlung mit Fäulniskeimen, die selbst große Mengen an Histamin produzieren und den Körper damit förmlich überschwemmen. Deshalb gehören zur Diagnose ein geschultes Auge und ein Blick für die vielfältigen Symptome. Man kann im Blut die Menge an Histamin und am histaminabbauenden Enzym Diaminoxidase (DAO) bestimmen. Man sollte aber auch einen Stuhltest machen, um die Fäulniskeim-, Pilz- und Bakterienbelastung, genau wie den ph-Wert, zu messen.

Ich habe meine Histaminintoleranz entdeckt, indem ich mir Daosin, empfohlen bei Histaminunverträglichkeit, in der Apotheke gekauft habe, und einfach zum Test vor der Mahlzeit zwei Kapseln eingenommen habe. Das Herzrasen und die Hitzewallungen blieben aus. Dazu wurden noch die Fäulniskeime *Clostridien species* in meinem Darm gefunden (siehe unten unter Darm-Fehlbesiedlung). Auf Dauer hilft neben einer strikten Diät, bei der alles vom Speiseplan gestrichen wird, was viel Histamin enthält oder dem Körper entlockt, nur eine Therapie, die auch all die anderen Faktoren mit einschließt. Seit meine Darm-Fehlbesiedlung erfolgreich behandelt wird, ist auch die Histaminintoleranz verschwunden.

Darm-Fehlbesiedlung

Hippokrates, der berühmteste Arzt des Altertums (460–370 vor Christus), sagte schon: »Jede Krankheit hat ihren Ursprung im Darm.« Und dass zwischen Problemen mit der Verdauung und Hashimoto ein Zusammenhang besteht, können wohl die meisten Betroffenen bestätigen. Viele ganzheitlich denkende und praktizierende Ärzte und Heilpraktiker bestätigen diese These.

Das Immunsystem des Menschen ist vor allem im Darm beheimatet. Da es durch Hashimoto mehr oder weniger ständig in Aufruhr gehalten wird, ist es kein Wunder, dass bei vielen Betroffenen der Darm in Mitleidenschaft gezogen wird.

Immerhin 20 Prozent der Schilddrüsenaktivität hängen wiederum mit den richtigen Darmbakterien zusammen. Eine nicht richtig funktionierende Verdauung beeinflusst auch die Funktion der Schilddrüse, indem sie die Umwandlung von T4 ins stoffwechselaktive T3 behindert. Entzündungen im Darm versetzen den Körper in Alarmbereitschaft und setzen so vermehrt das Fluchthormon Cortisol frei (siehe oben).

Viele leiden unter einer Candida-Infektion, einer übermäßigen Vermehrung von Hefepilzen der Gattung Candida. Aber auch Bakterien, mit denen wir Menschen sonst im Einklang leben und die es in millionenfacher Anzahl in unserem Darm gibt, können sich plötzlich sprunghaft und unkontrolliert vermehren. In meinem Fall sind es die Bakterien *Clostridium difficile* und *Clostridium species*, die mich gern mal plagen. Das hängt wahrscheinlich auch mit meiner Leberentgiftungsschwäche zusammen, die in meinem Fall angeboren ist. Es äußert sich bei jedem anders. Aber bei Durchfall oder Verstopfung, anhaltenden Bauchschmerzen und einer Nahrungsmittelallergie-Diagnose sollte der Arzt einen Test auf diese (und andere) Bakterien machen. Nicht alle Labore haben die nötigen Vorrichtungen dafür. Aber bleiben Sie beharrlich, wenn Sie den Verdacht haben. Einige Bakterien muss man mit Antibiotika in Schach halten, einer Candida-Infektion kann man mit einer entsprechenden, vor allem zuckerfreien Ernährung auf Dauer wirksam begegnen. Dabei sollte Ihr Arzt mit Ihnen die richtige Vorgehensweise besprechen.

KAPITEL 6

Ernährung – Jod, Gluten &
Milchprodukte

Beim Thema Ernährung geht es nicht nur um Abnehmen oder Allergien. Als Hashimoto-Patient sollte man einige Lebensmittel kennen, die man meiden oder zumindest deutlich einschränken sollte, weil sie eine negative Wirkung auf den Körper, die Schilddrüse und/oder den Darm haben. Bei den einen bemerkt man das sofort – bei jodhaltigem Essen zum Beispiel. Bei anderen sind die Auswirkungen erst mit der Zeit zu spüren. Ich habe gemerkt, dass ich am besten alles, was meinen Körper auch nur im geringsten belastet, weglasse. Dann fühle ich mich wohl – und mein Immunsystem, das durch die Krankheit schon mehr als genug in Aufruhr ist, kommt ein wenig zur Ruhe. Dadurch schaffe ich es auch allgemein besser, in Balance zu bleiben. Und das wiederum schlägt sich in meinem Essverhalten nieder. Alles ein großer Kreislauf, wie bei unseren Hormonen. Aber entscheiden Sie selbst und probieren Sie aus, was Ihnen guttut – und was nicht. Denn manchmal braucht man gar keinen Bluttest und keinen Arzt, der einem das sagt. Unterschätzen Sie Ihr Bauchgefühl nicht!

Achtung: Jod!

Vor einiger Zeit war ich mit meinem Mann in einem schicken Restaurant in Hamburg essen. Wir feierten unseren siebten Hochzeitstag, deswegen wollten wir uns etwas Besonderes gönnen. Die Spezialität des neuen In-Lokals war Sushi, als Vorspeise bestellten wir Jacobsmuscheln mit Passepierre-Algen und einer Haselnusssauce. Der Abend war herrlich, zufrieden verließen wir das Restaurant und fuhren nach Hause. Ich ging bald schlafen und hatte schon da das Gefühl, dass ich Halsschmerzen bekomme. Ich spürte einen seltsamen Druck an der Gurgel, dachte mir aber nichts weiter dabei. Nachts um ein Uhr erwachte ich schweißgebadet aus einem Albtraum. Mein Herz raste, ich hatte Magenschmerzen und Bauchkrämpfe. Mir war speiübel, ich zitterte am ganzen Körper. In den folgenden Stunden allein auf der Toilette konnte ich mir ausführlich Gedanken über den Auslöser dieses Dramas machen und kam recht schnell auf die jodhaltigen Algen in der Vorspeise. Und obwohl es mir so elend ging, ärgerte ich mich mächtig über meine Dummheit. Denn eigentlich weiß ich, was für Folgen schon geringe Mengen Jod bei Hashimoto haben können. Die Entzündung der Schilddrüse verstärkt sich, das Immunsystem greift das Gewebe an und zerstört so noch mehr davon. Man rutscht kurzfristig in eine Überfunktion. Ein Heilpraktiker hatte mich gewarnt, mit Hashimoto sollte ich nicht mal länger als einen Tag auf meiner Lieblingsinsel Sylt bleiben, weil schon die Jodmenge in der Luft bei besonders empfindlichen Menschen einen Schub auslösen könnte. Bisher hatte ich damit keine Probleme. Nur die große Seafood-Platte bei Gosch in List darf ich nicht zwei Abende hintereinander bestellen, sonst bekomme ich Schweißausbrüche …

In New York bekam ich mal einen Schub mitten auf der 6th Avenue! Ich hatte mir in einem Vitaminshop einen Proteindrink gekauft, »Muscle Milk«, Vanillegeschmack, und in einem runtergekippt. Er war schön kühl und sehr lecker. Kurz darauf musste ich mich an einer Straßenlaterne festklammern, sonst wäre ich umgekippt. Mein Mann packte mich und schleppte mich in die nächste Starbucks-Filiale. Dort verschwand ich erst einmal für längere Zeit auf dem stillen Örtchen, um mich danach noch eine Stunde in einem der bequemen Sessel des Coffeeshops auszuruhen. Zum Glück gibt es in allen Starbucks-Läden freies Internet. So war mein Mann mit seinem Smartphone beschäftigt, und ich konnte mich erholen. Ein Blick auf die Flasche des Eiweißshakes zeigte: Da war natürlich – neben Vitaminen und Mineralien – auch eine Menge Jod zugesetzt. Mittlerweile schaue ich prinzipiell auf Zutatenlisten, sei es bei Lebensmitteln, Getränken oder Nahrungsergänzungsmitteln und Medikamenten, und zwar bevor ich sie zu mir nehme! Sicher ist sicher.

Den meisten Fertigprodukten ist jodiertes Speisesalz zugesetzt. Seien Sie besonders vorsichtig damit und testen Sie aus, wie viel Sie davon vertragen. Denn man kann die Menge schlecht abschätzen. Auch in Restaurants und Hotels steht auf dem Tisch meistens Jodsalz. Ich habe immer ein Döschen mit Himalajasalz dabei. Da weiß ich, dass ich es gut vertrage. Und die erstaunten Blicke übersehe ich mittlerweile einfach ...

Kuhmilch

Rund 12 Millionen Deutsche vertragen keine Kuhmilch(-Produkte), wie Untersuchungen zeigen. Das liegt in den Genen begründet, und das wiederum hat etwas mit unseren Vorfahren zu tun. Die meisten der Betroffenen, nicht nur in Deutschland, können die Lactose, den Milchzucker, nicht verdauen. Mittlerweile gibt es lactosefreien Joghurt, Käse, Butter, Milch, sogar Pudding. Ob das eine geeignete Alternative ist, muss man ausprobieren. Ich zum Beispiel vertrage das Eiweiß der Kuhmilch nicht. Deshalb muss ich ganz auf diese Produkte verzichten. Viele Heilpraktiker und Alternativmediziner plädieren sowieso für eine Ernährung ohne Kuhmilch, denn diese führt zu einer vermehrten Schleimbildung im Darm. Und im Darm sitzt ja bekanntlich unser Immunsystem. Es gibt die Theorie, dass man erwachsene Kühe mit der Milch ihrer Artgenossen umbringen könnte, oder ihnen zumindest gehörig Schaden damit zufügt. Genauso könnte es auch beim Menschen sein, natürlich nicht in Bezug auf die menschliche Muttermilch, sondern auf Kuhmilch.

Probieren Sie es doch einfach selbst mal aus: Verzichten Sie eine Woche lang auf alle Produkte, die Milch, Lactose, Milchpulver, Milcheiweiß und so weiter enthalten. Und schauen Sie, ob es Ihnen so besser geht. Manchen hilft das sogar beim Abnehmen. Wie gesagt: Einen Versuch ist es auf jeden Fall wert.

Gluten

Gluten ist das Klebereiweiß in Weizen, Roggen, Hafer, Dinkel und anderen Getreidearten. Wie bei den meisten Allergenen ist auch Gluten erst zum Problem für viele Menschen geworden, weil es in so vielen Produkten, die wir essen, vorkommt: in Backwaren aller Art, Fertigprodukten, Süßigkeiten, Wurst und vielem mehr. Der amerikanische Arzt und Schilddrüsenexperte Dr. Datis Kharrazian schreibt dazu in seinem Buch *Why Do I still have Thyroid Symptoms?*: »Weil Glutenmoleküle und Schilddrüsengewebe sich so sehr ähneln, empfehle ich meinen Hashimoto-Patienten immer, Gluten sofort vom ihrem Speiseplan zu streichen.«

Wie bei den Milchprodukten kann man auch bei Gluten einfach mal ausprobieren, ob es der eigenen Gesundheit und dem Wohlbefinden etwas bringt, wenn man es weglässt. Glutenfasten sozusagen. Im Reformhaus gibt es Brot, Kuchen, Backmischungen und vieles mehr ohne den Kleber.

Brokkoli & Co.

Es gibt Gemüsesorten, die einen negativen Einfluss auf die Schilddrüse haben, und zwar meist, wenn sie roh gegessen werden. Doch auch in gekochter Form sollte man es mit dem Konsum nicht übertreiben. Denn vor allem Kohlsorten enthalten Enzyme, die die Bildung von Kröpfen unterstützen und die Schilddrüse in ihrer Arbeit behindern. Das führt zu einer Verstärkung der Unterfunktion und macht die Einstellung der richtigen Dosierung nicht unbedingt einfacher. Achten müssen Sie hierbei vor allem auf:

- Brokkoli
- Weißkohl
- Grünkohl
- Blumenkohl
- Rosenkohl
- Kohlrabi
- Steckrübe
- Senf
- Rettich
- Brunnenkresse
- Hirse

Soja

Soja ist heutzutage in mehr Produkten enthalten, als man denkt. Drehen Sie im Supermarkt ab und zu mal die Verpackungen um und lesen Sie die Zutatenliste. Man findet Sojaeiweiß und -öl in Margarine, Brot, Backwaren, Fleisch- und Wurstwaren, Pommes frites, Knödeln, Soßen, Suppen, Eis, Pudding, Schokolade, Milchpulver, Mayonnaise, Ketchup, Säuglingsnahrung, Diätprodukten und vielem mehr. Kein Wunder, dass bei diesem ungewohnten Überangebot viele eine Allergie ausgebildet haben. Rohe Sojabohnen sind übrigens giftig, man kann sie nur im verarbeiteten Zustand essen.

Selbst wenn man Tofu, Sojamilch, Miso und Tempeh eigentlich verträgt, besteht die Gefahr, seinem Körper Schaden damit zuzufügen. Soja enthält nämlich Isoflavone, pflanzliche Stoffe, die wie Hormone agieren und das endokrine System irritieren. Man zählt sie zur Gruppe der Flavonoide und diese stören die normale Schilddrüsenfunktion, das heißt, die Gefahr einer Unterfunktion steigt. Folgen können auch Kropfbildung, Schilddrüsenkrebs und Hashimoto Thyreoiditis sein. Studien ergaben außerdem, dass es einen Zusammenhang zwischen der Fütterung von Sojamilch bei Säuglingen und der Entwicklung autoimmuner Schilddrüsenerkrankungen gibt. Dabei sollte man als Schilddrüsenpatient nicht nur auf Soja in der Nahrung achten, sondern auch auf Nahrungsergänzungsmittel und Isoflavonoidtabletten, die gern in den Wechseljahren empfohlen werden und deren Sojagehalt meist um ein Vielfaches höher ist als der in unserem Essen.

Da ich, wie gesagt, Kuhmilch nicht wirklich gut vertrage, bestelle ich ab und zu einen Latte Macchiato mit Sojamilch. Ich mag den Geschmack ganz gern – reine Gewöhnungssache. Außerdem bekommt man in vielen Cafés und Coffeeshops mittlerweile diese Variante problemlos. Aber ich versuche, es nicht damit zu übertreiben. Als Alternativen gibt es Reis-, Hafer- und Mandelmilch, die man in Bioläden kaufen kann. Geschmacklich finde ich Mandelmilch am angenehmsten. Aber das muss jeder für sich rausfinden. Ich mag auch Ziegenmilch ganz gern, die ist aber schwieriger zu bekommen. Ziegenkäse hingegen kriegt man in jedem Supermarkt und sogar beim Discounter. Und auch Quark und Joghurt aus Ziegenmilch ist mittlerweile in vielen Bioläden und Reformhäusern zu bekommen.

KAPITEL 7

Abnehmen. Bye, bye Kilos! Hallo Stoffwechsel!

Hand aufs Herz: Welche Hashimoto-Symptome stören Sie am meisten? Die Müdigkeit? Die Muskelschmerzen? Schlafstörungen? Oder das Herzrasen? Ich kann ganz klar sagen: die Gewichtszunahme! Das war das Erste, was schiefgelaufen ist – und noch heute kämpfe ich gegen die bösen, überflüssigen Kilos, die mich von meinem perfekten Selbstbild trennen!

Wenn ich mich mit anderen Betroffenen unterhalte – und das sind ja meist Frauen –, kommt das Gespräch immer irgendwann auf das Thema Abnehmen. Kaum eine hat ihr Ausgangsgewicht wieder, fast alle hadern und kämpfen mit ihrer Figur. Genau wie ich!

Eigentlich bin ich Expertin, wenn's um Diäten geht! Schon allein wegen meines Jobs. Ich lese permanent, welche neuen Methoden und Ernährungsformen Jennifer Aniston oder Heidi Klum anwenden, um ihre perfekten Körper zu formen. Und natürlich treffe ich andauernd Frauen mit atemberaubenden Figuren. In der Fernsehbranche scheinen einfach alle dünn zu sein. Ich gönne das wirklich jedem/jeder. Aber es ist schon ein immenser Druck, wenn man sich in diesen Kreisen bewegt – und ganz offensichtlich nicht so locker mit den Size-Zero-Mädels mithalten kann. Die Kleider, die man für Events oder Fernsehsendungen geliehen bekommt, sind eigentlich immer Größe 34, höchstens 36. Den anderen passen die ja so auch, mir eher selten …

Schon vor dem Ausbruch der Krankheit hab' ich alles Mögliche ausprobiert, um ein paar Kilos zu verlieren: eine Ayurveda-Entgiftungskur in Sri Lanka, Low-Carb und No-Carb-Ernährung, vegetarisches und glutenfreies Essen, Fasten, Paläo- und Steinzeitdiät, Kohlsuppe und und und. Das hat vor Hashimoto auch meist alles ganz gut funktioniert. Hatte ich ein bisschen über die Stränge geschlagen, ging ich öfter joggen und aß abends einfach weniger. Prompt waren ein, zwei Kilos weg. Sicher hat das auch etwas mit dem Alter zu tun. Mit Mitte 20 läuft der Stoffwechsel einfach auf Hochtouren. Das hat sich leider mächtig geändert.

Was soll ich essen? Und vor allem: Was nicht? Wenn die Zahl auf der Waage jeden Morgen höher wird, obwohl man Sport macht, gesund und wenig isst, steigt der Grad der Verzweiflung ins Endlose. Freunde, Familie und Ärzte glauben einem irgendwann einfach nicht mehr, dass man sich abends nicht heimlich die Chipstüten, Schokoladentafeln und Doppel-Käse-Pizzen in Großfamilien-Mengen reinzieht. Man sieht das an den ungläubigen Blicken. Augen lügen nicht, auch wenn der Mund etwas anderes spricht. Genauso ging es mir auch.

Ich habe 'zig Diätbücher gekauft, von Heidi Klums Trainer David Kirsch über den deutschen Laufpapst Dr. Ulrich Strunz bis hin zu Atkins. Lange Zeit habe ich hauptsächlich und viel Eiweiß gegessen mit Gemüse und Salaten. Ein paar Nüsse und Mandeln ab und an. Das funktionierte zuerst ganz gut. Und: Ich habe immer Sport gemacht, teilweise sogar jeden Tag! Aber mit der Zeit stieg mein Gewicht trotzdem von 57 auf 71 Kilo!

Dann kam die Diagnose Hashimoto – aber die Kilos verschwanden nicht, wie erhofft, zeitnah. Ganz im Gegenteil! Sie blieben, wurden mal mehr, dann wieder weniger. Und immer wenn ich dachte, die Diätschlacht habe ich gewonnen, zeigte die Waage aus unerfindlichen Gründen wieder ein Kilo mehr an. Ich hab geheult, getobt, Waagen zerstört – und am allerschlimmsten: ganz oft an mir selbst gezweifelt. Ich dachte immer, ich muss etwas falsch gemacht haben. Ich sah meinen Körper als Feind, den es zu bezwingen galt. Ich wollte ihn mit aller Macht dazu kriegen, die verflixten Pfunde abzuschütteln, loszulassen, einfach wegzuschmelzen. Am liebsten sofort, oder zumindest bis morgen.

Ich schaute schlanken Frauen sehnsüchtig hinterher (also, eigentlich tue ich das noch immer!) und stellte mir vor, nie wieder über das Thema Kleidergrößen nachdenken zu müssen. Aber wie gesagt: Es ist und bleibt mein täglicher Begleiter.

Mittlerweile bin ich aber entspannter geworden, was mein Gewicht betrifft. Und ich habe gelernt, dass es meistens nicht an mir und meinem Essverhalten liegt, dass ich zunehme (einige Gründe finden Sie in Kapitel 5). Das war ein langer Prozess – und glauben Sie mir, ich würde auch gern einfach nur essen, ohne ständig darüber nachzudenken, welche Zahl wohl die Waage morgen früh ausspuckt!

Leider muss ich sagen, dass es nicht das eine Patentrezept zum Abnehmen gibt. Das habe ich in den letzten Jahren gelernt. Vergessen Sie die Schlagzeilen der Frauenzeitschriften: Fünf Kilo in sieben Tagen weg! Das kann nicht funktionieren, ist definitiv nicht gesund und macht Sie nur unglücklich. Auch wenn es zu schön wäre!

Auch beim Thema Abnehmen gilt: Beobachten Sie sich selbst! Überlegen Sie in Phasen, in denen es nicht so gut läuft, was Sie in Zeiten, als die Kilos purzelten, anders gemacht haben. Führen Sie, wie schon beschrieben, ein Tagebuch. Dann können Sie in der Rückschau zurückverfolgen, welche Maßnahme, Medikation, Ernährungsumstellung oder Sporteinheit sich positiv auf Ihr Gewicht ausgewirkt hat. Mir hat ein Blick in diese Schriften bisher immer auf die Spur geholfen. Ich kann diese Methode nur empfehlen.

Ganz sicher sollten alle Menschen – ob an Hashimoto erkrankt oder nicht – Zucker, Weißmehl- und Fertigprodukte aller Art sowie Fast Food, Softdrinks und Alkohol meiden. Aber das war es auch schon mit allgemeingültigen Regeln. Den Rest muss jeder für sich selbst herausfinden. Im Folgenden ein paar Tipps, mit denen ich bisher gut gefahren bin. Manches davon kennen Sie schon aus früheren Kapiteln, in denen es allgemein um den Umgang mit der Erkrankung ging. Hier aber beleuchte ich es noch mal speziell im Hinblick aufs Abnehmen.

Bye, bye Kohlenhydrate

Auch wenn das die meisten nur ungern hören, ein Zuviel an Kohlenhydraten macht uns dick! Unser Körper ist einfach nicht dafür gemacht, morgens Brot, mittags Nudeln und eine zuckerhaltige Cola und abends dann noch ein paar Pommes zur Currywurst zu verstoffwechseln. Das sieht man daran, dass die Zahl der Übergewichtigen trotz des Anti-Fett-Hypes der letzten Jahre immer größer wird. Nicht das Fett (allein), vor allem die (falschen) Kohlenhydrate sind schuld daran.

Ich nehme nicht nur ordentlich und rasend schnell zu, wenn ich Zucker und Co. zu mir nehme, sondern werde müde, übellaunig, und träge. Mein Stoffwechsel wird lahm, da hilft es auch nicht, weniger zu essen oder exzessiv Sport zu betreiben. Wenn ich mich aber hauptsächlich von Pute und Hähnchen, Fisch (Achtung Jod!), ein bisschen (Ziegen-)Milchprodukten, sehr, sehr, sehr viel Gemüse und ein paar Nüssen und Mandeln ernähre, geht's mir gut. Ich schlafe besser, meine Verdauung optimiert sich, meine Laune steigt, ich fühle mich fitter – und nehme leichter ab. Wichtig ist, dabei viel Wasser zu trinken (siehe unten). Obst und Getreide gönne ich mir selten und wenn, dann nur morgens. Dadurch hat mein Körper über den Tag Zeit, den Zucker zu verstoffwechseln. Er blockiert so nachts nicht die Fettverbrennung.

Denn das ist das große Problem an Kohlenhydraten: Wenn Sie sich überdurchschnittlich viel körperlich bewegen, können Sie umso mehr Kohlenhydrate zu sich nehmen, da sie fast zeitgleich wieder verbrannt werden. Da wir heutzutage aber meistens sitzen, ist kein Bedarf für diese Art der Energiegewinnung da. Der Körper lagert die nicht genutzte Energie in Fettdepots ein – wer weiß, ob nicht doch noch eine Hungersnot kommt ...

Wie beschrieben zu essen entspricht der sogenannten Steinzeit- oder Paläo-Ernährung. Die basiert auf der Theorie, dass wir Menschen an die moderne, vor allem aus Zucker und Stärke bestehende Ernährung nicht angepasst sind, sondern genetisch in der Altsteinzeit stehen geblieben sind, als es noch keinen Ackerbau und keine Viehzucht gab. Das bedeutet, dass wir die großen Mengen an Kohlenhydraten in Form von Brot, Süßigkeiten, hoch gezüchteten Obstsorten und gezuckerten Softdrinks nicht verstoffwechseln können. Unser Körper ist stattdessen für die

Verdauung von Fleisch, Fisch, (wenig stärkehaltigem) Gemüse, Nüssen und Samen gemacht. Eben all das, was die Menschen vor 20.000 und mehr Jahren in ihrem Lebensraum gefunden haben.

Wenn man sich hauptsächlich davon ernährt, verliert man automatisch Gewicht (sollte man davon zu viel auf den Rippen haben), der Blutzucker normalisiert sich, Herz-Kreislauf-Erkrankungen gehen zurück. Ich hab die Erfahrung gemacht, dass meine Schilddrüsenhormone besser wirken, wenn ich mich auf diese Art ernähre. Vielleicht hat das etwas mit der Leber zu tun, die eine wichtige Rolle im Kohlenhydratstoffwechsel spielt, die aber auch für die Umwandlung der Hormone zuständig ist. Wird sie nicht durch den Abbau von Stärke blockiert – das ist nämlich Schwerstarbeit für das Entgiftungsorgan – hat sie mehr Ressourcen, um sich um die Hormone zu kümmern. Wie gesagt, mir geht's mit der Steinzeit-Ernährung besser.

Komplett streichen sollte man die Carbs, wie sie neudeutsch gern genannt werden, aber trotzdem nicht. Zuerst verliert man ohne Kohlehydrate zwar rapide Gewicht, aber mit der Zeit fährt der Stoffwechsel komplett runter. Das ist der Unterschied zur Atkins- und Dukan-Diät, die zumindest zeitweise einen vollständigen Verzicht auf den Brennstoff vorschreiben. Ich hab die beiden Diäten natürlich auch schon ausprobiert. Aber auf Dauer ging das Vorhaben schief. Man macht sich damit seinen Stoffwechsel kaputt. Abnehmen wird dann praktisch unmöglich. Und das will ich definitiv nicht erreichen!

In meinem Umfeld habe ich beobachtet, dass jeder eine andere Menge Kohlenhydrate essen kann und trotzdem noch abnimmt. Ich habe eine sehr niedrige Schwelle, das heißt, ich vertrage relativ wenig Zucker, Stärke usw., bevor ich wieder zunehme. Andere können morgens gut Brot und sogar Marmelade essen, und der Gewichtsabbau geht trotzdem weiter.

Bedenken Sie, dass auch Gemüse Kohlenhydrate enthält: Möhren, Tomaten, Erbsen, Kürbisse haben im Vergleich mehr Fruchtzucker als Salat oder eine Gurke. Die Menge muss man mit einrechnen, wenn man seinen Kohlenhydratbedarf herausfinden möchte. Ich habe gerade zu Anfang meiner Steinzeit-Ernährung ein Tagebuch geschrieben, in dem ich aufgeführt habe, was und wie viel ich gegessen habe – und wie sich mein Gewicht daraufhin verändert hat.

Wichtig ist dabei auch die Menge des Eiweißes: Man geht davon aus, dass man pro Kilo Körpergewicht 0,6 bis 1 Gramm reines Protein zu sich nehmen muss. Es braucht ein wenig Übung, aber mit der Zeit kriegt man raus, wie viel Hühnchen oder Fisch man essen muss, um satt zu sein. Und vor allem, um keine Muskeln abzubauen. Denn je mehr Muskeln man hat, desto mehr Energie – auch in Ruhephasen – verbraucht der Körper, sprich: Umso höher ist die Stoffwechselrate. Und genau das bedeutet: Man nimmt ab! Und zwar Fett. Die Silhouette wird definierter, der Bauch flacher, die Beine schlanker. Im Anhang finden Sie einige Buchtipps zu dem Thema.

Für mich war es – gerade zu Anfang – einfacher, diese Art der Ernährung durchzuhalten, wenn ich alle zehn Tage oder einen Tag pro Woche sündigen durfte, also alles essen konnte, worauf ich Lust hatte, Zucker hin oder her. Die Pfunde, die am nächsten Tag mehr auf der Waage prangten, waren nur Wasser. Denn ein Gramm Kohlenhydrate bindet im Schnitt drei Gramm Wasser im Körper. Bin ich direkt danach wieder auf die Steinzeit-Ernährung umgestiegen, hatte dieser Schludertag kaum bis keine Auswirkungen. Die zusätzliche Flüssigkeit im Gewebe verschwand schnell wieder, mein Stoffwechsel wurde dadurch sogar angeregt. Aber nur, wenn es wirklich bei diesem einen Tag blieb!

Ich versuche zudem, zwischen den Mahlzeiten immer etwa vier bis fünf Stunden verstreichen zu lassen. So können Magen und Darm die Nahrung vollständig verdauen, bevor neue Arbeit auf sie zukommt. Und ich habe mir abgewöhnt, zwischendurch zu naschen. Erst wenn ich wieder Hunger habe, esse ich etwas. Nicht, weil es Zeit dafür ist. Oder »man« jetzt zu Abend oder zu Mittag isst.

Das alles entspricht sicher nicht dem, was die meisten jeden Tag praktizieren. Und ich gebe zu, es ist nicht immer einfach, sich so zu ernähren. Ein belegtes Brötchen und eine Dose Cola oder einen Kaffee kriegt man an jeder Ecke. Von mir aus auch eine Currywurst mit Pommes frites oder alternativ mit einem latschigen Weißmehlbrötchen. Aber verlangen Sie mal an einer Frittenbude einen Salat zur Bratwurst! Unverständliche Blicke vonseiten des Personals sind da das Freundlichste, was Ihnen passieren wird ...

Vor einiger Zeit kam ich nachts um halb zwei nach einem Event in mein Hotel in Frankfurt am Main. Rundherum war schon alles zu. Ich hatte seit dem Nachmittag nichts mehr zu essen bekommen. Bei der Party gab es nichts, und mir hing der Magen in den Knien. An Schlafen war so nicht zu denken. Und natürlich war auch das Restaurant des Hotels zu dieser unchristlichen Uhrzeit nicht mehr auf. Der junge Mann an der Rezeption drückte mir eine kleine Speisekarte mit kalten Gerichten in die Hand. Das gab es jetzt noch zu essen, meine Rettung! Ein Sandwich hätte ich in der Nobelherberge für 9 Euro bekommen – auch nicht gerade billig. Der gemischte Salat mit Pute kostete das Doppelte! Ich muss zugeben: Er war wirklich gut. Aber echt unverschämt teuer!

Meine Schwiegermutter lädt uns wegen meiner Ernährungsweise schon lange nicht mehr zum Mittagessen zu ihr ein: »Ich weiß ja gar nicht, was ich Vanessa kochen soll!« Wir gehen dann eben alle zusammen essen. Da hat sie nicht so viel Arbeit. Aber genau das zeigt, dass solch eine Ernährung eben noch nicht wirklich in der Mitte der Gesellschaft angekommen ist. Ich bin es gewohnt, im Restaurant schief angeguckt zu werden, wenn ich alle Gerichte, die ich bestelle, »umbaue«. Das heißt, ich kombiniere Fisch oder Fleisch mit Salat oder Gemüse und streiche die Sättigungsbeilagen, sprich Kartoffeln, Nudeln, Reis und Ähnliches. Natürlich kommt es ab und zu vor, dass der Koch trotzdem Bratkartoffeln auf den Teller schmuggelt. Aber was soll's. Ich muss sie ja nicht essen.

Was ich damit sagen möchte: Lassen Sie sich nicht von den schiefen Blicken und blöden Kommentaren abschrecken, wenn Sie merken, dass es Ihnen guttut, die Kohlenhydrate wegzulassen oder zumindest einzuschränken. Freuen Sie sich innerlich auf die Zeit, wenn die Kilos gepurzelt sind und die anderen eingestehen müssen, dass Sie einfach gut aussehen. Und: Lassen Sie sich nicht entmutigen, wenn Gazellen in Ihrer Gegenwart Zuckerbomben verschlingen. Es gibt eben Menschen, die haben einen Stoffwechsel, der einfach alles verbrennt. Und auch wenn das unfair ist, gönnen wir es ihnen. Auch wenn wir Hashimoto-Patienten da leider außen vor sind, leider ...

Gesund & aktiv

Zusätzlich zur Kohlenhydrateinschränkung hat mir sicher noch das Stoffwechselprogramm »gesund & aktiv« sehr gutgetan. Es hilft einem nicht nur beim Abnehmen, sondern verbessert auch die Arbeit der Hormondrüsen im Körper – und das kann ja bei unserer grundlegenden Hormondysbalance prinzipiell nicht schaden. Anhand eines Blutbildes werden dem Einzelnen Lebensmittel zugeordnet, die dessen Körper besonders gut verstoffwechseln kann. Basis ist eine Art Blutgruppendiät, aber es spielen noch andere Faktoren mit in die Auswahl hinein. Bei mir kam heraus, dass ich kein rotes Fleisch, keine Kuhmilchprodukte und nicht übermäßig viel tierisches Eiweiß auf einmal vertrage. Ich hab mich einige Tage an die Vorgaben gehalten, und konnte die positive Wirkung bereits spüren. Wie sklavisch man jetzt auch die vorgeschlagenen Mengenangaben umsetzt, bleibt jedem selbst überlassen. Ich orientiere mich vor allem an der Auswahl an Lebensmitteln, die mir guttun sollen und lasse die weg, die meinem System schaden.

Adressen von Heilpraktikern und Ärzten in Ihrer Nähe, die das Programm anbieten, finden Sie im Internet (Adressen siehe Seite 164).

Detox

Dieses neudeutsche Wort für »Reinigung« ist in aller Munde. Ob überteuerte Süppchen und Säfte, die per Lieferservice jeden Tag nach Hause gebracht werden, wirklich sein müssen (und überhaupt was bringen), muss jeder für sich selbst entscheiden. Dass es der Seele und dem Körper aber definitiv guttut, ab und zu

Altlasten, Stoffwechselabfälle und Schlacken loszuwerden, davon bin ich überzeugt. In Kapitel 8 finden Sie meine bevorzugten Entschlackungsmethoden für zwischendurch oder länger. Das Abnehmen fällt danach zumindest leichter – und man fühlt sich freier im Kopf. Und wenn man glücklich ist, braucht man keine Schokolade gegen irgendeinen Kummer. Logisch, oder?

Schlaf & Stress

Stress macht dick. Das ist zwar sehr überspitzt ausgedrückt, aber wahr. Haben wir Stress, steigt der Cortisolspiegel. Der Körper ist bereit zur Flucht: Die Atmung beschleunigt sich, Sauerstoff wird vermehrt zu den Muskeln transportiert, Blutgefäße weiten sich zur besseren Energieversorgung, die Verdauung wird runtergefahren. Dieser Mechanismus stammt aus einer Zeit, als Menschen noch häufig vor bösen Tieren flüchten mussten, um ihr Leben zu retten. Diese Bedrohung war aber nach kurzer Zeit vorbei. Meckernde Chefs, ein anstrengender Berufsalltag, Dauerbeschallung aus Fernsehen, Radio und Computer gab es damals nicht. Diese lassen unseren Körper ständig in Alarmbereitschaft bleiben. Auch Schlafmangel gehört zu dieser Dauerbelastung, genau wie exzessiver Sport, übermäßiger Kaffeegenuss oder regelmäßiges Konsumieren von Energydrinks.

Ab einem gewissen Punkt sinkt der Cortisolspiegel nicht mehr ab. Da das Hormon unter anderem auch den Blutzuckerspiegel ansteigen lässt, wächst so die Gefahr für Übergewicht. Vor allem das gefürchtete innere Bauchfett nimmt zu.

Zusätzlich verstärkt Cortisol den Abbau von Muskeln und verhindert die Einschleusung von Eiweiß in eben diese – und Muskeln sind wichtig, wenn man abnehmen möchte. Die so gewonnenen Aminosäuren baut das Hormon in Glukose um, und plötzlich ist eine große Menge Zucker im Blut, der dank des Cortisols nicht zurück in die Zellen zur Verbrennung gelangen kann. Sinkt der Cortisolspiegel auch über Nacht nicht ab, kann der Körper kein Wachstumshormon bilden. Das ist für alle möglichen Reparaturmaßnahmen im Körper verantwortlich, aber eben auch für die nächtliche Fettverbrennung. Und so steigt das Gewicht und steigt – und oft weiß man nicht einmal, warum.

Was noch dazukommt: Cortisol hemmt TSH, das »Thyroid Stimulating Hormone«! Das erklärt, warum sich viele trotz eines sehr niedrigen TSH-Werts noch nicht wirklich gut fühlen. Zudem unterdrückt Cortisol ein Enzym, das das stoffwechselinaktive T4 ins stoffwechselaktive T3 umwandelt.

Auf Dauer erschöpfen sich die Nebennieren (siehe Kapitel 5), die unter anderem das Cortisol produzieren. Und da der Körper das dringend zur Verarbeitung der zugeführten Schilddrüsenhormone braucht, geht das Gewicht auch in diesem Zustand nicht wieder runter.

Ich habe sowohl den Zustand der Nebennierenerschöpfung als auch des extrem hohen Cortisolwerts erlebt. Beides fühlt sich definitiv nicht gut an – und ist für viele Ärzte immer noch schwer zu diagnostizieren. Und beides macht dick!

In der Zeit, in der mein Wert viel zu hoch war, habe ich immer an den Tagen zugenommen, an denen ich abends noch Sport gemacht oder lange am Computer gearbeitet habe. An den anderen blieb das Gewicht stehen, aber runter ging es kaum noch. Es hat ein bisschen gedauert, bis ich den Zusammenhang herausgefunden habe. Am besten beobachtet man sich immer selbst, je genauer, desto besser. Das hilft dem Arzt bei der Aufklärung, und man selbst kann einfach Gewohnheiten ändern, wenn sie einem nachweislich nicht guttun.

Gerade im Zusammenhang mit den Cortisolwerten habe ich wieder gemerkt, wie stark der Einfluss der Hormone auf unseren Körper ist. Da kann man Diät halten und Sport machen – und es hat null Auswirkung, auf jeden Fall nicht die gewünschte und erwartete.

Cortisol ist überlebenswichtig. Daher ist es schwierig, seinen Wert mit Medikamenten runterzudrücken. Und auch das Wachstumshormon, das nachts nicht gebildet wird, weil noch zu viel Cortisol im Blut ist, kann böse Nebenwirkungen haben, wenn man es sich spritzt. Aber es gibt ein paar Tricks und eher harmlose Mittel, die helfen, alles wieder in Balance zu bringen – und damit auch endlich wieder abzunehmen.

- Ganz wichtig ist es, sich **Ruhepausen** zu gönnen und allzu großen und vor allem andauernden Stress zu vermeiden. Ich weiß, das ist gerade heutzutage leichter gesagt als getan. Aber man kann es sich ja wenigstens vornehmen und immer wieder versuchen. So mache ich das auch.
- Dazu gehört auch genügend **Schlaf**: Acht Stunden pro Nacht wären wünschenswert. Yoga und Meditation helfen ebenso, den **Geist zur Ruhe zu bringen**. Wer dazu keine Lust hat, kann versuchen, im Laufe des Tages einfach ein paar Minuten achtsam zu sein: auf den eigenen Atem hören oder im Geist den Körper durchgehen und sich bewusst machen,

wie sich die Arme, Beine, der Bauch, der Nacken und der Kopf anfühlen. Das kann man im Büro in einer ruhigen Minute im Stillen machen. Abends vorm Einschlafen oder morgens direkt nach dem Aufwachen geht es auch recht gut. Probieren Sie es aus. So kommen Sie sich selbst wieder nah, ohne Esoterik-Schnickschnack oder großen Zeitaufwand. Ich habe damit vor einiger Zeit begonnen. Und auch, wenn ich es nicht jeden Tag praktiziere, mit der Zeit wurde ich fokussierter. Spannend, finde ich. Und definitiv einen Versuch wert.

- Meine bevorzugte Einschlafhilfe ist **Pascoflair 425**, ein pflanzlicher Extrakt aus Passionsblumenkraut, ohne Nebenwirkungen. Wenn es bei mir hoch hergeht, verhelfen mir zwei Tabletten eine halbe Stunde vorm Zubettgehen zu einer ruhig-seligen Nacht. Da hat der Stress keine Chance!

- **Vermeiden Sie zu hungern**. Ich versuche, meinen Körper über die Nahrung mit allen wichtigen Nährstoffen zu versorgen, um Defizite zu vermeiden. Das beinhaltet reichlich hochwertiges Protein, komplexe Kohlenhydrate, essenzielle Fettsäuren, Vitamine und Mineralien. Ständige Diäten macht mich hibbelig und unglücklich. Kein Wunder: Untersuchungen zeigen, dass eine Verringerung der Kalorienzufuhr um 50 Prozent zu einem Cortisolanstieg von bis zu 38 Prozent führen kann. Und: Studien haben bewiesen, wer nicht frühstückt, isst im Laufe des Tages 10 Prozent mehr!

- **Moderater Sport** führt zu einem Abbau von Cortisol, es sollte aber nicht länger als eine Stunde sein. Und nicht jeden Tag. Sonst passiert genau das Gegenteil. Ich wechsle immer zwischen Ausdauer- und Kraftsporteinheiten. Und: Ich höre dabei in mich hinein. Sobald die Joggingrunde oder

der Gang ins Fitnessstudio zur Qual werden, lasse ich sie lieber mal ausfallen – oder suche eine Alternative, die mehr Spaß macht und damit den Stress abbaut, anstatt ihn zu verstärken.

- **Vitamin C** senkt Cortisol nachweisbar: Ich nehme 3 Gramm über den Tag verteilt, am liebsten aus der Acerola-Kirsche (siehe Seite 143). Zudem nehme ich **Sibirischen Ginseng**, der senkt das Cortisollevel und erhöht den Testosteronwert. **Ginkgo biloba** habe ich in meinen Einnahmeplan aufgenommen, wenn ich besonders viel zu tun habe. Er verhindert den Anstieg des Cortisolspiegels, besonders wenn man ihn regelmäßig einnimmt. Das wurde in zahlreichen Studien nachgewiesen.

- **Phosphatidylserin** gehört zur Gruppe der Lecithine und wird vor allem von Kraftsportlern sehr geschätzt, da diese oft übertrainiert sind und deshalb unter einem erhöhten Cortisolspiegel leiden. Der wiederum lässt Muskeln schmelzen und Körperfett anwachsen. Eine Katastrophe für Bodybuilder! Sportler nehmen deshalb gern 400 Milligramm Phosphatidylserin vor und 400 Milligramm nach dem Training, an trainingsfreien Tagen die Dosis nur einmal. Die Tabletten sind relativ teuer. Ich nehme in Zeiten großer Belastung oder wenn ich merke, dass ich schwer runterkommen kann, 400 Milligramm vorm Schlafen. Das tut mir gut.

- **L-Glutamin** ist die am höchsten konzentrierte Aminosäure im menschlichen Körper. Sie erhöht die Ausschüttung des Wachstumshormons und die Proteinsynthese, wirkt anabol (muskelaufbauend) und antikatabol (verhindert Muskelabbau). Zudem verstärkt sie das Immunsystem und verbessert die Regeneration nach körperlicher Anstrengung. Bodybuilder nehmen bis zu 30 Gramm pro Tag. Das ist ein relativ teurer Spaß! Ich kaufe es in Kapselform in Sport- oder Bodybuilderläden und nehme zwei bis drei Gramm entweder auf leeren Magen morgens oder direkt vorm Schlafen am Abend.

Der Gegenspieler von Cortisol ist **DHEA**, das ebenfalls in der Nebenniere gebildet wird. DHEA ist das Jugendlichkeitshormon. Im Lauf des Lebens nimmt der Wert immer weiter ab, was auch Auswirkungen auf das Gewicht hat. Schlanke Menschen haben fast immer einen höheren DHEA-Spiegel als dicke. Denn der Stoff sorgt dafür, dass Fett verbrannt und in Energie umgewandelt wird. Ein Teil davon wird in Testosteron umgewandelt, und dieses besitzt eine anabole, sprich muskelaufbauende Wirkung. Muskeln wiederum verbrauchen auch im Ruhezustand Energie und damit Kalorien. Außerdem sehen definierte Körper immer schmaler aus – und genau das wollen wir Mädels doch!

- Zudem öffnet Testosteron als eine Art Schlüssel die Fettzellen für das Stresshormon Adrenalin und ermöglicht so erst den Fettabbau. Ist davon zu wenig da, kann man sich noch so sehr anstrengen. Die Tür zu den Fettzellen bleibt zu, die Problemzonen, wo und wie sie sind. In den USA bekommt man DHEA-Tabletten in jedem Supermarkt, das habe ich selbst oft gesehen. Aber, Vorsicht! Es handelt sich immer noch um ein Hormon. Und da sollte man sich an Blutwerten und den Rat eines Arztes oder Heilpraktikers halten, auch wenn bisher keine Nebenwirkungen von DHEA bekannt sind. Man kann DHEA-Tabletten im Internet oder in speziellen Apotheken kaufen, auch Salben sind erhältlich. Damit umgeht man den Weg über Leber und Darm, wo ein nicht unerheblicher Teil verloren geht. Als ich einen nachgewiesenen DHEA-Mangel hatte, habe ich pro Tag 25 Milligramm genommen, als Tablette morgens auf nüchternen Magen.

Probieren Sie von diesen Tipps aus, was für Sie passt und lassen Sie sich auch dabei von Arzt oder Heilpraktiker beraten.

Progesteron & Östrogen

Hashimoto zerstört die Schilddrüse – und damit eine »Hormon-Schaltzentrale« im Körper. Kein Wunder, dass da meist auch alle anderen Hormone Probleme machen (mehr dazu in Kapitel 5). Viele Frauen leiden unter einer Östrogendominanz und einem Progesteronmangel. Östrogen sorgt dafür, dass eine Frau zur Frau wird. Es ist verantwortlich für die typisch weiblichen Rundungen an Hüften, Hintern und den Brüsten. Aber ein Zuvil ist nicht nur für die Entstehung von Gebärmutter- und Brustkrebs verantwortlich, sondern sorgt auch für Wassereinlagerungen, Muskelabbau und verschlechtert die Blutzuckerwerte. Die Fettdepots an Hüften und Oberschenkeln wachsen. Das Bindegewebe am Bauch wird dellig, man bekommt vermehrt Cellulite. Alles Dinge, die wir nicht haben wollen – die ich aber zeitweise hatte. Einfach dargestellt lagern Östrogene Fett ein, und Androgene (Testosteron, DHEA) setzen es wieder frei.

Vom Hormon Progesteron haben hingegen viele Frauen (und auch ich) zu wenig. Der Zyklus-Gegenspieler des Östrogens vertreibt das überflüssige Wasser aus dem Körper, verhindert übermäßige Insulinausschüttung und lässt das Fett rund um Hüften und Bauch schmelzen.

Lassen Sie daher bei Ihrem Arzt Östrogen und Progesteron im Blut checken. Ein Östrogen-Progesteron-Verhältnis von 1:100 wäre ideal. Haben Sie lange die Pille genommen, ist das Risiko für eine Östrogendominanz groß. Mit einer bioidentischen Progesteroncreme (Quelle Seite 165) habe ich dieses Ungleichgewicht schnell in den Griff bekommen. Aber Vorsicht: Wahrscheinlich müssen Sie dann Ihre Schilddrüsenhormondosis reduzieren, weil Progesteron die Aufnahme verbessert bzw. verstärkt.

Sport

Bewegung erhöht den Grundumsatz und verbrennt Fett. Bewegung lässt Muskeln wachsen, die zusätzlich Energie verbrauchen. Und: Bewegung macht gute Laune und unterdrückt den Hunger. Und trotzdem denken viele, man könne im Sitzen abnehmen. Dafür müsste man seine Kalorienaufnahme aber dermaßen drosseln, dass der Körper in eine Art Notprogramm umschaltet. Dadurch wird der Stoffwechsel runtergefahren. Und das Gewichtverlieren wird noch schwieriger. Also, runter vom Sofa! Und los geht's!

Ich bin während all der Jahre, egal wie schlecht es mir ging, gejoggt. Mal schneller, mal langsamer. Und auch wenn ich nicht immer dadurch abgenommen habe, ich habe wenigstens meine Muskeln behalten. Die bauen sich nämlich ganz schnell ab, wenn man sich nicht bewegt. Gerade bei uns Frauen ist das ein Problem. Und dann wird Abnehmen noch schwieriger. Mal ganz abgesehen davon, dass ein definierter Körper immer schöner aussieht als ein schwabbeliger. Ich spreche hier nicht von Muskelbergen oder Bodybuilder-Ausmaßen. Sondern von schlanken

Armen, schönen Beinen und einem flachen Bauch. Aber bitte machen Sie sich nicht zu viel Druck. Selbst wenn Sie Ihre Muskeln eventuell im Moment noch nicht so richtig sehen können: Sie sind da! Und das ist das Wichtigste!

Mittlerweile hab ich eine Personal Trainerin, die mich zwei- bis dreimal die Woche für je eine Stunde ordentlich quält. Dadurch wird meine Kondition besser und das Selbstbewusstsein steigt von Mal zu Mal. Aber vor allem macht das Training Spaß – und bringt richtig was. Auch wenn ich unterwegs bin, versuche ich zumindest jeden zweiten Tag, ein bisschen Sport zu machen, ob ich im Hotelzimmer auf dem Boden Sit-ups und Liegestütze mache oder meine Laufschuhe anziehe und eine Stunde durch die frische Luft oder auf dem Laufband jogge – es tut einfach gut. Gerade wenn ich, wie jetzt, viel am Schreibtisch sitze, merke ich, wie eine Runde um die Alster meinen Kopf wieder frei pustet. Egal bei welchem Wetter, ich gönn mir diesen kleinen Luxus für eine Stunde. Kopfhörer auf, Laufschuhe geschnürt und los geht's. Danach eine heiße Dusche. Und mit besserer Laune und geordneten Gedanken kann die Arbeit weitergehen.

Abgesehen davon sollte man Bewegung unbedingt in seinen Alltag einbauen. Treppen laufen anstatt Aufzug fahren. Zu Fuß oder mit dem Rad Besorgungen in der Nähe machen, anstatt für die paar hundert Meter ins Auto zu steigen. Das tut auch dem Geldbeutel gut. Zu viel sitzen macht nicht nur dick, sondern blockiert auf Dauer auch die Verdauung, den Blutfluss im Körper und schädigt das Herz.

Und wie bei fast allem ist Bewegung nur eine Sache der Gewohnheit. Ich muss mich nicht zum Sport aufraffen, weil es einfach zum normalen Programm dazugehört: Dienstag-, Mittwoch- und Freitagmorgen haben meine Trainerin Filiz und ich (meistens) einen festen Termin. Und der darf nur verschoben werden, wenn ich eine glaubwürdige Ausrede habe.

Fangen Sie in kleinen Schritten an, dann ist die Chance umso größer, dass Sie dranbleiben.

Wasser

Wir lesen immer und überall, dass es wichtig ist, viel Wasser zu trinken. Aber kaum einer weiß wirklich, warum. Unser Körper besteht zu 72 Prozent aus Wasser, das Gehirn sogar zu 85 Prozent. Schon ein paar Prozent zu wenig Wasser verursachen Schwindel, Kopfschmerzen, Müdigkeit, Muskelkrämpfe und vieles mehr. Ich spüre sofort, wenn ich vergessen habe, meine Wasserflasche mitzunehmen. Viele aber haben ihr Durstgefühl verloren und müssen sich zum Trinken geradezu zwingen. Fangen Sie noch heute damit an, ich verspreche Ihnen, Sie werden wahre Wunder erleben.

Nach Dr. Peter Lindner, Experte für Übergewicht aus Kalifornien, speichert der Körper so lange Wasser, bis ihm genügend Flüssigkeit zur Verfügung gestellt wird. Es braucht rund vier Liter täglich, bis die vermehrte Ausscheidung beginnt. Die Erhöhung der Trinkmenge muss ganz langsam geschehen. Sonst passiert genau das Gegenteil. Der Körper klammert sich noch mehr an seine Vorräte. Auch das Wann ist wichtig: Ich versuche immer, zwischen Mahlzeit und großer Trinkmenge einen Abstand von ein bis eineinhalb Stunden einzuhalten, damit die Magensäure nicht verdünnt wird. Dadurch käme die komplette Verdauung durcheinander.

Angenehme Nebenwirkung der üppigen Benässung: Das Drüsensystem (Stichwort Hormone!) funktioniert besser, genau wie die Fettverbrennung, der Stoffwechsel und die Verdauung. Der Alterungsprozess wird verlangsamt. Ich fühle mich wacher und leistungsfähiger. Leber und Nieren werden besser gereinigt. Und natürlich nimmt man eher ab, weil man weniger Hunger hat und die durch den Fettabbau freigesetzten Stoffe besser ausgeschieden werden.

Ich trinke pro Tag etwa drei Liter Wasser. Wenn ich mal nicht auf diese Menge komme, bekomme ich sofort die Quittung geliefert: Ich bekomme Kopfschmerzen und mein Körper saugt sich mit dem wenigen, was ich ihm an Flüssigkeit biete, voll wie ein Schwamm. Gerade wenn es beim Abnehmen mal nicht weiter nach unten geht mit dem Gewicht, kann ein Mehr an Flüssigkeit auch den gewünschten Ausschlag geben.

Man kann sogar sehen, ob man genug trinkt: Wenn der Urin fast klar ist, haben Sie die richtige Wassermenge erreicht. Je dunkler der Urin ist, desto dehydrierter ist Ihr Körper, und Sie müssen dringend nachtanken. Aber bitte keinen Alkohol! Auch wenn die Meinungen heute auseinandergehen, was eigentlich zur Trinkmenge gezählt werden kann: Bei mir hat reines, pures, stilles Wasser die beste Wirkung. Tee, verdünnte Säfte oder auch Kaffee gehören für mich nicht dazu. Zuckerhaltige oder Light-Getränke sowieso nicht.

Es gibt übrigens noch andere Ursachen für Wassereinlagerungen: Progesteronmangel (siehe oben), ein zu hoher Cortisolspiegel (siehe oben und Kapitel 5) und Eiweißmangel (zu dem wir jetzt gleich kommen).

Eiweißmangel

Gerade wenn man mithilfe der Steinzeitdiät gefühlt genügend Proteine zu sich nimmt, könnte man meinen, dass dieser Stoff dem Körper definitiv nicht fehlen dürfte. Ich habe selbst erlebt, dass man trotzdem unter Eiweißmangel leiden kann. Der Grund: Wie viele Hashimoto-Patienten habe auch ich immer wieder Probleme mit dem Darm. Durch eine regelmäßig auftretende Fehlbesiedlung mit Clostridien kann der Darm die Nährstoffe nicht richtig aufnehmen. Die Gesamt-Eiweiß-Werte in meinem Blut nahmen bei mir mit der Zeit immer mehr ab. Die Folge waren ein immenser Muskelabbau und Wassereinlagerungen.

Sobald ich länger saß oder die Temperaturen im Sommer stiegen, konnte ich förmlich spüren, wie sich das Wasser in meinen Waden staute. Sie wurden so prall, dass es richtig wehtat. Erst am nächsten Morgen hatte sich das Problem meist verflüchtigt. Auch die Beine hoch zu lagern oder hohe Dosen von Entwässerungstabletten (bitte nicht nachmachen!) brachten über Jahre keine Linderung. Mein Hausarzt empfahl mir vor einiger Zeit MAP-Tabletten, Master Amino Pattern, Aminosäuretabletten. Und das half.

Aminosäuren sind die Bausteine des Lebens und Grundlage unseres Daseins. Das Immunsystem, unsere Muskeln, Haare, Haut und Organe – alles besteht aus Eiweißen, sprich Aminosäuren – brauchen täglich eine gewisse Menge davon, um richtig arbeiten zu können. Ohne Proteine gibt es nachts keine Reparaturen in unserem Körper, werden Zellen nicht erneuert, können wir keine Muskeln aufbauen und der Stoffwechsel läuft auf Sparflamme. Eine Katastrophe, wenn man abnehmen möchte! Leider sind die MAP-Tabletten sehr teuer, aber es gibt bisher keine adäquate, qualitativ gleichwertige Alternative.

Am International Nutrition Research Center (INRC) in Florida hat Professor Dr. Lucà-Moretti das perfekte Aminosäure-Muster für den menschlichen Körper erforscht und aus rein pflanzlichen Stoffen reproduziert. Innerhalb von 23 Minuten werden die acht essenziellen Aminosäuren im Dünndarm aufgenommen und stehen dem Körper zur Verfügung. MAP-Tabletten werden zu 99 Prozent resorbiert, damit fallen nur 1 Prozent Stickstoffe, sprich Abfallstoffe an. Die Nieren werden nicht belastet und der Körper optimal versorgt. Ich habe mit 30 Tabletten über den Tag verteilt begonnen und die Dosis immer weiter runtergeschraubt, weil man schon nach ein paar Tagen im Blut die Veränderung meines Eiweißwertes sehen konnte. Wenn ich viel Sport mache und erkältet bin, schraube ich die Menge ein bisschen hoch. Ansonsten reichen mir dreimal vier Stück pro Tag mittlerweile aus.

Medikamente

Schauen Sie mal in Ihren Pillenschrank. Was findet sich da so alles? Antidepressiva? Betablocker? Diuretika? Beruhigungsmittel? Anti-Diabetes-Medikamente? Sie alle können das Abnehmen unmöglich machen, sie können im Gegenteil sogar zu ordentlicher Gewichtszunahme führen. Auch die Antibabypille oder ganz allgemein Östrogen gehört dazu. Und viele entzündungshemmende Medikamente wie Cortison, in diesem Fall durch Wassereinlagerungen. Cholesterinsenker, sogenannte Statine, senken den Coenzym-Q-10-Wert im Körper und die Umwandlung von T4 in T3. Also, Obacht! Haben Sie eines Ihrer Medikamente in dieser Aufzählung gefunden, sprechen Sie Ihren

Arzt darauf an. Setzen Sie niemals auf eigene Faust ein Mittel ab, weil Sie den Verdacht haben, es wäre verantwortlich für Ihre Gewichtszunahme. Vielleicht finden Sie ja zusammen mit dem Profi eine Alternative.

Nahrungsmittelallergien

Über Allergien und Unverträglichkeiten gegenüber Lebensmitteln habe ich schon ausführlich in Kapitel 5 geschrieben. Sie können auch für eine Gewichtszunahme verantwortlich sein. Ich habe vor allem eine Ei-Allergie. Wenn ich trotzdem morgens vom Rührei nasche, bekomme ich nicht nur Bauchschmerzen und Durchfall, sondern lagere Wasser ein – und habe dann am nächsten Tag ein halbes Kilo mehr auf der Waage. Die gehen schnell wieder weg, wenn ich die Finger von Eiern lasse. Hat man aber mehrere unerkannte Unverträglichkeiten, hat der Körper gar keine Chance, zur Ruhe zu kommen und das Wasser loszulassen. Deshalb bringt ein Verzicht oft richtig viel. Wenn Sie ein Lebensmittel im Verdacht haben, Ihnen nicht gutzutun, verbannen Sie es für einige Tage von Ihrem Speisezettel. Und schauen Sie, ob sich auf der Waage was tut.

Die Ursache für viele Nahrungsmittelunverträglichkeiten ist oft eine gestörte Darmflora. Dadurch wird das Essen nicht richtig verdaut, Nahrungsbestandteile gelangen durch die Darmwände ins Blut – und das Immunsystem schlägt Alarm. Das wiederum erzeugt Stress im Körper. Bei mir sind es regelmäßig auftauchende Clostridien-Stämme, die dieses Debakel auslösen und zu einem Gewichtsanstieg von zuletzt sieben Kilogramm in ein paar Wochen sorgten. Das war natürlich vor allem Wasser, aber fühlte sich trotzdem furchtbar an. Mit einem Stuhltest kann man die

Darmbesiedlung checken lassen und gegebenenfalls reagieren. Im schlimmsten Fall kommen Antibiotika zum Einsatz, aber manchmal helfen auch eine Ernährungsumstellung oder andere, harmlosere Medikamente.

Kleine Helfer beim Abnehmen

Es wird ja viel angepriesen, im Internet, in Frauenzeitschriften, in der Werbung, manchmal auch im Fernsehen. Mittelchen, die man nur schlucken muss – und schon purzeln die Pfunde. Das ist natürlich totaler Quatsch und vor allem rausgeschmissenes Geld. Ich verspreche Ihnen, gäbe es so ein Wundermittel, ich würde es erstens kennen und Ihnen zweitens definitiv auch nicht vorenthalten. Ich gebe zu, ich habe mich auch schon verleiten lassen, unsinnig viel Geld für den ein oder anderen Schlankheitstrunk, für einen Shake oder ein Pulver auszugeben. Und es hat nie irgendetwas gebracht. Auf jeden Fall nicht in Bezug auf mein Gewicht! Ich bin immer wieder zu (für mich) gesundem Essen und Sport zurückgekehrt.

Aber es gibt tatsächlich einige Stoffe, die den Körper beim Abnehmen unterstützen können. Ich schreibe ganz bewusst »können«, denn es gibt zu jedem der folgenden Präparate Studien, die dafür und dagegen sprechen. Wenn man es nicht übertreibt, sind sie alle unschädlich und im schlimmsten Fall einfach wirkungslos, weil der Körper kein Defizit davon hat oder nicht darauf reagiert.

Cayennepfeffer: Weniger Hunger und einen schnelleren Stoffwechsel erreicht man mit der Einnahme von etwa zehn Gramm Cayennepfeffer pro Mahlzeit. Capsaicin heißt der »Wunderstoff«

im scharfen roten Pulver, der dafür verantwortlich ist – und es gibt ihn zum Glück auch in Kapselform. Wer wie ich kein allzu pikantes Essen mag und einen empfindlichen Magen hat, kann darauf zurückgreifen.

Kalzium: Kalzium wird zu 99 Prozent in unseren Knochen gespeichert. Nur 1 Prozent zirkuliert frei im Blut oder in den Zellen. Hier leistet es einen wichtigen Beitrag in dutzenden Stoffwechselvorgängen. Kalzium beeinflusst sogar unsere Stimmung, in Studien wurde nachgewiesen, dass es uns in ausreichender Menge ruhig und entspannt macht. Außerdem weiß man heute, dass ein niedriger Kalziumgehalt die Cortisolproduktion in den Fettzellen steigert. Und genau das ist das Allerletzte, was man möchte, wenn man versucht abzunehmen. Der amerikanische Knochenstoffwechsel-Experte Dr. Robert Heaney von der Creighton Universität in Nebraska geht sogar so weit zu behaupten, dass man mit einer täglichen Dosis von 1000 bis 1500 Milligramm Kalzium das Übergewicht um 60 bis 80 Prozent senken könnte. Und dabei wäre es egal, ob man Kalzium aus Tabletten oder der Nahrung zu sich nähme. Und da Kalzium eines der günstigsten Supplements ist, die man in Drogerien bekommen kann, und da es so gut wie keine Nebenwirkungen gibt, habe ich das Mineral in meinen täglichen Speiseplan mit aufgenommen.

Coenzym Q10: CoQ-10 ist eine Antioxidantie, die den Mitochondrien, den Kraftzentralen unserer Zellen, hilft, all die Energie zu produzieren, die sie für ihre Funktionen braucht. Nur wenn der Wert im Optimum liegt, kann der Körper die benötigte Energie bereitstellen und einen funktionierenden Stoffwechsel gewährleisten. Ich nehme täglich 200 Milligramm, das empfohlene Minimum.

CLA: Konjugierte Linolsäure (CLA) wird von Bodybuildern bevorzugt, weil in diversen Studien bewiesen wurde, dass es hilft, Körperfett zu reduzieren und gleichzeitig schlanke Muskelmasse aufzubauen. Drei bis vier Gramm pro Tag steigern die Stoffwechselrate, was gerade uns Schilddrüsenpatienten zugutekommt. Besonders auf das ungesunde abdominale Fett (Unterleibsfett) hat CLA es abgesehen. Das wächst vor allem bei einem Hormonungleichgewicht an, unter dem Hashimoto-Patienten ja definitiv leiden. Ich nehme die braunen ölgefüllten Kapseln immer mal wieder kurmäßig über ein paar Wochen ein und habe gute Erfolge damit erzielt.

Grüner Tee: Dass grüner Tee gesund ist, haben die meisten von uns schon mitbekommen. Aber hier soll es ja nicht (nur) um Anti-Aging-Wirkung gehen, sondern vor allem ums Abnehmen. Grüner Tee und die daraus hergestellten Tabletten enthalten Epigallocatechingallat (EGCG). Dieser Substanz werden viele gesundheitsfördernde Wirkungen zugesprochen, die weitestgehend auch wissenschaftlich bewiesen sind. Eine dieser positiven Fähigkeit ist, die thermogenen Fettverbrennungsaktivitäten des Körpers zu aktivieren, sprich: Durch erhöhte Wärmeproduktion wird Fett verbrannt. Und dafür muss man sich nicht mal zusätzlich sportlich betätigen. Aber Vorsicht: Manche reagieren auf das Koffein im grünen Tee mit Zittern, Kopfschmerzen und Schlafstörungen. Aber wenn man es nicht übertreibt und den Tee oder die Kapseln nicht gerade vorm Schlafengehen zu sich nimmt, kann man den positiven Effekt für sich nutzen.

Wenn Sie Tabletten oder Kapseln mit Grüntee-Extrakt kaufen, achten Sie auf den Polyphenol- oder EGCG-Gehalt. Denn nur der hat den fettverbrennenden Effekt, den wir ja mit der Einnahme unterstützen wollen. Ich kaufe die »Grüne Tee Kapseln« in Läden für Sportlernahrungsergänzungsmittel (Quellen siehe S. 165).

Hoodia: Den Tabletten aus dem in der Kalahari beheimateten Kaktus bin ich zum ersten Mal vor zehn Jahren im Südafrika-Urlaub begegnet. In Kapstadt bekommt man das Mittel in jeder Drogerie und Apotheke. Früher nutzten die Menschen die Hunger unterdrückende Wirkung der Pflanze auf langen Märschen und in Zeiten, in denen Essen knapp war. Die Wirkung ist mittlerweile wissenschaftlich bewiesen. Allerdings muss man bei uns schon ein wenig suchen, um ein reines Hoodia-Präparat zu bekommen. 400 Milligramm vor der Mahlzeit eingenommen wirken bei mir sehr gut. Einen Versuch ist es allemal wert, wenn Sie eine Abnehm-Unterstützung suchen, die nachweislich keine Nebenwirkungen hat.

5-htp: 5-Hydroxytryptophan ist eine Vorstufe des Glückshormons Serotonin. Das wird im Körper unter anderem dann gebildet, wenn wir Schokolade oder Bananen zu uns nehmen. Fehlt Serotonin, bekommen wir also umso leichter Heißhunger auf Süßes. Studien haben belegt, dass eine tägliche Einnahme von 8 Milligramm 5-htp pro Kilogramm Körpergewicht die Kalorienaufnahme automatisch so reduziert, dass man abnimmt. Und das, ohne sich beim Essen bewusst einzuschränken. Ich nehme mittags auf nüchternen Magen 400 Milligramm. Mir hat 5-htp auch zu einem besseren Schlaf verholfen, da Serotonin abends auch in Melatonin, das Schlafhormon, umgewandelt wird. Da 5-htp wie ein Hormon wirkt, sollten Sie eine Einnahme mit Ihrem Arzt besprechen. Und: Die Wirkung von Antidepressiva kann durch das Mittel beeinträchtigt werden.

Magnesium: Magnesium ist an über 300 Stoffwechselfunktionen, unter anderem an der Proteinsynthese (Aufbau von Muskelgewebe) und an der Energiebereitstellung beteiligt. Daher spricht man bei Magnesium vom »Salz des Lebens«. Sobald man Stress hat, steigt der Bedarf um ein Vielfaches. Magnesiummangel kann unter anderem auch Verstopfung auslösen. Es gibt unterschiedliche Magnesiumverbindungen in der Apotheke zu kaufen. Magnesiumgluconat, -citrat und -aspartat werden als besonders bioverfügbar bezeichnet, sind also vom Körper gut zu verwerten. Aber das scheint bei jedem anders zu sein. Ich habe zig Produkte aus Apotheken, Drogerien und aus dem Internet ausprobiert – ohne Wirkung. Ich hatte Verspannungen im Nacken, Muskelticks am Auge, Krämpfe in den Füßen beim Autofahren und beim Sport. Und nichts half. Im Italienurlaub habe ich dann zufällig in einer Apotheke Magnesiumpicolat gefunden. Das hat sofort gewirkt, ist in Deutschland aber nur schwer zu bekommen. Aber immerhin bin ich die Probleme jetzt los.

Probieren Sie aus, welches Präparat bei Ihnen wirkt – und welche Dosis Sie benötigen, etwa 600 bis 1200 Milligramm werden empfohlen. Bei einer Überdosierung bekommt man sofort Durchfall. Nicht schlimm, aber ein sicheres Zeichen, beim nächsten Mal weniger zu sich zu nehmen.

Mariendistel: Viele kennen die Mariendistel als Leberschutzpflanze, zu Recht! Sie hilft unserem Entgiftungsorgan Nummer eins bei der Arbeit, verbessert die Fettverbrennung und den Abbau von Medikamenten und anderen Substanzen. Gerade beim Abnehmen muss die Leber besonders hart arbeiten und ist dankbar für jede Unterstützung. Man kann Mariendistel-Extrakt-Tabletten in der Drogerie oder Apotheke kaufen. Ich habe sehr gute Erfahrung mit »Carduus marianus« Urtinktur von Ceres gemacht. Ich nehme dreimal täglich fünf Tropfen, seitdem sind meine Leberwerte optimal.

Pyruvat: Bei Pyruvaten handelt es sich um Salze der Brenztraubensäure, die wiederum als Zwischenprodukt der Glykolyse ein Verbindungsglied zwischen Aminosäuren- und Glukosestoffwechsel darstellt. Als Endprodukt des Glukosestoffwechsels bildet sich Pyruvinsäure, deren Anion das sogenannte Pyruvat darstellt. Natürliche Quellen sind rohe Äpfel, Rotwein, manche Käsesorten und dunkles Bier. Aber: Es gibt zum Glück auch Tabletten! Denn man muss schon größere Mengen reines Pyruvat zu sich nehmen, um eine Wirkung zu erzielen: Ich nehme etwa fünf Gramm über den Tag verteilt vor den Mahlzeiten ein.

Forschungsergebnisse deuten darauf hin, dass Pyruvat durch die Verbrennung von Fett nicht nur eine sehr gute Wirkung bei der Gewichtsreduktion zeigt, sondern auch für höhere Leistung im Training sorgt, weil es die Muskelausdauer ansteigen lässt. Neben der positiven Wirkung bei der Gewichtsabnahme verbessert Pyruvat den Transport von Glukose und Protein in die Muskelzellen und steigert damit das Leistungsniveau im Training. Und diese Wirkung habe ich tatsächlich schon gespürt.

Taurin: Die Aminosäure hat vielfältige Funktionen im Körper. Sie unterstützt die Leber bei der Entsorgung von Toxinen. Außerdem hat sie eine leicht entwässernde Wirkung. Dass sie wach macht, ist nicht wissenschaftlich bewiesen, auch wenn Taurin gern und oft in Energydrinks verwendet wird. Ich nehme morgens zum Frühstück 500 Milligramm.

Vitamin C: Vitamin C kann den Körper beim Abnehmen unterstützen. Es ist auf jeden Fall einen Versuch wert. Untersuchungen haben ergeben, dass Probanden nach einer Vitamin-C-Infusion immerhin 100 Kalorien am Tag mehr verbrannt haben als zuvor. Eine Studie mit Marathonläufern, die täglich 1500 Milligramm Vitamin C zu sich nahmen, ergab, dass diese 30 Prozent weniger Cortisol im Blut hatten als ihre Kollegen, die nur Placebo bekommen hatten. Wenn man allerdings zu viel auf einmal zu sich nimmt, besteht die Gefahr für Durchfälle und Bauchkrämpfe. Deshalb empfiehlt es sich, mit 500 Milligramm pro Tag zu starten und in 500er-Schritten nach oben zu gehen, bis man merkt, es reicht. Die Grenze liegt bei jedem woanders. Manche vertragen nur zwei Gramm, andere bis zu fünf. Der Vitamin-Forscher und Nobelpreisträger Linus Pauling nahm sogar jeden Tag 18 Gramm Vitamin C zu sich – und starb 1994 mit immerhin 93 Jahren!

In Drogerien bekommt man günstig Ascorbinsäurepulver, Lutschtabletten oder hochdosierte Tabletten zum Schlucken. Ich nehme am liebsten Acerolatabletten. Das Vitamin C aus dieser Kirschart wird gut vom Körper aufgenommen.

L-Carnitin: Studien beweisen, dass vielen Übergewichtigen L-Carnitin fehlt. Der Körper kann nur etwa 20 bis 25 Gramm davon speichern, den Rest muss er aus den Aminosäuren Lysin und L-Methionin selbst bilden. Sportler wissen um die positive Wirkung von L-Carnitin: Es hilft, Fett in Energie umzuwandeln, kann aber noch viel mehr.

Leider kommt es hauptsächlich in rotem Fleisch vor, vor allem in Lammfleisch. Durch die von der Natur nicht so vorgesehene

Fütterung mit Getreide und Soja ist der L-Carnitingehalt in diesen tierischen Produkten extrem zurückgegangen. Ein L-Carnitin-Mangel aber macht müde – und dick. Das liegt daran, dass die Zellen unseres Körpers, besser gesagt, die Mitochondrien als Kraftwerke der Zellen, L-Carnitin benötigen, um Fett effektiv zu verbrennen. Es transportiert die Fettsäuren in eben diese Mitochondrien, wo sie zur Energiegewinnung verbraucht werden. Darüber hinaus schützt L-Carnitin aber auch als Antioxidans unser Herz und stärkt das Immunsystem. Es senkt die Cholesterin- und Triglyzeridspiegel, wirkt gegen chronische Müdigkeit und unter anderem auch gegen das prämenstruelle Syndrom. Außerdem spielt es im Bereich Anti-Aging eine wichtige Rolle.

L-Carnitin beeinflusst auch das Wohlbefinden positiv, verbessert die Durchblutung und hilft, das Hungergefühl in einem normalen Rahmen zu halten. Die Energie, die der Körper dank dieser wunderbaren Substanz zur Verfügung hat, kann er für neue Zellen, zur Abwehr von Krankheitserregern und/oder für sportliche Leistungen nutzen.

Wissenschaftler raten zu einer täglichen Aufnahme von 500 bis 2000 Milligramm pro Tag. Während einer Diät sollte man sogar 1000 bis 4000 Milligramm zu sich nehmen. Ich splitte meine Dosis von 3000 Milligramm in zwei Portionen, für morgens und abends. Zum Frühstück kombiniere ich die Tabletten mit Leinöl, einer wertvollen Omega-3-Fettsäuren-Quelle, da der Körper zum Abnehmen dringend auch genügend davon braucht.

Ich kaufe meine L-Carnitin-Vorräte immer in einem Laden für, sagen wir mal: Sportlernahrungsergänzungsmittel. In Wirklichkeit decken sich vor allem Bodybuilder dort mit Eiweißpulvern und anderen Mittelchen ein. Aber auch wenn man es ihnen nicht zutraut: Diese Muskelprotze wissen meist sehr, sehr gut über ihren Körper und die Vorgänge darin Bescheid. Auf jeden Fall kennen Bodybuilder schon lange die positive Wirkung von L-Carnitin auf den Muskelauf- und Fettabbau. Und warum soll man sich das nicht zunutze machen?

Zink: Schränkt man seine Kalorienaufnahme ein oder fängt gar an zu fasten, senkt der Körper automatisch die Umwandlung der Schilddrüsenhormone T4 in das stoffwechselaktive T3. Um dem vorzubeugen, sollte man zur täglichen Seleneinnahme (siehe Kapitel 4) unbedingt Zink zu sich nehmen. Ich nehme 15 Milligramm, das unterstützt zudem die Abwehrkräfte. Schon ein geringer Zinkmangel kann den Testosteronwert sinken lassen. Und Testosteron ist auch für Frauen unerlässlich für den Muskelaufbau und -erhalt (siehe oben).

Depressive Verstimmungen

Im Laufe einer Hashimoto-Erkrankung, oft schon lange vor der eigentlichen Diagnose, leiden viele Betroffene unter Stimmungsschwankungen, Panikattacken und Depressionen. Und viele Ärzte sind sehr schnell dabei, Antidepressiva zu verschreiben. Dass diese Tabletten das Problem allerdings nicht lösen, im Gegenteil oft noch größer machen, scheint ihnen nicht nachvollziehbar. In den meisten Fällen ist das natürlich Ausdruck der Hilflosigkeit dieser Mediziner angesichts der Komplexität der auftretenden Symptome. Ich selbst war mehr als einmal kurz davor, ein solches Rezept in die Hand gedrückt zu bekommen. Aber ich war mir immer sicher, dass es meiner Psyche schlecht geht, weil irgendetwas mit meinem Körper nicht stimmt. Und diese Ursache wollte ich aufgedeckt und ausgeräumt wissen. Nur meine Seele zu betäuben, schien mir nie die richtige Lösung.

Vor einiger Zeit bekam ich plötzlich Panikattacken. Und das auch noch zwischen Weihnachten und Silvester, an den Tagen, an denen man garantiert keinen seiner Ärzte erreichen kann. Ich kannte solche intensiven Angstgefühle nicht, die langsam mir aufstiegen, innerhalb kürzester Zeit die Macht über meinen Körper übernahmen und mich lähmten. Ehrlich gesagt war ich kurz davor, in eine Notarztpraxis zu fahren und mir eine Tablette dagegen geben zu lassen. Aber ich habe diesen Zustand ausgehalten und nur kurze Zeit später war klar, dass der Auslöser eine Histaminintoleranz war, die von einer zu großen Anzahl von Fäulnisbakterien in meinem Darm ausgelöst wurde. Seitdem kann ich verstehen, dass manche Menschen dankbar sind, mit einer kleinen Pille solch eine Situation, die einen in den Grundfesten erschüttert, schnell lösen zu können.

Ich möchte zum Thema Depression hier auch keine Ratschläge geben, weil das wirklich eine ernste, lebensverändernde Krankheit ist, die in professionelle medizinische und psychologische Hände gehört. Aber ich möchte Ihnen einige Informationen geben, anhand derer Sie eventuell die Auslöser für diese Beschwerden finden können (wenn Sie denn darunter leiden).

Wie schon erwähnt, können Entzündungen im Darm (oder irgendwo sonst im Körper) oder eine Fehlbesiedlung das Immunsystem und den ganzen Organismus so durcheinanderbringen, dass dies auch auf die Psyche Einfluss nimmt. Serotonin, das Glückshormon, wird im Darm gebildet. Läuft in diesem Organ etwas schief, kann die Serotonin-Produktion vermindert sein, die Stimmung leidet dann automatisch. Diesen Wert kann man im Blut checken lassen.

Ein Vitaminmangel kann ebenfalls Auslöser für Depressionen sein. Genau wie zu wenig Progesteron, Testosteron und DHEA – und das bei Männlein und Weiblein.

Und natürlich lähmt eine Schilddrüsenunterfunktion die

gute Laune. Ein Grund mehr, diese Krankheit so schnell wie möglich in den Griff zu bekommen. Und damit Ihr Leben! Geben Sie nicht auf. Es gibt eine Lösung! Und die heißt hundertprozentig nicht Antidepressiva.

KAPITEL 8

Entgiften! Den Körper »ausmisten«!
Ihre Leber wird es Ihnen danken

Dieses Kapitel rund um das Thema Entgiftung steht ein wenig abseits hier hinten im Buch. Aber es ist nichtsdestotrotz eines der wichtigsten! Denn wie schon in Kapitel 2 beschrieben, gehen viele Experten, die sich ernsthaft und ganzheitlich denkend mit den Krankheiten unserer heutigen Gesellschaft auseinandersetzen, davon aus, dass die vielen Autoimmunerkrankungen, zu denen auch Hashimoto gehört, in den meisten Fällen auf die große Umweltverschmutzung und ihre Folgen zurückzuführen sind. Sprich, wir vergiften uns Tag für Tag selbst. Aber: Man kann auch gar nichts dagegen tun! Denn zum Beispiel Plastikreste sind mittlerweile in jedem Fisch, der aus irgendeinem Meer gefischt wird, zu finden. Gifte aus der Luft lagern sich in den Böden ab und gelangen so unmittelbar in Gemüse, Getreide, Obst und andere pflanzliche Lebensmittel. Und so in unseren Körper und den unserer Kinder. Ganz zu schweigen von den Weichmachern und anderen Stoffen, die aus Plastikflaschen und anderen Verpackungen an die darin befindlichen Speisen und Getränke abgegeben werden.

Der Körper kann diese Gifte nicht bekämpfen oder auflösen, also lagert er sie irgendwo im Fettgewebe (auch in dem der Organe) ab. Und diese Organe bekämpft dann das Immunsystem fälschlicherweise. Bei uns Hashimoto-Patienten ist es die Schilddrüse, die so zerstört wird. Einerseits muss man natürlich die daraus resultierenden Symptome und aufschwelenden

Beschwerden therapieren. Aber man muss der ganzen Dramatik auch den Nährboden nehmen. Das bedeutet: Entgiften! Entgiften! Entgiften!

Leider dominiert in Deutschland und anderen westlichen Ländern unter Ärzten vor allem die Schlüsselloch-Diagnostik und -Therapie. Das bedeutet, man erkennt eine Erkrankung, ein Symptom und behandelt es unabhängig vom Rest des Körpers. Wie wir schon früher im Buch gesehen haben, hängt in diesem komplexen System Mensch aber alles irgendwie direkt oder indirekt miteinander zusammen. Deshalb kann man nichts exklusiv betrachten, sondern muss immer auch in andere Bereiche schauen. Wenn Sie nicht gerade einen sehr aufgeschlossenen und weiter denkenden Arzt erwischt haben, wird er Sie bei solchen Zusammenhängen verständnislos anschauen. Deshalb ist es umso wichtiger, dass Sie selbst aktiv werden. Und das Thema Reinigen und Entgiften ist ein guter Anfang – und auch relativ unproblematisch, selbst umzusetzen.

Ich war immer schon ein großer Fan von Reinigungskuren – und das bereits weit vor meiner Hashimoto-Erkrankung. Mit Anfang 20 habe ich zum ersten Mal gefastet. Fünf Tage ohne feste Nahrung, nur ab und an mal ein Schlückchen Mangosaft, wenn der Kreislauf zu sehr schwächelte. Das war eine unglaubliche Erfahrung, körperlich wie emotional. So eine Kur braucht allerdings Zeit, Ruhe und eine ordentliche Vor- und Nachbereitung. Und auch ich kann das nicht immer in meinen Terminplan einbauen. So habe ich mich auf die Suche nach Alternativen gemacht. Ich wollte die gleichen Ergebnisse ohne großen Aufwand: eine strahlend reine Haut, leuchtende Augen, neue Energie, besseren Schlaf und gute Laune. Ich wollte meinen Körper von den

Rückständen all der Medikamente befreien, die ich in den letzten Jahren einnehmen musste. Und: Ich wollte den Folgen von Hashimoto die Basis entziehen, sich in immer weiteren Dramen in meinem Körper auszubreiten und noch mehr Schaden anzurichten.

Nach und nach bin ich auf verschiedene Methoden gestoßen, die mal aufwendiger, mal einfacher durchzuführen sind. Und die unterschiedlich wirken. Aber eines haben sie alle gemeinsam: Man fühlt sich danach besser. Der Körper atmet geradezu auf. Wenn Sie sich müde, schwerfällig und träge fühlen und das Gefühl haben, aus dem Teufelskreis der immer neu auftretenden Beschwerden nicht ausbrechen zu können, dann probieren Sie eine dieser Kuren doch mal aus. Auch wenn Sie Ihre Ernährung umstellen, kann so eine Reinigungskur den nötigen positiven Push in die richtige Richtung geben. Aber ganz egal, was Ihr Antrieb ist: Ihre Leber, Ihre Niere und Ihr Darm werden es Ihnen auf jeden Fall danken!

Schüßler-Salze

Die Therapie mit Schüßler-Salzen wurde vom Homöopathen und Arzt Wilhelm Heinrich Schüßler (1821–1898) entwickelt. Er ging davon aus, dass Krankheiten allgemein durch Störungen des Mineralhaushalts in den Körperzellen entstünden. Es gibt zwölf sogenannte Funktionsmittel, die alle bestimmte Wirkungsbereiche abdecken. Zum Anregen des Stoffwechsels und zum Entschlacken habe ich immer die Salze Nummer 4, Nummer 8, Nummer 9 und Nummer 10 vorrätig.

Ich nehme davon jeden Tag je fünf Tabletten und lasse sie langsam nacheinander im Mund zergehen. Wichtig ist, danach ein großes Glas Wasser zu trinken. Diese Methode ist einfach in den Alltag einzubauen, perfekt für Menschen, die viel unterwegs sind oder nicht viel Zeit haben. Man spürt relativ schnell, dass sich im Körper etwas bewegt und die Entgiftung beginnt. Die Tabletten bekommt man in so gut wie jeder Apotheke. Für Menschen mit Lactoseintoleranz gibt es auch Globuli und Tropfen.

Man sollte schon ein paar Wochen dabeibleiben, da der Körper Zeit braucht, den Mineralienmangel auszugleichen und in Balance zu kommen. Am besten wiederholt man die Kur zweimal im Jahr.

Schüßler-Salze zur Entgiftung

Nr. 4 *Kalium chloratum* hilft Giftstoffe abzubauen, lindert Heißhunger und wirkt Schlappheit entgegen.

Nr. 8 *Natrium chloratum* reguliert den Flüssigkeitshaushalt im Körper, hilft Stoffwechselprodukte abzutransportieren und führt zu einer äußerst sanften Ausscheidung.

Nr. 9 *Natrium phosphoricum* hilft gegen Cellulite, stärkt die Lust auf Bewegung und sorgt für einen besseren Abbau von Giftstoffen.

Nr. 10 *Natrium sulfuricum* fördert den Fettstoffwechsel, stärkt die Verdauung und den Kreislauf.

DOL ALEX Kalzium & Magnesium

Das weiße Pulver enthält die für den Menschen bestmöglich verwertbare Zusammensetzung von Kalzium und Magnesium im Verhältnis 2:1. Es ist frei von Zusatz- und Aromastoffen sowie Rieselhilfen aller Art. Der Ur-Mineralstoff wird geschützt und schonend unter der Erde abgebaut und wirkt remineralisierend, entsäuernd, entschlackend und ausleitend. Ich nehme morgens zwei Teelöffel in stillem Wasser mit ein paar Spritzern Zitronensaft, Orangensaft geht genauso. Die Fruchtsäure verbessert den Geschmack und fördert die Kalziumaufnahme im Körper.

Mir tut dieses Naturprodukt einfach gut, andere berichten von immensen Verbesserungen ihrer Muskelschmerzen, Leber- und stressbedingter Beschwerden. Bei anderen verschwinden nach einigen Tagen ständige Kopfschmerzen und Migräne komplett. Da Magnesiummangel bei Hashimoto-Patienten besonders oft auftritt, viele keine Milchprodukte vertragen und daher die Kalziumzufuhr nicht gesichert ist, ist DOL ALEX meiner Meinung nach die beste Alternative zu handelsüblichen Mineralpräparaten.

Zeolith

Zeolith ist ein natürlich vorkommendes vulkanisches Gestein, das feinst zermahlen wird und durch seine spezielle Struktur und Oberflächenbeschaffenheit dann große Mengen Giftstoffe an sich binden kann, wie ein Schwamm. Das geschieht vor allem im Magen-Darm-Trakt, bevor die Toxine in den Blutkreislauf gelangen können. Über den Enddarm werden sie anschließend ausgeleitet. Zusätzlich zu dieser Entgiftungsfähigkeit gibt

Zeolith dem Körper dringend nötige Mineralien wie zum Beispiel das lebenswichtige Silizium zurück.

Silizium aktiviert den Zellaufbau, hemmt den Alterungsprozess und ist für die Elastizität und Festigkeit der Blutgefäße wichtig. Es wirkt zudem entzündungshemmend, stärkt das Immunsystem und beschleunigt die Wundheilung. Es gilt als Antioxidans und sorgt für einen guten Stoffwechsel. Glänzendes Haar sowie feste und gesunde Fingernägel gehen ebenso auf das Konto von Silizium. Wichtig vor allem für Frauen: Fehlt dem Körper Silizium, so lassen die Elastizität und Feuchtigkeit der Haut und des Bindegewebes deutlich nach.

Zeolith wird als gräuliches Pulver verkauft und in körperwarmem Wasser aufgelöst. Man nimmt es mit einstündigem Abstand zu Lebensmitteln und Medikamenten auf leeren Magen zu sich. So gelangt es innerhalb von ein paar Minuten durch den Magen in den Darm und kann dort seine komplette heilende und reinigende Wirkung entfalten. Ich nehme immer einen gestrichenen Teelöffel, das reicht schon aus.

Mein Favorit ist *Zeobent*, eine günstige Alternative zu vielen überteuerten Mitteln aus der Apotheke mit der gleichen wirkungsvollen Zusammensetzung. Dieses Produkt verbessert auch noch die Verdauung, viele fühlen sich nach der Einnahme einfach wohler.

Phönix-Kur

Die PHÖNIX Entgiftungstherapie vitalisiert die wichtigsten Entgiftungs- und Ausscheidungsorgane und aktiviert den Stoffwechsel. Ziel ist es, Giftstoffe, die sich im Bindegewebe und in den Körperzellen eingelagert haben, schonend über Leber, Niere, Haut, Lymphsysteme und Schleimhaut auszuleiten. Dadurch werden Funktion und Stoffwechsel aller Zellen im Körper und damit das Wohlbefinden verbessert.

Im Drei-Tages-Rhythmus wird zwischen drei unterschiedlichen Tropfen gewechselt:

Erster bis dritter Tag: Phönix Silybum spag. (3 x 60 Tropfen)

Vierter bis sechster Tag: Phönix Solidago spag. (3 x 60 Tropfen)

Siebter bis neunter Tag: Phönix Urtica-Arsenicum spag. (3 x 20 Tropfen)

Jeden Tag zudem: Phönix Thuja-Lachesis spag. (3 x 20 Tropfen)

- PHÖNIX Silybum spag. aktiviert die Stoffwechselprozesse in der Leber und fördert eine Normalisierung der Zusammensetzung des Gallensekrets, zudem hat es einen anregenden Effekt auf die Darmtätigkeit.
- Durch PHÖNIX Solidago spag. werden verstärkt toxische Stoffe über die Nieren ausgeschieden, indem die Durchblutung in diesen Organen angeregt und so eine erhöhte Filtrationsleistung erzielt wird.
- PHÖNIX Urtica-Arsenicum spag. löst die im Fett-, Binde- und Nervengewebe eingelagerten Gifte, die später über die Haut und Schleimhäute ausgeschieden werden.
- PHÖNIX Thuja-Lachesis spag. verbessert die Arbeit des körpereigenen Lymphsystems. Dadurch kommt es zur Rege-

neration der Immunfunktion und zum verbesserten Transport der Toxine aus dem Gewebe über das Blut und zu den Entgiftungs- und Ausscheidungsorganen Leber, Niere, Haut und Schleimhaut. Im Beipackzettel steht die Warnung, dass man das Mittel bei einer Überempfindlichkeit gegen Jod erst nach Absprache mit einem Arzt nehmen sollte. Ich habe die Kur zigmal durchgeführt und keine Nebenwirkungen bei der Einnahme gespürt. Wenn Sie allerdings sehr empfindlich auf Jod reagieren, würde ich eine der anderen in diesem Kapitel aufgeführten Methoden vorziehen.

Während der gesamten Ausleitungstherapie sollten Sie zusätzlich zu dem, was sie ohnehin trinken, noch etwa 1,5 Liter stilles Mineralwasser aufnehmen, damit die gelösten Abfallstoffe über die Ausscheidungsorgane zügig und ohne große Nebenwirkungen ausgeleitet werden können. Die Tropfen bestellt man in der Apotheke oder (meist günstiger) im Internet.

Colon-Hydro-Therapie

»Der Tod sitzt im Darm«, das wussten schon die alten Chinesen. Und genau da sammelt sich über die Jahrzehnte ganz schön was an Unrat und Altlasten an. Wer sich und seinem Körper etwas richtig Gutes tun möchte, kann sich bei einem Heilpraktiker oder Arzt eine Colon-Hydro-Therapie gönnen. Das ist eine Art Einlauf mit unglaublicher Wirkung! Man wird praktisch von innen heraus porentief rein gewaschen. Keine Angst, das läuft völlig schmerz- und geruchsfrei ab, auch wenn diese Methode den ein oder anderen erst einmal Überwindung kosten wird.

Durch ein rektal eingeführtes Rohr wird körperwarmes Wasser in den Darm geleitet. Währenddessen massiert der Therapeut den Bauch, damit das Wasser bis in die letzte Verästelung des Dickdarms gelangen kann und der Lymphfluss der Darmwände angeregt wird. Gleichzeitig läuft das Wasser samt gelöstem Darminhalt durch ein durchsichtiges, geschlossenes System wieder heraus. Bei den modernen Geräten ist eine beleuchtete Röhre angebracht, in der man genau sehen kann, was herauskommt. Und das ist wirklich erstaunlich: schwarze Steine, feiner Gries, Ablagerungen aller Art – Schlacken, die die Darmschleimhaut überzogen und damit am Arbeiten gehindert haben, und das meist Jahrzehnte lang! Nach etwa 45 Minuten ist die Sitzung zu Ende. Man fühlt sich leicht, vielleicht ein wenig wackelig auf den Beinen. Die Wangen sind rosig. Am besten gönnt man sich direkt danach ein Päuschen auf dem Sofa.

Ich habe gerade auch eine Colon-Hydro-Kur hinter mir, acht Sitzungen. Und Annika, die entzückende Heilpraktikerin, zu der ich einmal pro Woche gefahren bin, ist eine Meisterin der Bauchmassage. Außerdem hatte sie den Dreh raus, wie man mit Temperaturveränderungen des Wassers den Darm dazu bewegen kann, noch mehr Müll abzugeben.

Schon nach ein paar Sitzungen kehren Vitalität und gute Laune zurück, (Lebensmittel-)Allergien können verschwinden, die Verdauung verbessert sich, Hauterkrankungen schwinden. Die Leber profitiert von dieser Therapie, und vielen Migränepatienten und Menschen mit Depressionen kann mit dieser Methode geholfen werden.

Alternativmediziner empfehlen gerade chronisch Kranken die Colon-Hydro-Therapie, in den USA gehört sie bei Krebspatienten schon zum Standardprogramm. Sie stammt eigentlich aus der US-Raumfahrtforschung und dient in Raumgleitern den Kosmonauten noch heute als saubere Methode der Stuhlentleerung.

Gesetzliche Krankenkassen übernehmen die Kosten in der Regel nicht, private je nach Vertragsinhalt schon.

Chlorophyll & Gerstengrassaft

Chlorophyll, vereinfacht gesagt das Blattgrün der Pflanzen, wird manchmal auch »flüssiges Licht« genannt. Es stoppt den Stoffwechsel von Giftstoffen im menschlichen Körper und entsäuert – das vor allem im Verdauungstrakt. Gerste entgiftet zusätzlich den Darm, wirkt stark basisch und unterstützt unter anderem die Wirkung von Leber und Bauchspeicheldrüse, unseren klassischen Entgiftungsorganen. Diese beiden Stoffe, Chlorophyll und Gerste gibt es vereint in einem Produkt: *PhytoLife*, einem dunkelgrünen Saft mit Minzgeschmack. Davon nehme ich morgens und abends auf möglichst leeren Magen einen Esslöffel in einem Glas stillem Wasser. Schmeckt super frisch – und verbessert die natürliche Entgiftung meines Körpers. Die Flasche (740 Milliliter) kann man im Internet bestellen.

Alpha-Liponsäure

»Liponsäure ist eines der mächtigsten Antioxidantien, die der Mensch kennt!« Das sage nicht ich, sondern der führende Antioxidantienforscher der Welt, Dr. Lester Packer, Professor für molekulare Zellbiologie an der berühmten Berkeley-Universität. Alpha-Liponsäure sorgt nicht nur dafür, dass wir weniger schnell altern, sondern ist auch ein wichtiges Hilfsmittel, wenn es um die Entgiftung des Organismus geht: Es gibt neben der Mariendistel kaum ein besseres Mittel, um die Leber zu schützen. Und: Es steigert die körpereigene Glutathion-Bildung. Glutathion wiederum bindet Gifte im Verdauungstrakt und ist Katalysator für viele Entgiftungsenzyme in unserem Körper. Bei vielen Autoimmunerkrankten ist der Glutathionspiegel zu niedrig. Alpha-Liponsäure kann da auf sanfte Art und Weise Abhilfe schaffen. Ich nehme 600 Milligramm täglich in Form von Kapseln. Da mein Magen manchmal etwas empfindlich reagiert, schlucke ich die Tabletten zum Essen.

Vitamine, Vitamine, Vitamine!

Kein Körper kann richtig entgiften, wenn ihm die lebenswichtigen Vitamine fehlen. Achten Sie deshalb unabhängig von den vorausgegangenen Vorschlägen immer darauf, dass Sie ausreichend versorgt sind! Ganz wichtig ist hierbei das Entgiftungsvitamin schlechthin, Vitamin C! Es macht die Gifte wasserlöslich und erleichtert so den Abtransport. Aber auch Zink, die Palette an B-Vitaminen, Selen, Vitamin E und Magnesium sollten nicht fehlen. Lassen Sie im Zweifel einen potenziellen Mangel im Blut feststellen, bevor Sie zu Ergänzungsmitteln greifen.

Schlusswort

Loslassen fällt mir schwer. Das tat es schon immer. Einerseits ist das ein Vorteil, weil ich mit mehr Ausdauer auf ein Ziel hinarbeiten kann, als es vielleicht ein anderer tun würde. Ich bin mir sicher: Hätte ich diesen langen Atem und eben auch diesen Dickkopf an mancher Stelle nicht gehabt, ich wäre heute nicht da, wo ich jetzt – gesundheitlich – stehe. Ich möchte gern aus allem das Beste rausholen: aus meinem Job, meiner Partnerschaft, meinem Körper, meiner Figur, aus mir selbst ...

Aber dank Hashimoto (ich hätte nie gedacht, dass ich jemals einen Satz so beginnen würde!) habe ich gelernt, dass es manchmal einfach so gut ist, wie es gerade ist. Dass ich mich auch morgen oder nächste Woche wieder anstrengen kann, um etwas zu verändern. Und heute einfach nur mal genießen sollte, wie das Leben so ist. Und eigentlich ist es gut zu mir, wenn ich ganz ehrlich bin.

Ich habe gelernt, mit meinem Körper zu leben und nicht gegen ihn. Lange Zeit war er mein Feind – unbeherrschbar, manchmal böse. Und ich stand ihm machtlos gegenüber und versuchte oft genug, auch mit unlauteren Mitteln, ihn niederzuringen. Mittlerweile weiß ich, dass es gar nicht darum geht, ihn zu beherrschen, sondern ihm etwas Gutes zu tun. Denn er und ich sind eine Einheit. Alles, was ich ihm antue, spüre auch ich irgendwann schmerzhaft.

Nach fünf Jahren Pause habe ich zum Beispiel wieder Yoga für mich entdeckt. Ganz zufällig sah ich im Urlaub in Südafrika in einer Frauenzeitschrift eine Übung – den Kranich –, die mich reizte, sie auszuprobieren. Früher war ich jeden Sonntag um 10 Uhr in der Bikram-Yoga-Klasse meiner Freundinnen Marlen und Judith zu finden. Aus dem Bett direkt auf die Matte. Ganz so weit bin ich noch nicht wieder. Aber ich nähere mich dem langsam an, weil ich weiß, wie gut die Übungen meinem Körper und meiner Seele tun. Und beim Thema Ernährung geht es mir nicht mehr nur darum, was ich essen muss, um abzunehmen. Ich möchte mit mir, mit meinem Körper im Reinen sein, im Einklang leben, mir was Gutes tun und Spaß daran haben.

Aber nicht, dass Sie jetzt denken, ich wäre auf dem Weg zur Heiligen oder praktisch schon erleuchtet! An manchen Tagen funktioniert es besser, an anderen überhaupt nicht. Nach einem entspannten Höhenflug kommt meist noch immer ein krachender Tiefschlag. Und: Mein zweiter Name ist und bleibt Ungeduld. Das wird sich wohl in diesem Leben auch nicht mehr ändern. Aber ich kann mit all dem mittlerweile einfach besser umgehen. Ich akzeptiere Tage, die nicht so toll laufen, und habe gelernt, das einfach so hinzunehmen. Ich kann besser wertschätzen, was es alles Positives in meinem Leben gibt: meinen Mann (der wirklich keine leichten Jahre mit mir hatte), meine Familie, Freunde, meinen Job, meine wunderschöne Heimatstadt Hamburg, eine Joggingrunde an der Außenalster, ein Kaffee in der ersten Frühlingssonne und und und.

Heute bin ich an einem Punkt in meinem Leben, an dem ich wieder vertrauen kann. Ein Gefühl, das ich eine ganze Zeit lang verloren hatte. Und das ist ein schrecklicher Zustand, finde ich. Plötzlich war alles so unberechenbar, mein Körper, meine Stimmung, ich ... Jetzt fühle ich mich wieder geborgen in meiner Welt.

Ich gebe jedem Tag die Chance, ein guter zu werden. Und ich bin stolz auf das, was ich geschafft habe. Denn mir ist bewusst, dass ich es vor allem mir selbst zu verdanken habe, dass es heute wieder ganz viele lichte Momente in meinem Leben gibt, echtes Glück, viel Lachen und Vorfreude auf das, was noch kommt.

Ich hoffe, ich konnte mit diesem Buch dazu beitragen, dass Sie sich und Ihrem Körper auch wieder ein bisschen mehr vertrauen und dass Sie wieder an sich glauben können. Sicher können wir diese Krankheit nicht ausblenden. Aber wir können bestimmen, wie viel Raum wir ihr in unserem Leben geben. Und wie wir diesen Raum besetzen – negativ oder positiv. Seitdem ich die Krankheit Hashimoto angenommen habe, als Teil von mir, kann ich besser damit umgehen. Ich fühle mich nicht mehr als Opfer oder gar ausgeliefert. Ich verzweifle nicht mehr. Sie ist eine tägliche Herausforderung, sicher. Aber damit komm' ich klar. Und ich bin mir ganz sicher: Sie auch!

Buch & Web

Büchertipps

Nebenniere und Erschöpfung:

Dr. James Wilson: Grundlos erschöpft, Goldmann, München 2011.

Shawn Talbott: The Cortisol Connection, Hunter House (bisher nur auf Englisch), Alameda 2007.

Shawn Talbott: The Cortisol Connection Diet, Hunter House (bisher nur auf Englisch), Alameda 2004.

Entspannung:

Andy Puddicombe: Mach mal Platz im Kopf. Meditation bringt's!, Menssana, München 2012.

Anton Pichler: Die 7-Minuten-Buddha-Meditation, Gräfe und Unzer, München 2012.

Paul J. Kohtes: Das Buch vom Nichts (inklusive CD), Gräfe und Unzer, München 2012.

Kohlenhydratfreie Ernährung:

Fran McCullough: Living Low Carb. Leben ohne Kohlenhydrate, Novagenics, Arnsberg 2004.

Arthur de Vany: Die Steinzeitdiät, books4success, Kulmbach 2012.

Michael R. & Mary Dan Eades: Protein Power, Bantam (bisher nur auf Englisch), New York 1996.

Abnehmen mit Schilddrüsenunterfunktion/Hashimoto:

Mary J. Shomon: Thyroid Diet, Thorsons (bisher nur auf Englisch), London 2004.

Progesteronmangel:

Michael E. Platt: Die Hormonrevolution, VAK-Verlag, Kirchzarten 2009.

Normale Schilddrüsenwerte, aber es geht Ihnen noch immer nicht gut:

Datis Kharrazian: Why Do I Still Have Thyroid Symptoms? When My Lab Tests Are Normal, Theoklesia (bisher nur auf Englisch, wird in Kürze auf Deutsch erscheinen), New York 2010.

Hashimoto und Hilfreiches im World Wide Web

Facebook:

Auf meiner Facebookseite »Hashimoto Deutschland« erfahren Sie regelmäßig Neues über mein Leben mit der Krankheit, und

Sie können sich mit anderen Betroffenen austauschen, Fragen stellen und selbst Tipps geben. Eine schöne Plattform und ein Zufluchtsort, wenn man mal wieder das Gefühl hat, ganz furchtbar allein zu sein mit all den Problemen, die Hashimoto so mit sich bringt.

www.hashimoto-deutschland.de

Auf der Website zu diesem Buch finden Sie regelmäßig Aktualisierungen, Kontaktadressen, eine Liste von empfehlenswerten Ärzten und Selbsthilfegruppen und immer wieder neue Geschichten von anderen Betroffenen.

ganzimmnun.de

Das Labor von Dr. Ralf Kirkamm macht für mich die besten (Blut-)Tests. Dort kann man zum Beispiel auch ein Neuro-Balance-Package bestellen, mit dessen Hilfe man ein Tagesprofil der Nebennierenhormone DHEA, Cortisol, Adrenalin und Noradrenalin anfertigt.

ImmuPro300

Auf der Internetseite www.immupro300.de erfahren Sie alles rund um den Nahrungsmittelunverträglichkeitstest. Wenn Sie den Verdacht haben, dass solch eine Unverträglichkeit auch bei Ihnen Auslöser zahlreicher Symptome sein könnte, sprechen Sie Ihren Arzt darauf an, ob er bei Ihnen den Test durchführen würde. Ein Röhrchen Blut reicht schon aus, um schnell Gewissheit zu haben.

www.gesund-aktiv.com

Auf dieser Website finden Sie Ärzte und Heilpraktiker in Ihrer Nähe, die das Stoffwechsel- und Abnehmprogramm anbieten.

Nahrungsergänzungsmittel:

Grüntee-Extrakt, L-Carnitin und sämtliche Aminosäuren bestelle ich bei www.body-attack.eu. Soll es etwas exotischer sein, gehe ich auf www.biovea.com/de. Der Versand ist hier kostenlos, es dauert allerdings ein paar Tage.

DOL ALEX Kalzium und Magnesium:

Das Pulver bekommen Sie unter www.kalzium-magnesium.de. Eine Lieferung enthält 2 x 1 Kilo (reicht für etwa 500 Tage).

Progesteroncreme und andere bioidentische Hormone:

Die Klösterl Apotheke in München (www.kloesterl-apotheke.de) hat eine lange Tradition und ist eine zuverlässige, professionell arbeitende und sehr nette Quelle für Medikamente dieser Art. Ihr Arzt oder Sie selbst müssen das Rezept für Ihr Medikament nach München schicken – oder vor Ort vorbeibringen, wenn Sie in der Nähe wohnen. Im Internet kann man sich das Bestellformular herunterladen.

Kälbernebennierentabletten:

Bei einer Nebennierenschwäche empfiehlt der amerikanische Arzt und Bestsellerautor Dr. James Wilson in seinem Buch

Grundlos erschöpft Tabletten aus Kälbernebennieren als wirksame und nebenwirkungsfreie Alternative zu Cortison. Ich hab' sie ein paar Monate lang genommen und war begeistert von der schnellen Wirkung. Allerdings muss man auch rechtzeitig wieder anfangen, sie langsam abzusetzen, auszuschleichen sozusagen. Nach meinen Recherchen bekommt man die »Cytozyme-AD« von Biotics am günstigsten bei vitamineland.de.

Zeolith und Bentonit:

Für eine einfach durchzuführende Entgiftung benutze ich Zeobent, eine Mischung aus Zeolith und Bentonit, die man günstig im Internet bekommt. Das Pulver, mit einer Stunde Abstand zum Essen und Medikamenten eingenommen, bindet große Mengen an Giften im Darm an sich und schleust sie aus dem Körper.

Ingwertropfen:

Egal, ob eine Erkältung im Anmarsch ist, man den Stoffwechsel ein bisschen pushen möchte oder der Magen rebelliert – ich hab' für all diese Zwecke immer ein Fläschchen Ingwertropfen in der Handtasche dabei. Gibt's für ein paar Euro in der Apotheke.

Danksagung

In guten wie in schlechten Zeiten ... Ich hoffe, die schlechten Zeiten haben wir jetzt ausgereizt! Es gibt nur einen Menschen auf der Welt, der alles, was da in den letzten Jahren (Schlimmes) passiert ist, so hautnah mitbekommen hat: mein Mann! Du bist meine Stütze, mein Anker, mein Zuhause, und ganz oft waren und sind deine Arme meine einzige Rettung. Du hast mich so oft aufgerichtet, gehalten und ermutigt. Ich bin unendlich dankbar und voller Demut, dass es dieses »uns« gibt. Und ich weiß, ohne dich wäre ich heute nicht so stark, nicht so entschlossen, nicht so begeistert für diese Sache. Deine Liebe hat einen ganz großen Anteil an all dem, was ich heute bin. Ich bin so stolz und glücklich, deine Frau zu sein. Dieses Buch ist auch für dich. Unsere Geschichte, die immer gut ausgeht, solange wir zusammen sind. Ich liebe dich!

Ich weiß, ihr saßt so oft hilflos vorm Telefon und habt meine traurige Stimme gehört. Es tut mir unendlich leid, dass ich eure Herzen zerrissen habe, Mama und Papa! Verzeiht die Sorgen, die ich euch gemacht habe. Egal, was auf dieser Welt passiert, ich weiß, ihr seid für mich da. Und ich liebe euch unendlich!

Die größte medizinische und auch eine wichtige menschliche Stütze in den letzten Jahren und immer noch ist Dr. Til Steinmeier. Einfach nur Danke zu sagen, würde das nie aufwiegen, was er an Zeit für mich geopfert hat. All seine Bemühungen und die nach Feierabend, an Festtagen und Wochenenden geschriebenen E-Mails voller Tipps und Ideen haben mich jedes Mal weitergebracht, haben mich getröstet und mir oft neuen Mut gegeben. Ich wünschte, solche Ärzte gäbe es überall und für jeden. Dann sähe die Welt der Hashimoto-Patienten rosiger aus. Danke, danke, danke!

Dr. Jörn Reckel ist der Mann mit der größten Energie und dem unglaublichsten Enthusiasmus, den ich je kennenlernen durfte. Selbst nachts um zwölf gilt all seine Aufmerksamkeit seinen Patienten. Und zur »Erholung« geht er auf Vortragsreise, damit möglichst viele Betroffene von seinem unerschöpflichen Wissen profitieren können. Dass ich eine davon sein durfte, hat mich oft aus den tiefsten Tälern der letzten Jahre gerettet. Von Dr. Reckel habe ich viel gelernt, und es ist immer wieder fesselnd und spannend, ihm zuzuhören. Meine tiefe Bewunderung und größten Respekt!

Kirsten Gröling macht die beste Lymphdrainage der Welt! Und sie ist eine grandiose Heilpraktikerin, die mir immer wieder neue Impulse gegeben hat und von deren Wissen auch ganz viel in diesem Buch steckt. Die kleinen, feinen Verbindungen im Körper, das, was man nicht mit Antibiotika, sondern mit sanften Mitteln behandeln kann, den Körper mit Geduld und Ruhe wieder in Balance bringen, das habe ich von ihr gelernt. Danke, du bist die Beste!

Auch wenn ich mich lange Zeit und viel zu Hause eingeschlossen habe und die Welt nicht an mich ranlassen wollte, gab es immer Menschen, die mir zugehört haben – immer wieder. Freunde, die da waren, bei denen ich mein Herz ausschütten und einfach ich sein konnte, in diesem Moment – mit all meiner Wut, meiner Trauer und auch meinen Ängsten. Sie haben dafür gesorgt, dass die letzten Jahre auch schöne und lustige Seiten hatten, dass ich mich nicht allein und unverstanden gefühlt habe. Und das ist manchmal noch wichtiger als eine Tablette, eine Therapie oder eine Diagnose. Ein ganz großes, von Herzen kommendes Danke gebührt Benjamin, Claudia, Filiz, Jörg, Roberta, Steffi und Thomas.

Register

Der, der sagt, es sei nicht möglich,
sollte dem nicht im Wege stehen, der es tut.

Chinesisches Sprichwort

Inhalt

Vanessa Blumhagen

Die
Hashimoto
Diät

mvgverlag

Vorwort

Die Industriestaaten sind längst eingetreten in das Zeitalter der chronischen Erkrankungen. Während in den Fünfzigerjahren des letzten Jahrhunderts in den Praxen noch circa 80 Prozent akute Fälle und circa 20 Prozent chronische Fälle behandelt wurden, ist das seit den Neunzigerjahren genau umgekehrt: 80 Prozent chronisch Kranke stehen 20 Prozent akut Kranken gegenüber. Inzwischen gibt es zahlreiche Praxen, die ausschließlich chronisch Kranke behandeln.

Hashimoto Thyreoiditis, diese Autoimmunerkrankung, die eine chronische Entzündung der Schilddrüse bewirkt, hat sich regelrecht zur Volkskrankheit entwickelt. Allein etwa zehn Millionen Deutsche, darunter besonders viele Frauen, leiden an der langsamen Zerstörung ihrer Schilddrüse.

Unsere Universitätsmedizin hat zweifelsohne zahlreiche und hilfreiche Verdienste erbracht. Jedoch mit ihren Anti-Mitteln wie Anti-Biotika, Anti-Diabetika, Anti-Depressiva, Anti-Hypertensiva, An-Algetika (Schmerzmitel), Anti-Phlogistika (gegen Entzündungen) etc. pp. (die Liste ließe sich fortsetzen) können zwar die Symptome gelindert, aber keineswegs die Ursachen geheilt werden. Diese Mittel und ihre starke Verbreitung tragen sogar oft zur Chronifizierung der Erkrankungen bei, womit die Medizin in manchen Fällen schlimme Schäden verursacht, wie der Arzt Vernon Coleman in seinem Buch »Wie Sie Ihren Arzt davon abhalten, Sie umbringen« aus dem realen Leben darstellt. In jedem Fall ist der moderne, technisch extrem hochgerüstete Arzt kein Heiler, sondern meistens ein Symptomverwalter.

Gerade bei Hashimoto Thyreoiditis ist es jedoch unabdingbar, die Ursache für Schlafstörungen, Haarausfall, Gewichtszunahme und Depressionen anzugehen, um dauerhaft zu einem stabilen Wohlgefühl zurückzufinden. Nur ein Zusammenspiel aus richtiger Ernährung, fein abgestimmter Bewegung, gut gewählten Medikamenten und sinnvollen Gewohnheiten bringt den Erkrankten die Balance und das Wohlfühlgewicht zurück.

Aus diesem Grund müssen wir Medizin in wesentlichen Bereichen von Grund auf neu denken. Welche Wege haben wir bisher vernachlässigt, welche Möglichkeiten haben wir bisher noch gar nicht bedacht? Medizin muss wieder kreativ, schöpferisch, lebendig werden und muss sich an den Regeln und Gesetzen der Natur orientieren. Medizin darf nicht nur ein bürokratisch-technokratisches Monstrum sein. Ärzte müssen den Mut und die Fähigkeit wiedererlangen, aus dem aufgezwungenen Normenzwang auszubrechen, und müssen wieder die individuellen und die von der Natur vorgegebenen Regeln und Gesetze sowie die ganzheitliche Funktionsweise eines Körpers verstehen lernen.

Wir Ärzte müssen wieder lernen, wie alles mit allem zusammenhängt und einander bedingt, anstatt nur Spezialist für ein einzelnes, isoliertes Organ zu sein. Wir müssen wieder begreifen, wie die Funktion der Schilddrüse zusammenarbeitet mit der Nebennierenrinde, dem Nebennierenmark, den Eierstöcken und den Hoden, der Verdauungsleistung des Darms, der Leber, der Galle und der Bauchspeicheldrüse. Wir Ärzte müssen wieder die Regelkreise dieses Gesamtkunstwerkes verstehen lernen.

Nichts ist perfekter als die Natur. Nichts ist klüger, als ihre Gesetze zu verstehen und zu beherzigen. Wir Ärzte müssen wieder

den unendlichen Reichtum und die erstaunlichen, oft verblüf-
fenden Möglichkeiten der Naturheilmittel und den entscheiden-
den Einfluss der Lebensmittel auf unsere Gesundheit verstehen
lernen, statt ausschließlich die Anti-Mittel der Pharmakonzerne
auswendig zu lernen.

Die nahezu vollständige Ausblendung der Umweltmedizin, der
Ernährungslehre, der biologischen und ganzheitlichen Medizin
legt ein eher trauriges Zeugnis davon ab, in welchem Umfang
der Anti-Mittel-Lobbyismus die Universitätslehre beherrscht.
Ärzte sollten den Mut aufbringen, die universitätstypische Logik
»weil ich es nicht kenne, ist es falsch« auf den Müllhaufen der
Geschichte zu werfen.

Wenn wir unseren Verstand aus den Zwängen und Verkrustun-
gen akademischer Denkwege befreien, gibt es neue und altbe-
währte Wege in der Medizin, die sich nicht nur einer Symptom-
verwaltung mit zahlreichen unerwünschten Nebenwirkungen
unterwerfen, sondern tatsächlich die Ursachen des Krankseins
erforschen, erkennen und erfolgreich behandeln. Hierzu muss
Medizin wieder frei sein: vorurteilsfrei, ideologiefrei, barriere-
frei, lobbyismusfrei. Dadurch ergeben sich freie, neue Wege.

Vanessa Blumhagen ist als Journalistin mit freiem und unvorein-
genommenem Verstand der »Neuen Medizin« auf der Spur. Ihr
klarer, genauer Verstand zeichnet ein präzises Bild der Möglichkeiten, die alle Menschen interessieren werden, die nach Hilfe
und Lösungen bei chronischen Krankheiten suchen. Sie hilft
uns, Hashimoto in seinen größeren Zusammenhängen zu begreifen, bietet brauchbare und wirkungsvolle Anregungen, zeigt
neue, gangbare Wege auf, leistet damit ebenso konkrete wie um-

fassende Hilfe und bringt es fertig, von Hashimoto Betroffene trotz ihrer Krankheit zu einem belastbaren und verlässlichen körperlichen Wohlgefühl zu verhelfen.

Das Verdienst, das sich Vanessa Blumhagen mit diesem Buch erworben hat, ist nicht hoch genug zu schätzen.

Hamburg, im April 2014

Dr. med. Til Steinmeier

Dr. Steinmeier führt eine Praxis für biologische, ganzheitliche und Umweltmedizin in Hamburg.

»Vanessa Blumhagen schreibt blitzehrliche Bücher für Patienten, für Menschen, für Hilfesuchende. Und sie gibt wirkliche Antworten und Hilfe. Direkt umsetzbar. Direkt helfend. Weiter so, meine Patienten lieben sie!«

Dr. Harold Eymer, Zahnarzt (Hamburg)

»Die Art und Weise, wie Vanessa Blumhagen mit dem leider stark vernachlässigten und wichtigen Thema Hashimoto umgeht, ist herausragend. Ich habe viele Patienten mit diesem Krankheitsbild, und fast alle haben lange Odysseen hinter sich auf dem Weg zur Diagnosestellung und sogar auch danach. Dieses Buch ist nicht nur ein informativer Leitfaden für die Betroffenen, sondern öffnet die Augen für Schulmediziner und Kollegen, sich mit dieser Autoimmunkrankheit intensiver zu beschäftigen. Für mich eine Pflichtlektüre, die auch noch Mut macht!«

Kirsten Gröling, Heilpraktikerin (Hamburg)

»Auch wir haben einen langen Weg hinter uns, mittlerweile Hashimoto im Doppelpack. Nach der ersten Diagnose fühlten wir uns immer wieder alleine gelassen mit einer Erkrankung, die häufig nicht ernst genommen wurde und die kaum jemand zu kennen schien. Durch Frau Blumhagens Buch und ihr ungebremstes Engagement, auf Hashimoto aufmerksam zu machen, hat sich das komplett geändert. Verwandte und Freunde erzählen, sie hätten darüber gelesen, und wenn wir uns heute mit anderen über Hashimoto unterhalten, heißt es oft: ›Ach, darüber habe ich einen Bericht gesehen/gelesen.‹ Es bewegt sich etwas, und das zu erleben ist großartig!«

Kerstin Burkard & Marius Cramer (Koblenz)

»Durch das Buch von Frau Blumhagen habe ich die natur-
heilkundliche Richtung eingeschlagen. Sogar mein Endo-
krinologe in Palma war begeistert. Tägliche Substitutio-
nen nach genauer Analyse machen mein Leben wieder
lebenswert, da ich schon kurz vor Psychopharmaka-Ein-
nahme stand. Danke, liebe Vanessa Blumhagen, für die
gute Recherche und für die wertvollen Tipps für meine
eigenen Patienten, denen ich natürlich voller Begeisterung
davon erzähle.«

Klaus Zeumer, Heilpraktiker (Palma de Mallorca)

»Als ich 2002 die Diagnose Hashimoto bekam, war ich
zunächst einmal geschockt. Mittlerweile habe ich gelernt,
mit der Krankheit umzugehen. Allerdings hatte ich Probleme, schwanger zu werden, und auch in der Schwangerschaft hatte ich heftige Hormonschwankungen. Zum
Glück habe ich einen sehr guten Endokrinologen und
Vanessa Blumhagen, die wichtige Aufklärungsarbeit leistet. Denn ich habe immer noch oft das Gefühl, dass viele
keine Ahnung von der Dimension der Krankheit haben.«

Eva Imhof, RTL-Moderatorin (Berlin)

»Berufsbedingt habe ich ein paar Hundert Bücher gelesen
und nur wenige regelrecht in mich aufgesaugt. Das Hashimoto-Buch meiner Berufskollegin Vanessa Blumhagen
gehört dazu. Natürlich, weil es auch meine Gesundheit
beziehungsweise Krankheit betrifft, aber nicht nur. Das
Buch ist großartig. Sehr aufwendig recherchiert, inhalt-
lich fundiert, gut gegliedert, verständlich formuliert und
auch ohne Fotos und Grafiken prima serviert. Zwei wichtige Botschaften stehen im Mittelpunkt: Schilddrüsener-

krankungen sind so komplex, dass hier keine Wunder-
pille allein hilft. Und der Kampf dagegen kann einen verrückt machen. Es tröstet, wenn man weiß: Anderen geht's
auch so. Man kann sich vergleichen. Und die zweite Botschaft ist noch wichtiger im Alltag beim Onkel Doktor:
Patienten, lasst euch nicht von Ärzten einlullen (»Da kann
man nichts tun«) oder gar als Hypochonder abqualifizie-
ren (»Sie bilden sich alles nur ein«). Danke im Namen der
Schilddrüsenpatienten. Hoffentlich lesen das auch Ärzte.«

Dr. Tomas Kittan, Zeitungsredakteur (Berlin)

»Ich habe Vanessa im Rahmen einer Reportage über
Hashimoto vor einem Jahr kennengelernt. Ich wusste noch
nicht genug über die Krankheit, also fragte ich Vanessa.
Sie gab mir Infos über Ärzte, Heilpraktiker und Medikamente. Das ganze Wissen, was sie schon zusammengetragen hat, reicht ihr nicht. Vanessa forscht immer weiter und
trägt das neu gewonnene Wissen in ihren Büchern zusammen und macht es so für jedermann zugänglich. Vanes-
sas Bücher sind in keinem Fachchinesisch geschrieben,
alles ist gut verständlich! Auch auf der von ihr ins Leben
gerufenen Facebook-Seite ›Hashimoto Deutschland‹ ist
sie immer bereit, sich den Fragen der User zu stellen oder
andere Hilfe an die Hand zu geben. Liebe Vanessa, mach
weiter so!«

Sylvia Soppa (Hamburg)

»Wenn ich mich so umschaue, habe ich in meinem Umfeld
eigentlich *keine* Freundin, Kollegin oder Bekannte, die
nicht unter ihrer Schilddrüse leidet. Und jede Frau plagen
andere Symptome. Manche mehr, manche weniger. Eines

aber haben alle gemeinsam: Sie sind froh, dass Vanessa ihr geballtes Wissen aufgeschrieben hat. Das verkürzt so manchen Ärztemarathon.«

Anna Funck, MDR-Moderatorin (Hamburg/Dresden)

1. KAPITEL

Von der Diagnose zum ersten Buch – und was danach passierte …

Es ist etwa ein Jahr her, dass ich vor meinem Laptop saß und alles aufschreiben wollte. Über meine Geschichte mit der Autoimmunerkrankung Hashimoto Thyreoiditis, meine Odyssee von Arzt zu Arzt, meine Verzweiflung, die vielen Tränen und die Wut darüber, dass mir nicht geholfen wurde, bis zur selbst gestellten Diagnose und weiter bis zu einem (wieder lebenswerten) Alltag mit dieser Autoimmunkrankheit.

Ich hatte das Konzept damals schon im Kopf, genau wie jetzt. Ich war voller Begeisterung. Wenn ich nur ein paar Menschen erreichen könnte, einigen helfen könnte, besser mit der Krankheit zu leben … Doch was alles passieren würde, nachdem mein erstes Buch »Jeden Tag wurde ich dicker und müder« im April 2013 erschienen war, hätte ich nie zu träumen gewagt!

Das Buch stieg innerhalb kürzester Zeit in der Spiegel-Bestsellerliste in die Top Ten ein. Fernsehsender in Deutschland und Österreich, Tageszeitungen, Frauenzeitschriften und People-Magazine berichteten plötzlich über eine Krankheit, deren Namen zuvor kaum einer je gehört hatte. Und sie tun es noch immer!

Bei Vorträgen stand ich Hunderten Frauen (und einigen Männern) gegenüber, die mich mit Fragen überschütteten und mich am Ende der Veranstaltung vor lauter Dankbarkeit unbedingt

17

drücken wollten, weil sie endlich Licht sahen am Ende eines deprimierenden, scheinbar endlosen Tunnels.

Und auch heute noch sprechen mich fast jeden Tag Menschen an – auf der Straße, beim Einkaufen, bei Veranstaltungen oder im Freundeskreis – und erzählen mir ihre Hashimoto-Geschichte. Mein Team von Hashimoto Deutschland und ich bekommen so viele Mails, Briefe, Faxe, Facebook-Nachrichten, dass wir die Flut kaum bewältigen können. Die Betroffenen fühlen sich zum ersten Mal verstanden, finden sich in meinem Buch und den Erzählungen anderer Hashimoto-Patienten auf unserer Facebook-Seite Hashimoto Deutschland und unserer Website (www.hashimoto-deutschland.de) wieder.

So schrieb mir Sandra A.-K.: »Ich stehe noch ganz am Anfang mit Hashimoto und bin gerade dabei, selbst so viele Informationen wie möglich über diese Krankheit zu erfahren. Ihr Buch habe ich verschlungen. Es hat mir sehr geholfen, mir Zweifel an mir selbst genommen, warum ich es einfach nicht schaffe, durch Sport und Ernährungsumstellung (kohlenhydratarm) abzunehmen, und auch noch ständig zunehme! Ich wollte mich ganz herzlich bei Ihnen bedanken, weil Sie mir die Augen geöffnet zu haben.«

Es gibt aber auch immer wieder traurige Geschichten: Eine 33-jährige Frau, die wegen ihrer unbehandelten Hashimoto-Erkrankung früh verrentet wurde. Solche Schicksale machen mich wütend, aber spornen mich auch immer wieder dazu an weiterzumachen.

Es ist eine Bewegung entstanden von Patienten, die nicht länger auf Hilfe warten, sondern ihr Schicksal selbst in die Hand nehmen wollen. Ich muss oft schmunzeln, wenn ich lese, wie leidenschaftlich auf unserer Facebook-Seite diskutiert wird oder welche interessanten Fragen aufgeworfen werden, die man alleine nie beantworten könnte. Endlich sind da andere, die einen verstehen, die nachvollziehen können, warum man sich irgendwann nicht mehr zusammenreißen kann, weil es einem seit Monaten, wenn nicht seit Jahren, schlichtweg schlecht geht. Schon die Gewissheit, dass es Gleichgesinnte gibt, ich mir diese Symptome, die ewige Müdigkeit, die Gelenkschmerzen, die miese Stimmung, die Taubheit in Händen und Füßen, die Verdauungsprobleme, den Haarausfall, den Schwindel und die Schlafstörungen nicht einbilde – allein das tut einfach gut. Deshalb freue ich mich über jeden, der den Weg zu uns findet.

Und das Schönste: Ärzte bedanken sich für die Anregungen und die Schilderungen einer Betroffenen. Die Ärztekammer Hamburg zum Beispiel hat höflichst um ein Exemplar von »Jeden Tag wurde ich dicker und müder« für ihre Bibliothek gebeten. Hat sie natürlich sofort bekommen – mit Widmung!

Die Mediziner, und das geben immer mehr selbst zu, haben nur unzureichendes und unvollständiges Wissen über das komplexe Krankheitsbild, das Hashimoto mit sich bringt. Und sie haben im Praxisalltag selten Zeit, sich dem ganzen Menschen zu widmen – das aber wäre dringend notwendig, will man den Betroffenen wirklich helfen.

Ärzte zu erreichen, sie ins Boot zu holen und dazu zu bewegen, sich ernsthaft mit unseren Beschwerden auseinanderzusetzen, das war und ist ein heimlich gehegter, großer Traum von mir. Und Stück für Stück wird er Realität. Ganz sicher werden wir mit diesem zweiten Buch einen weiteren Schritt in diese Richtung machen.

Nach der großen Anteilnahme und der positiven Resonanz zum ersten Buch kam schnell die Idee, ein zweites zu machen. Schließlich sind längst nicht alle Fragen beantwortet. Auch das zeigen mir die vielen Mails und Briefe, die ich jeden Tag von anderen Betroffenen bekomme. Also musste ich beschließen: Was sollte in einem zweiten Buch stehen? Für mich war sofort klar, dass all das, was ich in den letzten zwölf Monaten seit Erscheinen von »Jeden Tag wurde ich dicker und müder« »erforscht« und durchlebt hatte, was ich Neues erfahren, gelesen und ausprobiert hatte, darin vorkommen sollte. Eigentlich müsste dieses Buch hier »Mein Leben mit Hashimoto Teil 2« heißen. Denn genauso ist es: Die Reise geht weiter. Ich blicke immer mehr durch im Labyrinth der unzähligen Beschwerden und deren Hintergründe. Und das will ich weitergeben. An Sie und die mindestens zehn Millionen anderen Hashimoto-Betroffenen allein in Deutschland!

Das Wichtigste ist, dass Sie als Betroffene immer besser verstehen, warum es Ihnen so schlecht geht und woher dieses oder jenes Symptom rührt. Denn nur, wenn die Vorgänge in Ihrem Körper nicht länger etwas sind, dem Sie sich ahnungs- und damit hilflos ausgesetzt fühlen, können Sie den richtigen Weg einschlagen, um dagegen anzugehen.

Nun, ich kann Ihnen versprechen, die gemeinsam begonnene Reise zu einem besseren Leben mit Hashimoto geht jetzt weiter. Sie werden in diesem Buch viel Neues erfahren. Und ich verspreche Ihnen zudem, wie schon bei Buch Nummer eins: Ich habe alles, wirklich ausnahmslos alles, selbst ausprobiert und erlebt.

Ich bin selbst mit meinem Weg noch nicht am Ende. Solange ich nicht alles verstanden habe und nicht jeden Morgen aufwache und es mir einfach gut geht, so lange werde ich weitersuchen. Denn ich glaube fest daran, dass ich trotz meiner Krankheit schlank, fit und glücklich sein und mich in meinem Körper dauerhaft wohlfühlen kann. Das ist mein großes Ziel, das ich gern mit Ihnen teile und gemeinsam verfolge.

Allen »Neuen«, die sich noch nicht oder nicht gut mit dem Thema Hashimoto auskennen, empfehle ich als Basis, das erste Buch »Jeden Tag wurde ich dicker und müder« zu lesen. Denn darauf baut vieles auf, was ich auf den folgenden Seiten behandle.

Aber ganz egal, wie Ihr Wissensstand ist: Es wird spannend. Lassen Sie uns also zusammen auf eine Reise gehen, an deren Ende Sie vieles erfahren haben werden, das Ihnen das Leben mit Hashimoto noch leichter und angenehmer machen wird.

Auf geht's! Ich freue mich, Ihre Reiseleiterin sein zu dürfen!

Ihre Vanessa Blumhagen

2. KAPITEL

Zurück zum Wohlfühlen!

Bei meiner Suche nach mir bisher unbekannten Möglichkeiten, Hintergründen und Therapien wurde immer klarer: Mit ein paar Tabletten, Pülverchen oder Tropfen ist es bei Hashimoto nicht getan! Die Rezepte, die mir meine Ärzte ausstellen können, helfen sicher bis zu einem gewissen Punkt, aber es muss noch mehr geben. Es gibt eine tiefere Wahrheit, eine Basis, die ich selbst schaffen muss, um diese Krankheit in den Griff zu bekommen.

Der Buchtitel »Die Hashimoto-Diät« bezieht sich deshalb nicht (allein) aufs Thema Abnehmen. Diät bedeutet im Griechischen »Lebensweise«. Und darum soll es hier gehen. Wir müssen unseren (neudeutsch) »Lifestyle« dringend überdenken. Ganz viel dazu finden Sie im Kapitel 5, in dem es ums Entgiften geht. Und in Kapitel 6, in dem sich dann doch alles ums Essen dreht. Aber keine Sorge! Ich will Ihnen nichts wegnehmen und Sie auch nicht einschränken. Nur ein paar kleine Anregungen geben, wie man mit wenig Aufwand viel verändern kann. Suchen Sie sich aus, was Ihnen davon zusagt, und probieren Sie es einfach aus.

Ich versichere Ihnen, je mehr Sie das machen, was Ihrem Körper guttut, desto näher werden Sie sich selbst wieder sein. Und desto wohler werden Sie sich in Ihrer Haut fühlen. Dann isst man ganz automatisch, was der Körper wirklich braucht. Dann spürt man, ob man ruhen oder losrennen soll. Ob man schlafen oder tanzen muss. Das ist schon mal ein Trick.

Eigentlich ist Hashimoto eine Reise, die wir uns nicht selbst ausgesucht haben. Wenn Sie sich auf den Weg zurück zu sich selber begeben, dann werden Sie belohnt. Und vielleicht können Sie dann dieser Krankheit sogar etwas Positives abgewinnen, vielleicht sehen Sie sie sogar irgendwann als Geschenk. So, wie ich es tue. Sie werden aufhören, auf die anderen zu schielen, denen »es so viel besser geht«. Die haben auch alle ihre Baustellen, glauben Sie mir. Die sind auch nicht alle bedingungslos glücklich. Seitdem ich das so mache, geht's mir besser. Und ich bin wieder ganz bei mir. Mal mehr, mal weniger, zugegeben. Aber ich weiß: Es liegt in meiner Hand und es ist gar nicht so schwer.

Auch ich musste schmerzlich feststellen, dass nur ich etwas ändern kann. Auf andere, vor allem auf Ärzte hoffen und warten, die mir helfen, hat in den meisten Fällen nichts gebracht. Ich wurde nur enttäuscht. Das Buch hier soll auch ein Ansporn sein, Ihr Leben und Ihr Wohlbefinden selbst in die Hand zu nehmen.

Auf den folgenden Seiten stelle ich Ihnen die unterschiedlichsten Methoden und Wege vor, jenseits der abgedroschenen Schulmediziner-Lehren, die Sie wahrscheinlich schon zigmal gehört und gelesen haben. Versuchen Sie, Ihrem Gespür zu folgen, hören Sie auf Ihren Bauch! Das ist der erste Schritt. Und wenn es nicht gleich klappt, probieren Sie eine andere Methode aus. Jeder Mensch ist anders. Jeder fühlt, riecht, schmeckt und funktioniert anders. Und deshalb gibt es auch kein Universalrezept. Keine Pille, die alle schlucken können und am nächsten morgen schlank, fit, zufrieden und glücklich aufwachen. Das ist (leider) so, deshalb vergessen wir diese Vorstellung gleich wieder. Sie bremst uns nur auf unserem Weg zurück zu einem herrlichen Leben. Mit jedem Schritt, den Sie in die für Sie richtige Richtung gegangen sind, wird Ihr Stolz und Ihr Selbstvertrauen wachsen. Und Sie werden mit Rückschlägen besser umgehen können. So geht es mir auch, immer noch und immer wieder.

Bitte seien Sie sanft und gutmütig mit sich selbst. Ich war lange böse auf mich, weil mein Körper nicht machte, was ich wollte: Er wurde nicht schlanker. Meine Laune wurde nicht besser. Und ich fühlte mich nicht wohl. Jahrelang. Wenn dann auch noch mein Geist gegen mich selbst gekämpft hat, war das nicht gerade hilfreich oder produktiv. Seit ich entspannter mit mir umgehe, geht's meinem Körper und meiner Seele auch besser. Ist ein Tag mal nicht so gut, was soll's! Morgen habe ich eine neue Chance. Das ist nicht immer einfach, sich so zu sehen, ich weiß! Aber je öfter Sie es probieren werden, desto besser funktioniert's!

Auch wenn es sich jetzt so anhören mag, das wird kein esoterischer Ratgeber. Ich möchte Ihnen nur das Gefühl für sich selbst wieder zurückgeben, das alle anderen für selbstverständlich halten, weil sie es im Schlamassel der Symptome und Beschwerden, zwischen Haarausfall, ausbleibender Regel, Kopf- und Gliederschmerzen und Lebensmittelunverträglichkeiten nicht verloren haben – so wie wir. Andere Leute, die kein Hashimoto haben, können nicht nachvollziehen, wie es uns geht. Und das können wir ihnen auch nur bis zu einem gewissen Punkt verständlich machen.

Ich wünsche Ihnen verständnisvolle Freunde und Familienmitglieder. Aber das Wichtigste ist, dass Sie auf sich hören und dem folgen, was Ihnen guttut.

Im ersten Buch habe ich vorgeschlagen, eine Art Tagebuch zu führen: Welche Tablette in welcher Dosierung haben Sie wann am jeweiligen Tag genommen. Was haben Sie gegessen, wie geschlafen und wie ging es Ihnen dabei. Das rate ich immer noch allen Hashimoto-Patienten, weil es einfach ein wertvolles Tool ist, um zu erkennen, was einem guttut. Und was nicht. Sie können immer wieder zurückschauen und anhand der Aufzeichnungen Veränderungen besser erkennen. Außerdem ist dies ein gutes Mittel, um gegenüber Ärzten zu belegen, welche Methoden angeschlagen haben und welche nicht. Sie können es dokumentieren, haben sozusagen schriftliche Beweise. Denn dass Blutwerte nicht die besten Ratgeber im Umgang mit Hashimoto sind, haben wir wohl alle schon erfahren. Auch wenn Ärzte sich mit ihrer Meinung und Einschätzung der Lage meist beharrlich nur darauf stützen.

Trotzdem soll es auch in diesem Buch um glasklare Fakten gehen. Medizinische Zusammenhänge, die Sie körperlich und psychisch weiterbringen werden – und von denen Ihr Arzt Ihnen bisher womöglich noch nichts erzählt hat. So viel sei schon verraten: Es ist weniger die Schilddrüse, um die es sich drehen wird. Die Nebennieren und der Darm sind die Hauptdarsteller in diesem Buch. Denn sie sind die Dreh- und Angelpunkte bei einer Autoimmunerkrankung. Die Schilddrüse ist (in unserem speziellen Fall) nur das Opfer …

Ging es im ersten Buch noch um die medizinischen Grundlagen, gehen wir jetzt in die Tiefe und erkunden die Ursachen des ganzen Durcheinanders.

Sie werden am Ende des Buches verstanden haben, dass alles in und um uns noch enger miteinander zusammenhängt, als Ihnen bisher klar war. Und dass Sie mit einer Änderung Ihres Lifestyles, Ihrer Art zu essen, zu konsumieren, sich zu pflegen und einzukaufen einen wichtigen Schalter umlegen können, um Ihr Wohlbefinden zu verbessern. Dazu gehört natürlich auch, sich fitter, leichter, glücklicher und aktiver zu fühlen – mit dem Gewicht, das Sie sich aussuchen.

Ich kann nur immer wieder betonen, dass es mir gar nicht darum geht, Modellmaßen zu entsprechen. Ich muss nicht in Size Zero oder Kleidergröße 34 passen. Um Himmels willen! Ich möchte nur abnehmen können, für den Fall, dass ich das Gefühl habe, dass da ein paar Kilos zu viel auf meinen Hüften sitzen. Es geht vielmehr um die Möglichkeit. Ich möchte die Wahl haben. Ob ich es schlussendlich wirklich tue, ob ich wirklich ein paar Pfund abnehme, das muss ich doch jetzt nicht entscheiden. Das Einzige, was ich möchte, ist, die Ausgangslage zu schaffen. Wenn ich Lust auf mehr oder anderen Sport und einen strafferen Bauch habe, dann möchte ich die Chance haben, das auch tatsächlich umzusetzen. Darum geht es. Wenn ich wollte, könnte ich. Wenn … Das gehört für mich zu meinem Wohlbefinden dazu. Aber da ist noch so viel mehr!

Es geht jetzt nicht mehr nur um die Behandlung der Symptome, sondern darum, der Krankheit ihre Basis, ihren Nährboden zu nehmen. Ihr sozusagen die Versorgungsleitungen zu kappen. Damit wird sich nicht nur Ihre Lebensqualität, Ihre Energie, Ihre gute Laune und nicht zuletzt Ihr Gewicht (sollte das ein Problem darstellen) zum Positiven verändern, Sie können sich damit auch vor weiteren Autoimmunerkrankungen wie Multiple Sklerose, Vitiligo, Rheuma, Diabetes Typ 1 und dergleichen schützen. Schon das ist für mich Ansporn genug: auf mich zu achten und ein paar Kompromisse einzugehen. So kraftraubend Hashimoto und seine Auswirkungen auch sind, so sehr mich all das jeden Tag neu auf die Probe stellt und stetig beschäftigt – ich setze alles daran, nicht noch eine weitere Tür aufzustoßen zu einer zusätzlichen Erkrankung. Denn der Spalt ist da, die Disposition habe ich automatisch, weil ich schon eine Autoimmunerkrankung habe. Das führen sich die meisten leider nicht vor Augen. Und auch die Ärzte sagen einem nicht, dass wir Hashimoto-Betroffenen umso stärker gefährdet sind.

Aber keine Angst! Wir sind diesem Schicksal nicht hilflos ausgeliefert! Wir können etwas tun! Unseren Körper entlasten, zum Beispiel. In ganz unterschiedlichen Bereichen.

3. KAPITEL

Hashimoto und die Kilos

Hashimoto hat unendlich viele Gesichter. Jeder Betroffene und jede Betroffene hat unterschiedliche Symptome, die sich ständig verändern (können). Einige habe ich bereits genannt: man fühlt sich schlapp, frustriert und antriebslos, die Gelenke tun weh, Hände und Füße fühlen sich zeitweise an wie nutzlose Klumpen, die Verdauung funktioniert nicht, man kann nicht schlafen, die Haare fallen einem aus und viele Frauen bleiben ungewollt kinderlos. Ein Thema aber, das die meisten stört, ist und bleibt die Gewichtszunahme. Auch wenn die meisten Patienten noch zig andere Probleme haben, am Ende fast jeder Mail und jedes Briefes, die ich in den letzten Monaten bekommen habe, stand, dass die ungewollt dazugewonnenen Pfunde das Leben mit Hashimoto noch schwieriger machen. Und die oder den Betroffenen noch unglücklicher und hoffnungsloser. Und am allerschlimmsten: Das Selbstbewusstsein leidet ungemein. Man fühlt sich ja nicht nur in seiner eigenen Haut nicht mehr wohl, sondern wird noch dazu von anderen blöd angeguckt: Die Umgebung betrachtet die zunehmende Fülle meist argwöhnisch und reagiert durchaus gelegentlich mit hämischen Kommentaren. Niemand, der nicht unter der gleichen Problematik leidet, kann oder möchte glauben, dass man sich abends nicht doch heimlich eine Tüte Chips, Schokolade, Eis oder ein paar Cheeseburger einverleibt. Es ist einfach für viele nicht nachvollziehbar, dass manche Menschen zunehmen, ohne mehr oder anders zu essen. Deshalb möchte ich endlich einmal eine Lanze brechen, schon allein, weil es mir genauso ging, jahrelang! Ich will, dass Sie sich nicht mehr verstecken und schlecht fühlen.

Die meisten essen »richtig«, und es tut sich doch nichts! Meine wichtigste Lektion war, das schlechte Gewissen loszuwerden. Das war auch mit das Schwierigste am ganzen (Lern-)Prozess. Steht man morgens auf der Waage und hat ein Kilo mehr drauf, muss man etwas falsch gemacht haben. Dieses Denken steckt ganz tief drin, das hat man von klein auf gelernt und liest es heute in jeder x-beliebigen Frauenzeitschrift. Es kann schließlich gar nicht anders sein: Man muss schwach geworden sein. Ich habe nicht nur eine Waage mutwillig zerstört in meinem Frust.

Eigentlich weiß ich schon vor dem Draufstellen, ob es heute gut aussieht oder schlecht. Ob die Zahl höher ist als gestern oder niedriger. Aber selbst wenn ich ein mieses Gefühl habe, weil meine Oberschenkel aneinanderreiben und mein Bauch von oben aufgequollen aussieht, selbst dann hoffe ich meist noch, dass sich mein Bauchgefühl irrt. Aber die Hoffnung wird eigentlich immer enttäuscht. Die Zahl ist unerbittlich ehrlich.

Was habe ich schon Tränen vergossen in den letzten Jahren in meinem gelb gekachelten Bad! Wie oft saß ich nach dem morgendlichen Wiegen flennend zusammengekauert auf dem Boden im Badezimmer, den Rücken an die Heizung gepresst, vor mich hin wimmernd. Da bricht jedes Mal eine Welt zusammen. Kennen Sie dieses besch… Gefühl auch? Das müssen wir loswerden. Denn es macht unglücklich und stresst Sie und Ihren Körper noch mehr. Und das wiederum macht dick, alt und krank. Ein Teufelskreis, aus dem es einen Ausweg gibt.

Gewicht hängt logischerweise immer auch irgendwie mit essen zusammen, meint man. Tut es in meinem Fall aber (zumeist) nicht. Das musste ich lernen. Sicher gibt's da Ausnahmen, auch bei mir … Über Weihnachten oder über eine tolle Einladung mit fünf Gängen inklusive Dessert und so weiter – da brauchen wir nicht drüber zu verhandeln. Das muss man sich ab und zu auch mal gönnen. Es geht nicht um Omas Geburtstag oder das Hochzeitsessen der besten Freundin. Oder die Weihnachtsplätzchen, bei denen man mal großzügig zugreift, wenn es einen gemütlichen Kaffeeklatsch am Sonntagnachmittag gibt. Das ist ja nicht der Alltag. Und deshalb sage ich Ihnen: Sie haben keine Schuld! Es passieren Dinge in Ihrem Körper, die dafür verantwortlich sind, dass Sie regelmäßig aufgequollen und mit geschwollenen Händen, Füßen, dicken Augenringen und einem Plus auf der Waage in den Tag starten (müssen!). Und mir geht es da nicht anders!

Was genau der oder die Hintergründe sind, das gilt es zu entschlüsseln. Die nötigen Hinweise liefere ich Ihnen in den folgenden Kapiteln. Und dann müssen Sie handeln! Ich hoffe, Sie sind jetzt nicht erschrocken. Die Ärmel hochkrempeln und was ändern, darum geht es in diesem Buch. Ärzte helfen Ihnen nicht? Mir auch nicht, jedenfalls die meisten. Deshalb müssen wir selbst etwas tun. Das ist nicht einfach, ich weiß. Aber gerade wenn es Ihnen besonders schlecht geht, ist das der einzige Weg aus dem Schlamassel. Ich bin ja bei Ihnen.

Als Erstes muss ich leider alte Klischees aufbrechen, vor allem eines: Mit einer schlecht eingestellten Schilddrüse (oder dem, was davon noch übrig ist), hat das Hashimoto-Gewichtsjojo eher weniger zu tun. Es tut mir leid, wenn ich Sie damit einer (von den Ärzten inszenierten) Illusion berauben muss.

Sicher, rutscht man in der Anfangsphase der Krankheit in die Unterfunktion, stagniert der Stoffwechsel. Fette und Kohlenhydrate werden nicht mehr verbrannt, sondern stattdessen in den Depots des Körpers gelagert. Am Popo, an den Oberschenkeln, an den Hüften, dem Bauch, im Gesicht, den Oberarmen. Einfach überall da, wo man es nicht haben will. Da kann man Sport treiben, fasten, diäten so viel man möchte. Das Gewicht steigt meist stetig an, egal, wie sehr man sich bemüht. Nimmt man dann die heiß ersehnten Schilddrüsenhormone, versprechen einem die Ärzte, dass die Pfunde garantiert wieder wie von allein purzeln. Mir ging es nicht so, auch wenn ich zu den Glücklichen gehöre, die von Anfang der Behandlung an zum stoffwechselinaktiven T4 (zum Beispiel L-Thyroxin von Henning) das stoffwechselaktive Schilddrüsenhormon T3 (zum Beispiel Thybon von Henning)verschrieben bekommen haben! Auch viele andere Hashimoto-Patienten, mit denen ich gesprochen habe, mussten leider die gleiche Erfahrung machen. Selbst wenn es ihnen allgemein besser ging mit den Hormonen, beim Gewicht bewegte sich nichts oder zumindest nicht im ersehnten Maß.

Denn unser Körper ist nun einmal keine Maschine: Pillen reingeworfen, Problem gelöst! Das funktioniert nicht. Auch wenn viele Ärzte genau das ihre Patienten gern glauben machen wollen. Wäre ja auch bequemer. Und wenn's nicht funktioniert, dann ist definitiv nicht Hashimoto schuld. Das hören wir Hashimoto-Patienten immer wieder. Da wird gern und erstaunlich schnell die Psyche ins Spiel gebracht. Oder auch mal eine Ernährungsberatung verschrieben. Ohne Erfolg. Und dann wird man achselzuckend nach Hause geschickt. Nächster Blutentnahme-Termin in einem halben Jahr. »Machen Sie's gut!« Das kann ja nicht die Lösung sein – und ist sie auch nicht!

Ich sage Ihnen: Hashimoto ist die Ursache für Ihre unerwünschten Kilos. Aber es ist nicht damit getan, die Schilddrüsenhormondosis rauf- und runterzuschrauben. Glauben Sie mir, ich hab das selber jahrelang versucht. Erfolglos! Und mit schlimmen Folgen, unter denen ich heute noch leide: Meine Nebennieren (die Stressorgane unseres Körpers) pendeln zwischen Über- und Unterfunktion, der Darm ist aus der Balance und ich gleich mit. Unser Körper ist ein Gesamtkunstwerk, ein großes, kompliziertes und fragiles System, das es komplett anzuschauen gilt. Und wenn es schon die Ärzteschaft nicht tut, müssen wir Patienten eben selber ran!

Das für viele Mediziner alternativlose Starren auf die Schilddrüsenblutwerte (vor allem auf den TSH-Wert) ist – entschuldigen Sie bitte – totaler Blödsinn. Ich wage sogar zu behaupten, dass das das am wenigsten Ausschlaggebende ist in der Behandlung von Hashimoto. So ist es auf jeden Fall bei mir. Es bringt einfach schlicht und ergreifend nichts! Sie als Patient werden immer unglücklicher und zurecht sauer auf den Herrn oder die Dame im weißen Kittel. Und er oder sie wird immer genervter, weil sich keine Besserung einstellt, man es aber halt immer so gemacht hat. Leider fangen die wenigsten Ärzte in solch einer Situation an zu recherchieren oder sich mit Kollegen auszutauschen. Sonst würde es Ihnen nicht immer noch so schlecht gehen.

Es gibt zwei Faktoren, die an all dem Schlamassel in Ihrem Körper schuld sind und die man sogar als potenzielle Auslöser für diese Autoimmunerkrankung nennen muss: die aus der Balance geratenen Nebennieren und ein kränkelnder Darm (mehr dazu im folgenden Kapitel). Diesen Verdacht hatte ich schon lange. Denn diese beiden (eigentlich drei, man hat nämlich normalerweise zwei Nebennieren) Organe sind meine Hauptbaustellen.

Dass ich damit nicht alleine bin, wurde mir im Austausch mit anderen Betroffenen über die letzten drei Jahre immer deutlicher. Als ich dann das Buch »Schilddrüsenunterfunktion und Hashimoto anders behandeln« von Dr. Datis Kharrazian las – zuerst auf Englisch und dann noch mal auf Deutsch –, war ich sprachlos. Der amerikanische Spezialist führt darin genau meine Erfahrung auf. Und er empfiehlt seinen Lesern und Patienten sogar einige Mittel und Maßnahmen, die auch ich ausprobiert habe. Was für eine Bestätigung! Ich bin also auf der richtigen Spur.

Seien Sie also nicht überrascht: Wir kümmern uns in diesem Buch nicht ums Einpendeln der Schilddrüsenhormondosis. Über die Hintergründe habe ich alles Wissenswerte schon in »Jeden Tag wurde ich dicker und müder« ausführlich berichtet.

Glauben Sie mir, das geht wie von selbst, sind Darm und Nebennieren erst mal wieder einigermaßen in der Spur. Ich habe es während des Schreibens dieses Buches gerade erst selbst wieder am eigenen Leib erfahren. Nachdem ich diverse Stressfaktoren ausgeschaltet hatte (Sie werden überrascht sein, was unseren Körper alles aus der Balance bringt!), mich so ernährt habe, wie es mein Körper verlangt, mein Leben und meine Wohnung entgiftet habe, konnte ich mit den Schilddrüsenhormonen auf nie gekannte niedrige Dosen runtergehen – und ich verlor die ungewollt angefluteten vier Kilos innerhalb kurzer Zeit ohne weitere Anstrengung. Das Wasser verschwand geradezu über Nacht aus meinen Händen und Füßen, morgens hatte ich keine geschwollenen Augen mehr, die Stimmung stieg und mein Fitnesslevel gleich mit. Ich schlafe jetzt besser – und brauche gleichzeitig weniger Stunden, um ausgeruht aufzuwachen. Ich kann mich besser konzentrieren, bin schlagfertiger, kreativer, belastbarer und flexibler. Ich fühle mich einfach wohler. Und das strahle ich auch aus. Das Leben macht wieder Spaß! Und die Klamotten zwicken nicht mehr.

Wenn ich auf Facebook Fotos von mir poste, lese ich oft, dass viele erstaunt, gar empört sind über meine »schlanke Figur«! Nur um das einmal klarzustellen: Das ist kein Selbstläufer. Ich sehe so aus, wie ich aussehe, weil ich das, was ich hier schreibe, auch selbst befolge. Ich weiß, wie schwer es einem fällt, sich wieder und wieder aufzuraffen, wenn einen der nächste Schub oder ein neues Symptom ohne Ankündigung k. o. geschlagen hat. Aber es hilft ja nichts, liegen zu bleiben und zu jammern. Für kurze Zeit ist das erlaubt. Aber dann muss etwas passieren: »Schütteln, Krönchen zurechtrücken und weiter geht's«, sagt meine Freundin immer. Und so halte ich es seit Jahren. Nur wir selbst können uns helfen. Das hier ist mein Angebot. Steigen Sie ein, machen Sie mit. Es kann nur besser werden.

Finger weg von Eiweißpulvern!

Gerade auf unserer Facebook-Seite »Hashimoto Deutschland« wird immer wieder die Frage gestellt: Was haltet Ihr von jenem Eiweißdiätpulver oder von diesem? Um es gleich klipp und klar zu sagen: Nichts! Gar nichts! Null!

Und warum? Das hat ganz viele Gründe …

Sie kennen sicher diese Fernsehwerbung: Eine brünette, langhaarige Frau steigt im abendlichen New York aus einer Limousine. Hinter ihr trottet eine pummelige, englische Bulldogge des Weges. Es ist dunkel, sie schmiegt sich in ihren knielangen Wollmantel. Dann erklimmt sie eine Treppe zu einem schicken Haus und klingelt. Immer ein paar Schritte hinter ihr her hechelt der dicke Hund. Ein adretter junger Mann öffnet die Tür. Sie lächeln sich an. Und wie man das in solch einer Situation halt so macht – Sie etwa nicht? –, reißt sie den Mantel auf: Drunter hat sie einen knallgelben Bikini und sonst nur nackte Haut. Er sagt: »Wow!«, und lässt sie eintreten. Dann wird eine gelbe Dose eingeblendet mit einem Pulver drin, das die Dame wohl während der letzten Wochen zu sich genommen hat, um im Zweiteiler so »Wow!« auszusehen. Das auf jeden Fall will uns der Spot glauben machen.

Ich bin immer ein bisschen peinlich berührt, wenn der »Mantel auf«-Moment kommt. Nicht, weil die Dame darunter nicht wirklich gut aussieht. Gar keine Frage! Obwohl das ja auch persönliche Geschmackssache ist. Sondern weil der Zusammenhang zwischen Soja-Joghurt-Honig-Papp-Pulver und einer sexy Bikinifigur meiner Meinung nach totaler Blödsinn ist. Ich hab das Zeug selbst schon in meinen Studentinnen-Tagen ausprobiert und wundere mich heute noch, dass diese übel schmeckende Pampe bis heute in den Apotheken der Nation durchgehalten hat. Denn eines ist dadurch definitiv *nicht* passiert: dass ich Gewicht verloren hätte! Von dem Würgereiz bei jedem Schluck mal ganz zu schweigen.

Über ein Zuviel an (tierischem) Eiweiß, die daraus resultierenden Probleme für unseren Darm und die Unverträglichkeit von Soja für uns Hashimoto-Patienten lesen Sie in den folgenden Kapiteln noch ausführlich. Um jetzt nicht nur das eine (Eiweiß-)Pulver an den Pranger zu stellen: Natürlich gibt es nicht nur diese eine Sorte, mit der man ganz sicher (nicht) abnimmt. In den Regalen der Drogeriemärkte, in Sportlernahrungsläden und selbst in Supermärkten finden sich heutzutage Massen dieser Dosen, die den ganz großen Erfolg in Bezug auf Gewichtsverlust versprechen. Für eine dieser Marken hat unter anderem mal Starfriseur Udo Walz Werbung gemacht. Der Udo! Der ist so süß! Aber schwups war er wieder weg vom Bildschirm. Und ich kann Ihnen verraten: Der ist heute noch genauso, sagen wir mal »füllig«, wie vor den Werbespots. Hat wohl nichts gebracht …

Ist ja auch kein Wunder: Denn erstens schmeckt das Zeug widerlich. Ich sagte es schon. Da bleiben die »guten Vorsätze«, jeden Tag mindestens eine Mahlzeit durch den Tapetenkleisterzwilling zu ersetzen, meist ganz schnell auf der Strecke. Und zweitens ist es Betrug am eigenen Körper – und an sich selbst: Unser Magen erwartet Nahrung. Und was kommt? Chemiepampe! Das befriedigt weder den Hunger noch die Bedürfnisse unseres Körpers. Der lässt sich nicht veräppeln. Unser Darm braucht Eiweiße, Fette, Kohlenhydrate, Ballaststoffe, Enzyme, Vitamine, Mineralien und Spurenelemente. Und am besten in der Dosierung und Zusammensetzung, in der sie in der Natur vorkommen. Sprich: in Gemüse, Obst, Samen, Nüssen und so weiter. Was passiert also? Man greift nach so einem Shake, und dann doch zur Schokolade oder irgendetwas anderem Ungesundem. »Ich war ja so brav heute Mittag, hab nur den Becher Eiweißpapp getrunken. Da macht das bisschen Süßkram doch jetzt nichts aus!« Wie wär's denn damit: gleich was Richtiges zu essen? Nur so als Idee. Mal ganz abgesehen von den Kosten. So 'ne Büchse ist ja nicht unbedingt billig, dafür, dass sie nicht glücklich macht.

So viel zu den oberflächlich betrachteten Pferdefüßen dieser Formula-Diäten. In Wirklichkeit stecken da gesundheitsgefährdende Risiken dahinter, derer man sich als normaler Verbraucher gar nicht bewusst ist. Die Eiweiße in diesen Pulvern sind zumeist industriell verarbeitet und so hoch erhitzt, dass sie mit den Proteinen aus der Natur nichts mehr oder nur noch sehr wenig zu tun haben. Unser Körper erkennt sie nicht als das, was sie sein sollen. Der Abbau und die Verstoffwechslung produzieren Säuren und Toxine in unserem Darm, die erst einmal wieder unschädlich gemacht und ausgeschieden werden müssen. Ein Kraftakt und ungemeiner Stress für Leber, Nieren und den Darm.

Mal ganz abgesehen davon, dass in diesen Pulvern oft Geschmacksverstärker, Konservierungsstoffe, potenzielle Allergene wie Molkepulver und das schon oben genannte Soja sowie synthetische Toxine wie Aspartam, Saccharin und künstliche Aromastoffe enthalten sind. Da meint man, seinem Körper etwas Gutes zu tun – und bringt ihn dabei in ziemlich massive (zusätzliche und unnötige) Schwierigkeiten.

Eigentlich können Sie Ihrem Körper mit einer »normalen« Ernährung mit viel Gemüse, Samen, Nüssen, ein bisschen Fleisch und Fisch ausreichend Eiweiß zu führen. Wenn Sie aber das Gefühl haben, da fehlt noch etwas, empfehle ich Reis- oder Hanfeiweiß. Der Geschmack ist bei beiden Produkten, sagen wir mal, na ja. Aber beide sind, vor allem wenn sie als »roh« oder »raw« deklariert sind, sprich: nicht über eine gewisse Temperatur erhitzt wurden, eine gute Alternative. Ich gebe gern einen kleinen Messlöffel mit in meinen grünen Smoothie oder zu meinem Leinsamen-Frühstücksbrei (Rezept siehe Kapitel 6). Und keine Angst, in Hanfpulver oder in den kleinen (unbedingt geschälten!) Hanfnüssen, die übrigens sehr lecker schmecken, ist kein verbotener Wirkstoff drin. Nichts Aufputschendes, nichts, was abhängig macht. Nichts dergleichen. Ein ganz normales Nahrungsmittel, das jahrhundertelang in Deutschland angebaut und verwendet wurde, bis es als Droge deklariert auf die rote Liste kam – und damit in der Küche in Vergessenheit geriet. Erst jetzt, da die Massentierhaltung zunehmend kritisch beäugt und eine gesunde, aufgeklärte Ernährung ein immer wichtigeres Thema wird sowie durch die Bewegung, wieder mehr pflanzliche Nahrung zu sich zu nehmen (und diese möglichst naturbelassen, sprich roh), kam Hanf als Lebensmittel wieder in den Fokus der (gesundheitsinteressierten) Öffentlichkeit. Noch ist es relativ schwierig daranzukommen. In Bioläden und Reformhäusern sieht man immer öfter ungeschälte Hanfnüsse. Die sind beim Essen aber sehr unangenehm im Mund und erinnern mich immer irgendwie an Vogelfutter.

Ich bestelle Hanf- und auch Reisproteinpulver im Internet, gleich als Kilosack. Das ist im Verhältnis günstiger. Man kann mit beidem auch gut backen, zum Beispiel. Kurioserweise steht auf den Verpackungen oft »Made in Germany«, das Produkt kommt aber zum Beispiel aus England und selbst in Kapstadt in Südafrika habe ich schon eine Packung Hanfpulver mit dieser Aufschrift gekauft. Angebaut wird die Pflanze also bei uns, konsumiert aber eher in anderen Ländern. Wenn das Interesse am heimischen Hanf hier wieder wächst, wird sich auch das Angebot verbessern und der Preis runtergehen. Das ist ja immer so. Braucht es halt noch ein bisschen Aufklärung.

Noch ein kleiner Eiweiß-Exkurs: Der Arzt kann im Blutbild sehen, ob Sie unter einem Aminosäurenmangel leiden. Das geschieht meist, wenn die Darmflora nicht mehr richtig funktioniert. Das tut sie bei einem Großteil der modernen Menschheit nicht mehr. Alles zum »leaky gut« (löchrige Darmschleimhaut) lesen Sie im nächsten Kapitel. Da helfen auch keine Pülverchen mehr. Eiweißmangel provoziert Wasseransammlungen im Körper und einen immensen Muskelabbau, Ihr Körper kann sich nicht mehr regenerieren, Ihre Zellen nicht entgiften. Eiweiß, also Aminosäuren, ist der Baustoff des Lebens. Nichts funktioniert ohne ihn in unserem Körper, das sollte einem bewusst sein.

Ich nehme schon seit Jahren MAP-Tabletten. Diese sind dem menschlichen Aminosäuremuster exakt und aus pflanzlichen Stoffen nachempfunden und werden innerhalb von 23 Minuten nach der Einnahme im Dünndarm zu 99 Prozent resorbiert. Es bleibt nur ein Prozent Stickstoff-Abfall, die Nieren werden dadurch extrem entlastet, Stoffwechsel und Reparaturmaßnahmen im Körper unterstützt. Leider sind die Tabletten nicht wirklich günstig. Noch! Denn je mehr Anbieter es gibt, desto weiter wird der Preis sinken. Es gibt zum Beispiel schon einen Zwilling gleicher Qualität: amino4u. Erhältlich im Internet. Ich habe damit genauso gute Erfahrungen gemacht wie mit dem Original.

4. KAPITEL

Baustellen beheben

Im Dezember 2010 saß ich in Köln in einem Hotel auf meinem Bett, den Computer auf dem Schoß, mal wieder verzweifelt auf der Suche nach einer möglichen Diagnose und Erklärung, warum es mir seit zwei Jahren immer schlechter ging. Ich kann mich heute noch genau daran erinnern: Irgendwann zeigt mir Google »Nebennieren« und »Morbus Cushing« an. Das ist eine Erkrankung, bei der die Nebennieren durch einen Tumor in der Hirnanhangsdrüse zu viel von dem Stresshormon Cortisol produzieren. Die Symptome passten so gut zu meinen Beschwerden. Aber mein Arzt, dem ich diese Idee gleich per Mail zugeschickt habe, meinte, dass das nicht sein könnte.

Heute weiß ich, dass der Gedanke, sich die Nebennieren anzuschauen, gar nicht so falsch gewesen wäre. Zum Glück hat sich der Verdacht auf »Morbus Cushing« als falsch erwiesen. Aber nachdem ich über ein Jahr später endlich die Diagnose Hashimoto hatte, die Schilddrüsenhormone rauf- und runterdosierte und mich immer noch nicht gut fühlte, stand das Thema Nebennieren wieder im Raum. Ich begann, mich gezielt darüber zu informieren, stieg tiefer in das komplexe Thema ein. Und fand besonders bei amerikanischen Ärzten und ganzheitlichen Heilpraktikern Anregungen und Hinweise, die hundertprozentig zu meinen Symptomen passten. Um es kurz zu sagen: Ich und mein Körper waren gestresst – und sind es noch heute.

»Adrenal Gland« nennen die Amerikaner die Nebennieren. In den vielen englischsprachigen Büchern, die ich gelesen habe, bin ich immer über die Seiten zu dem Thema hinweggeflogen, weil ich lange nichts damit anfangen konnte. Ein großer Fehler! Hätte ich früher Bescheid gewusst, hätte ich vieles anders gemacht, meinen Körper weniger (wenn auch unwissenderweise) »gequält«, gestresst und damit die schlimmen Folgen gemieden, unter denen ich jetzt leide. Und ich wäre nicht in eine derartige Spirale aus Nebennierenüber- und -unterfunktion gekommen, die nur schwer in den Griff zu kriegen ist.

Dass die Schilddrüse und die Nebennieren so eng zusammenhängen und eine Behandlung von Hashimoto ohne die Beachtung der Nebennierenhormone gar keinen Sinn macht – diese wertvolle Erkenntnis zog ich auch erst aus einem Buch. Jedem Arzt, dem ich das in meiner Umgebung erzählte, zuckte nur mit den Schultern. Nie gehört! Dann kann's auch nicht so wichtig sein. Aber es ist elementar wichtig. Ich bin mir sicher, es wird Ihnen auf den folgenden Seiten vieles bekannt vorkommen. Und die Augen öffnen, so ging es mir auch. Manchmal ist es schmerzlich, weil man sich so viel Leid und Schmerzen hätte ersparen können, hätte einem das jemand früher gesagt. Aber im Zorn zurückblicken hilft ja keinem, im Gegenteil! Es stresst Sie nur. Und das ist Gift für unsere Nebennieren …

Eine zweite Baustelle, mit der ich seit Jahren zu kämpfen habe, ist mein Darm. Nahrungsmittelallergien, Darmfehlbesiedlung, »leaky gut« (löchrige Darmschleimhaut), ein Hin und Her zwischen Durchfall und Verstopfung. Kennen Sie das auch? Und hat jemals bei Ihnen ein Arzt die wahre Ursache dafür gefunden? Bei mir nicht. Es wurden immer nur die Symptome behandelt. Den

Grund, warum seit Jahren alles drunter und drüber geht, verstehe ich erst jetzt: Die Schilddrüse, der Darm und die Nebennieren hängen ganz eng zusammen. Sie bilden ein Dreieck, das unseren ganzen Körper aus dem Gleichgewicht bringen kann, wenn da etwas aus dem Ruder läuft. Die Schilddrüse ist eigentlich nur das arme Opfer in dem Dreierreigen. Sie wird durch Hashimoto nach und nach zerstört. Der Darm und die Nebennieren steuern viel mehr. Und beeinflussen Wohl und Wehe der Schilddrüse, je nachdem, wie gut es ihnen geht. Dazu kommen natürlich noch äußere Faktoren und nicht zu vergessen das Immunsystem! Dieses netzwerkartige biologische Abwehrsystem muss ruhiggestellt werden.

Folglich müssen wir unsere Nebennieren und den Darm in Balance bringen, um die Schilddrüse aus der Schusslinie zu nehmen und Hashimoto in den Griff zu bekommen. Klingt logisch, oder? Ich gebe zu, das ist kein Spaziergang und wird sich nicht in ein paar Tagen erledigen. Je nachdem, wie lange die Organe schon leiden, umso länger dauert der Heilungsprozess. Und sicher wird es Rückschläge geben. Aber lassen Sie sich nicht entmutigen. Sie sind auf dem besten Weg zurück zu einem normalen Leben.

Wichtig ist, dass Sie Bescheid wissen: Mit jeder Info mehr, um die man weiß, kann man besser nachvollziehen, was sich gerade im eigenen Körper abspielt. Das Ergebnis: Man fühlt sich nicht mehr hilflos und ausgeliefert, sondern kann richtig reagieren. Auch hier rate ich wieder dringend zu einem Tagebuch. Einfach täglich aufschreiben, was man wann gegessen hat, welche Medikamente man nimmt, wann man schlafen gegangen ist, wie es einem ging. Wenn es für Sie wichtig ist, notieren Sie Ihr Gewicht. Und vor allem: Schreiben Sie auf, was Ihnen Besonderes aufgefallen ist. In der Rückschau kann jede noch so kleine Notiz der Schlüssel zu Ihrem Wohlbefinden sein. Denn bei jedem hilft und nützt etwas anderes. Wir sind keine Maschinen, bei der man nur einen Knopf drücken muss oder eine Pille einschmeißt, und alles ist gut. Wenn Sie Ihre Aufzeichnungen haben und belegen können, was Ihnen wie Besserung verschafft hat, helfen Sie auch Ihrem Arzt, die richtigen Schritte einzuleiten.

Vieles, was ich selbst ausprobiert habe und in diesem Buch empfehle, kann man selbst durchführen, kaufen oder ausprobieren. Aber für manche Tests und Medikamente braucht man eben doch einen Mediziner, der einem etwas verschreibt. Und auch wenn viele ahnungslos sind im Umgang mit solch einem komplexen Krankheitsbild wie Hashimoto und wenig engagiert scheinen, ich kann nur immer wieder raten, sich einen verbündeten Arzt oder Heilpraktiker an die Seite zu nehmen. Auch wenn die Suche langwierig und anstrengend sein mag. (Auf www.hashimoto-deutschland.de finden Sie eine Liste mit Ärzten in ganz Deutschland, die von anderen Betroffenen empfohlen wurden.) Das Letzte, was Sie jetzt brauchen, ist noch ein weiterer Kriegsschauplatz neben denen in Ihrem Körper: Der Ärger mit einem unlustigen Onkel Doktor! Klappern Sie die Wartezimmer so lange ab, bis Sie die perfekte medizinische Begleitung für sich gefunden haben. Nur so kann die Therapie auf Dauer erfolgreich sein.

Ich habe mich zum Beispiel von allen Spezialisten verabschiedet. Jeder neue Versuch war – ein Griff ins Klo. Mein Hausarzt und meine Heilpraktikerin, mit ihnen bin ich den letzten Jahren so weit gekommen, wie ich es nicht für möglich gehalten hätte. Wir haben das als Team geschafft. Und so muss ein guter Behandler die Aufgabe auch angehen. Sie als Patient sagen ihm/ ihr, wie Sie sich fühlen, was Ihrer Meinung nach geholfen hat, was nicht. Und wo Sie sich noch Verbesserungsvorschläge wünschen. Und dann sucht man zusammen nach dem besten Weg. Denken Sie dran, es ist Ihr Körper! Ihre Mitarbeit ist unerlässlich. Warten Sie nicht länger, dass eine Pille vom Himmel fällt, die all Ihre Probleme löst. Die gibt's nicht! Und das wird es bei unserer Krankheit auch nie geben. So etwas hören Sie natürlich nicht gern. Sorry!

Lassen Sie mich Ihnen als Wiedergutmachung ankündigen: Jetzt beginnt der spannenden Teil des Buches, die Kapitel mit den Lösungen! Steigen Sie ein, greifen Sie zu und probieren Sie aus. Jeder noch so lange Weg beginnt mit dem ersten Schritt …

Nebennieren

Was sind die Nebennieren?

Es handelt sich um sehr kleine Organe – die aber einen unglaublichen Einfluss auf unseren Körper haben: die Nebennieren. Das heimliche und stark unterschätzte Hormonmachtzentrum in unserem Körper, das vielen von uns unglaubliche Beschwerden beschert! Aber nur, weil wir sie (unbewusst) nicht gut behandeln.

Wie eine Kappe sitzen die Nebennieren auf den Nieren. Sie bestehen aus zwei wichtigen Teilen: In der Nebennierenrinde werden Cortisol (das Fluchthormon), Aldosteron (das Dursthormon) und DHEA (das Jugendlichkeitshormon, das Vorläuferhormon von Cortisol, Testosteron und Östrogen) gebildet. Im Nebennierenmark wird Adrenalin (das Stresshormon) und Noradrenalin (das blutdrucksteigernde Hormon) produziert.

Nebennierenschwäche und -überfunktion

Genau wie bei Hashimoto kommen die Symptome und Beschwerden der Nebennierenschwäche langsam und sind meist schwer zuzuordnen. Und genau wie bei unserer Autoimmunerkrankung beginnt alles mit einer Art Überfunktion. Das Dilemma ist, dass wir dank unserer Überlebensversicherung, die die Evolution für uns vor Hunderttausenden von Jahren vorgesehen hat, heute leiden. Unser Körper ist eigentlich perfekt gemacht für Stress. Aber nur für kurzzeitige Belastungen. Für die Flucht vor einem Säbelzahntiger. Oder die Jagd eines Beutetiers, bei der es auch für den Jäger schon mal lebensgefährlich zugehen konnte. Nach diesen Ausnahmesituationen hatten unsere Vorfahren aber genügend Zeit, sich zu sammeln, auszuruhen, Kraft zu tanken. Diese Chance hat unser Körper heute nicht. Schuld sind Dauerstress, falsche Ernährung, Krankheiten (Hashimoto!), Reizüberflutung, Schadstoffe, Elektrosmog und vieles mehr.

Experten gehen davon aus, dass jeder Zweite heutzutage unter einer Nebennierenschwäche leidet, in unterschiedlichen Stadien und Ausprägungen. Eine erschreckende Entwicklung und sicher mit eine Erklärung für die vielen Burn-out-Fälle.

Symptome:

- Gewichtszunahme mit Problemen, wieder abzunehmen (vor allem rund um die Taille)
- Müdigkeit und Abgeschlagenheit, vor allem nachmittags und abends gegen 22 Uhr
- Durch- und Einschlafstörungen
- Besserung des Allgemeinbefindens bei Ruhe und im Urlaub (wenn der Stress nachlässt)
- Sucht nach Kaffee und anderen aufputschenden Mitteln Wirkung hält jedoch nur kurz an
- Unterzuckerungssymptome: Zittern, Kreislaufschwächeln, Benommenheit
- schlechte Laune, Unlust bis hin zur Depression
- das Gefühl, den Alltag nicht mehr bewältigen zu können
- Nervosität
- Herzklopfen
- Infektanfälligkeit
- verschwommene Sicht
- Schwindelattacken (bei zu schnellem Aufstehen)
- schlechte Stresstoleranz
- niedrige Körpertemperatur
- Darm- und Verdauungsprobleme: Durchfall oder Verstopfung
- Wassereinlagerungen an Augen, Händen, Füßen, vor allem nach dem Aufstehen
- schlechtes Gedächtnis, Neigung zur Vergesslichkeit
- Heißhunger auf salzige, fettige und eiweißreiche Lebensmittel
- trockene Haut
- Haarausfall
- Schmerzen im Nackenbereich und im oberen Rücken
- Muskelabbau

Zuerst geraten die Nebennieren in eine Art Überfunktion: Durch andauerte Belastung und zu wenige Ruhepausen steigt der Cortisol- und auch der DHEA-Spiegel an. In dieser Phase bringt ein wenig Erholung schon Besserung. Bleibt der Stress, steigt der Cortisolpegel weiter, während der DHEA-Spiegel absinkt. Das bedeutet, dass sich der Körper das DHEA schnappt, um daraus das zum Überleben notwendige Cortisol zu produzieren. Die eigentlich daraus hergestellten Geschlechtshormone kommen damit ins Hintertreffen. Das große Durcheinander ist vorprogrammiert. Dazu kommt, dass die Gefahr für eine Insulinresistenz und damit, auf lange Sicht und wenn diese nicht behandelt wird, auch für Diabetes steigt.

Je länger dieser Zustand anhält, desto erschöpfter werden die Nebennieren, der Cortsiolpegel sinkt weiter, genau wie der DHEA-Spiegel. Man fühlt sich erschöpft und bekommt immer mehr der oben beschriebenen Symptome.

Tagsüber fühlt man sich meist müde. Und nachts scheint man sich nicht richtig zu erholen. Ich wache oft morgens mit geschwollenen Fingern und Füßen und dicken »Kissen« unter den Augen auf. Nachts repariert der Körper, tauscht Zellen aus, das entgiftet, verjüngt, entwässert und reguliert die Verdauung. Sind die Nebennieren durcheinander, weil zu viel oder zu wenig Cortisol da ist, kann das alles nicht planmäßig ausgeführt werden. Das Wachstumshormon, das all die Aufräumvorgänge mitsteuert, wird nicht oder zu wenig ausgeschüttet.

Wenn Ärzte überhaupt auf die Idee kommen, im Zusammenhang mit Hashimoto die Nebennieren zu checken, messen sie den Cortisolspiegel oft nur einmal im Blut. Das hat leider keinerlei Aussagekraft. Die besten Ergebnisse bekommt man mithilfe eines Spucketests, das die Nebennierenwerte im Tagesprofil widerspiegelt. Man bekommt je nach Labor bis zu acht oder neun Röhrchen, in die man zu vorgegebenen Zeiten Speichel abgibt. Direkt nach dem Aufstehen, eine halbe Stunde später, eine Stunde nach der ersten Speichelabgabe, zwei Stunden, nach fünf Stunden und so weiter. Bis zum Abend. Diese Proben schickt man am nächsten Tag ins Labor. Daraus kann nun ein Tagesprofil erstellt werden.

Wären die Nebennieren unbelastet, ist der Cortisolwert morgens hoch und würde zum Abend hin abflachen. Bei einer großen Belastung, bei Schlafstörungen und/oder lang anhaltendem Stress verschiebt sich das Bild. Ich hatte mal ein Testergebnis, bei dem mein Cortisolwert zu keinem Zeitpunkt des Tages über die unterste Mindestlinie kam. Meine Heilpraktikerin fragte mich ganz entsetzt, ob und wie ich denn morgens überhaupt aus dem Bett käme. »Nur mit größter Anstrengung«, sagte ich. Zum Glück hatte ich den Grund jetzt schwarz auf weiß vor mir liegen.

Wichtig bei der Auswertung ist auch das Verhältnis zwischen Cortisol und DHEA. Daran erkennt man, in welcher Stufe der Erschöpfung der Patient angelangt ist (siehe oben).

Der Spucketest sollte an einem Tag durchgeführt werden, an dem keine abnormalen Anstrengungen anstehen. Ich mache ihn meist an einem Feiertag oder am Sonntag. Dann kann man ihn auch direkt am nächsten Morgen zur Post bringen, damit er möglichst schnell im Labor ankommt. Machen Sie keinen anstrengenden Sport oder legen Sie sich keine nervenaufreibenden Meetings oder Verwandtenbesuche auf den Tag. Bedenken Sie, dass Sie den vorgegebenen Zeitplan relativ genau einhalten müssen, um das Ergebnis nicht zu verfälschen. Es ist auch nicht sehr angenehm, in der Öffentlichkeit in diese Röhrchen zu spucken. Glauben Sie mir, das macht lustige Geräusche, die die Umstehenden und -sitzenden allerdings nicht zuordnen können ...

Ich habe das mal an einem Pfingstmontag in einem Restaurant gemacht. Sehr dezent. Also, ich hab's versucht, es dezent zu machen. Mein Mann ist fast gestorben vor Scham. Ich hätte auch auf die Toilette gehen können. Aber auch da ist man ja selten ganz allein. Egal, Sie kriegen das hin. Man muss nur ein bisschen planen. Für einen Tag wahrlich kein Beinbruch.

Wichtig ist auch, dass Sie möglichst im Zeitraum von drei Monaten vor dem Test kein Kortison eingenommen haben sollten. Das würde das Ergebnis verfälschen. Bitte unbedingt daran denken! Und sie sollten am Probentag nichts zu sich nehmen, was die Nebennieren stimuliert: Kaffee, grünen Tee, Energydrinks, Cola, Nikotin und so weiter.

Und: Man sollte diesen Test immer wieder wiederholen. Denn an dem Ergebnis sehen Sie erst, ob die Therapie (siehe unten) anschlägt. Wenn nicht, dann muss noch etwas anderes dahinterstecken. Eine Schwermetallbelastung (siehe Kapitel 5), eine Virusinfektion, Nahrungsmittelallergien, der Darm (siehe weiter unten) ... Erst wenn all diese möglichen Hürden aus dem Weg geräumt sind, können die Nebennieren langsam zu ihrer alten Stärke zurückfinden – und die Schilddrüsenbehandlung und die Ermittlung der richtigen Hormondosis eigentlich erst beginnen.

Die Nebennieren und die Schilddrüse

Ich war sehr erstaunt, als ich schon kurz nach meiner Hashi-moto-Diagnose in amerikanischen Büchern von namhaften Me-dizinern und Heilpraktikern las, dass man eigentlich zuerst einen genauen Blick auf die Nebennieren werfen müsste, bevor man einem Patienten Schilddrüsenhormone verschreiben dürfte. Im Extremfall könnte eine T3- und/oder T4-Gabe einen Menschen sogar umbringen, wenn die Nebennieren total erschöpft sind.

Ich habe damals viel über meine Problematik nachgedacht und war zudem verwirrt. Aber weil ich die Zusammenhänge zwi-schen Nebennieren und Schilddrüse noch nicht kannte, habe ich an anderen Stellen nach Besserung gesucht, anstatt meinen Arzt konkret darauf ansprechen zu können. Das kam erst lange Zeit später. Leider.

Und als ich anfing, mich näher mit den Nebennieren zu beschäf-tigen, krachte ich gegen eine Wand des Unwissens bei den Medi-zinern. Eine junge Dame im weißen Kittel, relativ neu in ihrem Business, der ich mein Testergebnis unter die Nase hielt, welches besagte, dass meine Nebennieren total erschöpft sind, schüttelte nur verständnislos den Kopf. »Eine Nebennierenschwäche gibt es nicht«, sagte sie bestimmt. »Entweder die Dinger funktionie-ren hundertprozentig oder überhaupt nicht. Dazwischen gibt es nichts!« Ich raffte meine Bücher und Unterlagen zusammen und sagte ihr Lebewohl. Ich hoffe, sie hat ihre Meinung in der Zwi-schenzeit geändert. Zum Wohl ihrer Patienten.

In den Büchern von Dr. James Wilson (*Grundlos erschöpft*) und Dr. Datis Kharrazian (das in Kapitel 3 bereits erwähnte »Schilddrüsenunterfunktion und Hashimoto anders behandeln«) habe ich viele hilfreiche Tipps gefunden, um meine geschundenen Nebennieren wieder aufzubauen. Und dank dieser beiden amerikanischen Experten habe ich endlich die Zusammenhänge verstanden zwischen Schilddrüse und den beiden kleinen Kappen auf meinen Nieren. Die sind nicht zu verachten und könnten der Schlüssel zu Ihrem neuen Lebensglück werden. Bei mir hat dieses Wissen extrem zur Verbesserung meines Wohlbefindens beigetragen. Und ich habe endlich abnehmen können, habe nach fünf Jahren meine Regel wieder bekommen, kam raus aus meinem Stimmungstief, kann besser schlafen und und und …

Der größte Fehler, den ich – und wahrscheinlich die meisten anderen Hashimoto-Patienten inklusive betreuender Ärzteschaft – gemacht habe, war, auf der Suche nach der perfekten Schilddrüsenhormondosis immer nur auf die bekannten Werte zu starren: TSH, fT3, fT4 und die Antikörper. Ich bin über Jahre mit den Hormonen rauf und runter – aber gut ging's mir nicht! Und keiner hatte eine Erklärung dafür.

Die Entzündung in der Schilddrüse, genau wie jede andere Erkrankung, setzt die Nebennieren in Alarmbereitschaft. Und da bei vielen Hashimoto-Patienten das Immunsystem schon lange bevor wir etwas davon merken die Schilddrüse zerstört, besteht diese extreme Belastung oft über Jahre hinweg. Dazu kommt unser ganz alltäglicher Stress im Job, der Familie und so weiter. Die Nebennieren versuchen, alles abzupuffern, bis sie in die Knie gehen. Oben genannte Symptome tauchen auf und werden immer stärker. Viele ähneln denen einer Schilddrüsenunterfunktion – und werden bei Hashimoto-Patienten meist auch als solche gedeutet.

Nach der Diagnose Hashimoto beginnt bei den meisten Patienten eine Therapie mit Schilddrüsenhormonen. Plötzlich fährt der Stoffwechsel wieder nach oben, wieder eine immense Belastung für die Nebennieren. Die totale Erschöpfung droht. Es stellt sich trotz der Gabe von Schilddrüsenhormonen keine Besserung ein, oft im Gegenteil. Es geht vielen Patienten schlechter als zuvor. Hier steigen viele Ärzte aus und lassen ihre Patienten allein im Regen stehen. »Das hat nichts mit Hashimoto zu tun«, müssen sich viele anhören.

Ein weiteres Problem ist, dass der Körper der Achse der Stresshormone absolute Priorität einräumt gegenüber Sexual- und Schilddrüsenhormonen. Cortisol hat sich in den vergangenen Jahrtausenden als überlebenswichtig herausgestellt. Deshalb »missbraucht« der Körper das Steroidhormon Pregnenolon im Fall einer Nebennierenschwäche, um daraus Cortisol zu produzieren. Das passiert zum Nachteil von DHEA, Progesteron, Östrogen und Testosteron, die alle aus Pregnenolon »hergestellt« werden. Die normale Schilddrüsenaktivität hängt aber wiederum auch von einem ausreichend hohen Progesteronwert ab.

Das alles ist ein Teufelskreis, aus dem es als Patient mit einer Autoimmunerkrankung ganz schnell auszubrechen gilt.

Die Entzündung in der Schilddrüse befeuert die Nebennieren. Der zu Anfang dauererhöhte Cortisolspiegel verstärkt die Anfälligkeit des Immunsystems für (weitere) Autoimmunerkrankungen, wie Rheumatoide Arthritis (Gelenke und Sehnen betreffend), Diabetes Typ 1 (Betazellen der Bauchspeicheldrüse), Lupus (Haut, Gelenke, Nieren, Zentrales Nervensystem), Multiple Sklerose (zentrales Nervensystem), Fibromyalgie (Muskelfasern) oder Morbus Crohn (gesamter Verdauungstrakt). Beides muss man in den Griff bekommen. Nur so kann wieder Ruhe im Körper einkehren. Wie Sie das Immunsystem beruhigen, erfahren Sie dann im folgenden Kapitel, in dem es um das Thema Entgiftung geht.

Sobald ich die oben beschriebenen Zusammenhänge verstanden hatte, verringerte ich Stück für Stück die Dosis meiner Schilddrüsenhormone. Dazu versuchte ich, meine Nebennieren wieder ins Gleichgewicht zu bekommen. Und es dauerte nicht lange, bis ich mich besser fühlte. Ich nehme heute nicht mal die Hälfte der Hormonmenge, und es geht mir gut.

Krampfhaftes Starren auf Schilddrüsenwerte ist jedenfalls kein guter Ansatz bei der Behandlung von Hashimoto. Bitten Sie Ihren Arzt, einen Blick auf Ihre Nebennieren zu werfen. Es lohnt sich, glauben Sie mir.

Was tun, wenn die Nebennieren aus dem Gleichgewicht geraten sind?

Stress

Wenn es um die Besserung des Zustands Ihrer Nebennieren geht, steht an allererster Stelle Stressabbau! Fahren Sie Ihr Pensum runter, zumindest für die erste Zeit. Das ist unerlässlich! Finden Sie heraus, was und wer Sie unter Druck setzt. Verabschieden Sie sich von Krafträubern aller Art – das können auch unliebsame Bekannte sein, die Ihnen nur Zeit und Energie stehlen, eine Freundin, die nur ihren Kummer bei Ihnen abladen will, oder Nachbarn, die Sie ständig einspannen, Ihnen aber nie helfend unter die Arme greifen. Streichen Sie unnötige Aktivitäten, die Ihnen keine Freude bringen, von der Tagesordnung. Gönnen Sie sich genügend Ruhepausen. Das ist die Basis der Therapie. Wenn Sie das nicht einhalten, bringen alle anderen Ansätze nichts. Ich weiß, wie schwer das ist und dass weite Teile des familiären und kollegialen Umfelds nur wenig Verständnis für solche Wünsche haben. Aber setzen Sie sich durch. Lernen Sie, auch mal Nein zu sagen. Das ist ja kein Dauerzustand. Je schneller Sie Ihrem Körper, Ihrer Seele und sich die nötige Ruhe gönnen und auf Ihren inneren Kompass hören, umso schneller wird es Ihnen besser gehen.

Ich verspreche Ihnen, dass Sie aus dieser erzwungenen Vollbremsung lernen werden. In Zukunft werden Sie sich mehr Auszeiten nehmen, weil Sie erfahren haben, wie gut das tut. Und mit der Zeit wird auch das schlechte Gewissen verschwinden, das uns moderne Menschen heutzutage immer und ständig begleitet, wenn wir mal nicht aktiv sind. Es ist nicht schlimm, einfach mal nichts zu tun! Sie müssen auch nicht ständig erreichbar sein. Und Facebook und Ihre Mails können sehr gut einen Tag warten. Das wird Ihnen im ersten Moment vielleicht undenkbar vorkommen. Aber glauben Sie mir, das ist nicht nur ein höchst spannendes Projekt. Sondern Sie werden auch merken, dass man bestens ohne diesen anerzogenen Aktionismus leben kann – eigentlich sogar viel besser als mit …

Ernährung

Die meisten Menschen mit Nebennierenschwäche kennen Symptome wie plötzlicher Schwindel oder Schwächeanfälle, die sich bei Einnahme von Zucker schnell bessern. Damit die Glukose als

Energielieferant in die Zellen gelangen kann, muss die Bauchspeicheldrüse Insulin ausschütten. Je mehr Zucker, desto mehr Insulin. Das Insulin bleibt aber länger im Blut als die Glukose, was die altbekannten Symptome einer Unterzuckerung zur Folge hat: Benommenheit, Hungergefühl, Schwindel, Schwäche … Der Körper ist in Alarmbereitschaft! Es geht für ihn ums Überleben. Der Gegenspieler des Insulins, Cortisol, das in den Nebennieren gebildet wird, bekommt den Marschbefehl. Der Körper steht unter Stress. Besteht bereits eine Nebennierenschwäche, ist jede dieser Zuckerattacken ein weiterer Mosaikstein auf dem Weg nach unten und eine weitere Runde im ewigen Teufelskreis.

Ich hatte oft Herzrasen, wenn ich mal etwas Süßes gegessen hatte, und wusste diese Reaktion meines Körpers nicht einzuordnen. Heute weiß ich, was da los war. Und lasse jetzt einfach die Finger davon.

Ernähren Sie sich so, dass Ihr Körper einen konstanten Blutzuckerspiegel aufrecht erhalten kann. Das bedeutet, vermeiden Sie Nahrungsmittel, die nur kurzfristige Energie liefern: Süßigkeiten, Kuchen, Schokolade, Obstsäfte, Softdrinks und so weiter. Auch stärkehaltige Kohlenhydrate sollten gemieden werden, weil sie im Körper sehr schnell in Glukose umgewandelt werden. Das sind unter anderem Brot, Reis, Kartoffeln, Nudeln, Pommes, Chips. Nur so werden Ihre Nebennieren nicht unnötig aktiviert und können sich damit besser erholen.

Wichtig ist, dem Körper genügend Nährstoffe zuzuführen. Eiweiße, Fette und frisches Gemüse sind die beste Wahl für eine enzymreiche Ernährung. Obst sollte man wegen des enthaltenen und schwer verdaulichen Fruchtzuckers nur in Maßen genießen und wenn, immer zusammen mit etwas Eiweiß und am besten zu den Hauptmahlzeiten. Das verhindert den sprunghaften Anstieg des Blutzuckerspiegels.

Ganz wichtig: Lassen Sie niemals das Frühstück ausfallen! Ihr Körper hat über Nacht gehungert und braucht für einen gesunden Start in den Tag Energie. Die bekommt er über das richtige Essen am Morgen. Achten Sie auch hier auf die richtige Kombination von Eiweißen, Fetten und Kohlenhydraten. Morgens ist Eiweiß besonders wichtig. Ich trinke gern als Erstes einen Mix aus Ziegen- oder ein bisschen Sojamilch mit Reisprotein (kann man im Internet bestellen). Als Alternative kann man auch Hanfprotein nehmen. Oder, wenn Sie nicht allergisch dagegen sind, essen Sie ein Ei, wie auch immer zubereitet.

Im Laufe des Tages achten Sie bitte darauf, regelmäßig zu essen. Jede ausgefallene Mahlzeit bedeutet Stress für Ihren Körper. Lieber mehrere kleine Mahlzeiten als eine große. Und immer sollte Eiweiß und ein bisschen Fett enthalten sein. Und anders, als es die meisten Ärzte einem seit Jahrzehnten raten: Salzen Sie Ihr Essen. Eine klare Brühe zwischendurch kann Ihnen aus einem Tief am Nachmittag oder zwischen Frühstück und Mittagessen helfen. Probieren Sie es mal aus.

- Lassen Sie alle Stimulanzien weg, sprich Kaffee, grünen Tee, Energydrinks, Cola. Dazu gehören auch Mittel zum Abnehmen, weil sie oft Koffein oder natürliche Wachmacher wie Guarana enthalten. Alles, was Ihnen zuerst scheinbar guttut, weil es Sie aufputscht, schadet Ihnen auf Dauer und lässt Sie nach der ersten Verbesserung in ein umso tieferes Loch fallen. Auch wenn es sich im ersten Moment unmöglich anhört, ich verspreche Ihnen, es geht! Ich trinke seit einem halben Jahr keinen Kaffee mehr, auch keinen Espresso – und ich lebe noch! Mittlerweile mag ich sogar nicht einmal mehr den Geruch. Sie tun Ihrem Körper wirklich etwas Gutes, wenn Sie darauf zumindest für eine gewisse Zeit verzichten!

- Trinken Sie genügend Wasser! Wenn der Körper dehydriert, stresst ihn das genauso, wie wenn Sie nicht essen (wenn nicht noch mehr!).

- Gönnen Sie Ihrem Körper Ruhe, Erholung, Schlaf! Gehen Sie um 22 Uhr ins Bett und schlafen Sie, wenn möglich, bis 8 oder 9 Uhr. Vermeiden Sie auf jeden Fall Übermüdung und jede Art von Schlafmangel! Und wenn das nicht die ganze Woche über klappt, dann richten Sie es immerhin so oft wie möglich ein.

- Nehmen Sie sich Auszeiten! Mindestens ein Tag in der Woche gehört Ihnen, Ihrer Familie, Ihren Freunden – und nicht dem Job! Hocken Sie an diesen Tagen nicht in der Bude, gehen Sie raus, erleben Sie etwas. Am besten in der Natur. Egal, ob Sie Fahrrad fahren, wandern oder schwimmen gehen, allein, mit der Familie oder Freunden: Wenn Ihr Geist andere Eindrücke bekommt, tut das Ihrer Seele gut.

- Schalten Sie den Computer, den Fernseher und das Handy abends aus – und zwar nicht erst vom Bett aus! Das unnatürliche Licht drosselt die natürliche Melatoninproduktion, Ihr Körper schafft es nicht runterzufahren. Sie schlafen schlechter und weniger tief. Die fehlende Regeneration schwächt wieder die Nebennieren.

* Haben Sie Spaß! Lachen Sie! Umgeben Sie sich mit Menschen, die Sie mögen!

* Gehen Sie zum Yoga. Lernen Sie zu meditieren. Oder gehen Sie öfter spazieren. Alles, was Sie entspannt und auf andere Ideen bringt, alles, was Sie dem täglichen Hamsterrad entfliehen lässt, ist gut für Sie.

* Versuchen Sie, ob es Ihnen besser geht, wenn Sie morgens ein Glas Wasser oder Gemüsesaft mit einem halben bis einem Teelöffel (unjodiertem) Salz zu sich nehmen. Das hilft, den Blutdruck zu steigern, und entlastet damit die Nebennieren.

Sport

Es gibt eigentlich keinen besseren Weg, Stress abzubauen, als sich zu bewegen. In Kapitel 7 beschäftige ich mich damit ausführlich. Hier sei nur kurz gesagt: Übertreiben Sie es auf keinen Fall! Absolvieren Sie lieber kleinere Einheiten regelmäßig als einmal eine große. Und auch hier gilt: Suchen Sie sich eine Sportart, die Ihnen Spaß macht!

Mittel, die die Nebennieren wieder in Balance bringen

Wenn Sie mein erstes Buch gelesen haben, haben Sie sicher schon bemerkt, dass ich ein großer Fan bin von schnellen Ergebnissen und zügiger Verbesserung. Ich warte nicht gern lange, bis sich etwas zum Positiven verändert. Man könnte auch sagen, ich bin extrem ungeduldig. Das macht es mir nicht immer unbedingt leichter, aber ich bin mir sicher, dass diese Schwäche mit daran Schuld trägt, dass es mir heute so viel besser geht als noch vor ein paar Monaten.

Die Tipps, die ich Ihnen oben zusammengefasst habe, sind ein Muss, wenn man möchte, dass es einem mit oder trotz Hashimoto besser geht. Man kann aber natürlich noch etwas nachhelfen, wenn man möchte …

Ich habe viele Mittel ausprobiert, um meine Nebennieren – egal in welchem Zustand sie gerade waren – zu unterstützen. Einige haben gar nicht gewirkt, andere anders als erwünscht.

Wichtig ist es, dass Ihr Körper mit genügend Nährstoffen, Vitaminen, Spurenelementen und Mineralien versorgt wird. Ein Mangel verursacht wiederum Stress – und genau den gilt es ja zu vermeiden. Prinzipiell unterstützend wirken Vitamin C, Chrom, L-Carnitin, Co-Enzym Q10, B-Vitamine, Magnesium, Alpha-Liponsäure, Aminosäuren und essenzielle Fettsäuren (Nachtkerzenöl, Leinöl). Sprechen Sie mit Ihrem Arzt und lassen Sie gegebenenfalls testen, was Ihnen fehlt. Das ist aber nur die Grundlage. Bei einer ausgewachsenen Nebennierenschwäche sind die Nährstoffe nur die Pflicht. Die Kür, die die richtig guten Ergebnisse bringt, sind die Mittel, die ich Ihnen jetzt vorstelle:

Phytocortal N

Meine Heilpraktikerin hat mir dann Phytocortal N verschrieben. Das ist ein homöopathisches Mittel, das bei Mangel an Kortikoiden, vor allem Cortisol, therapeutische Anwendung findet. Im

Allgemeinen nimmt man dreimal 50 Tropfen, eine halbe Stunde vor dem Essen. Bei einer leichten Nebennierenerschöpfung kann Phytocortal N helfen. Ich hatte zu wenig Geduld, auf Linderung zu warten. Deshalb habe ich weitergesucht.

In dem Buch von Dr. James Wilson habe ich dann den Hinweis gefunden, dass man in den USA Kälbernebennierentabletten verschreibt. Ich machte mich auf die Suche. Kein Apotheker in Hamburg hatte davon je gehört. Bei meinen Ärzten stieß ich auch auf ratlose Gesichter. Im Internet wurde ich schlussendlich fündig.

Cytozyme

Cytozyme AD von der Firma Biotics enthält hormonloses Nebennierengewebe von neugeborenen Kälbern. Es sind darin alle Rohstoffe vorhanden, um die Nebenniere wieder aufzubauen und in ihrer Funktion zu unterstützen. Die Produktion der Nebennierenrinde wird wieder angeregt.

Die typische Dosierung beträgt ein bis zwei Tabletten dreimal täglich. Allerdings sollte man ganz vorsichtig damit anfangen. Ich war so froh, als das erste Päckchen mit den kleinen braunen Pillen endlich ankam, dass ich mir gleich dreimal drei einverleibt habe. Das ging natürlich nach hinten los. Ich wachte am nächsten Morgen mit unzähligen Pickeln im Gesicht auf, hatte zwei Kilo zugenommen, alles Wasser, und fühlte mich furchtbar. Also, nicht übertreiben! Lieber langsam die Dosis steigern. Mir reichen selbst bei der größten Erschöpfung dreimal eine Tablette.

Sie werden sehr schnell eine Besserung verspüren. Innerhalb von ein bis zwei Tagen wahrscheinlich schon. Sie werden weniger müde sein, besser schlafen, sich allgemein besser, fröhlicher, ausgeglichener und stärker fühlen. Beobachten Sie sich gut während der Einnahmezeit und gehen Sie nach einigen Tagen oder Wochen, wenn das Gefühl der Erschöpfung nachlässt, langsam wieder mit der Dosis runter.

Ich bin großer Fan dieses Extrakts und habe immer ein Döschen davon zu Hause. Steigt der Stresspegel, stapelt sich die Arbeit oder passiert etwas Unvorhergesehenes wie zum Beispiel ein Bandscheibenvorfall (wie an Weinachten 2012), habe ich die Packung immer griffbereit. Mittlerweile haben meine medizinisch Vertrauten dieses Mittel auch in ihre Praxen aufgenommen und vielen Patienten damit schnell geholfen.

Cordyceps

Cordyceps sinesis ist ein chinesischer Heilpilz, der jahrhundertelang traditionell eingesetzt wurde gegen Müdigkeit, um die körperliche Widerstandskraft und die Lungenfunktion zu stärken. Chinesische Athleten brachen vor einigen Jahren plötzlich sämtliche Weltrekorde, weil sie zusätzlich zu ihrer normalen Ernährung (und eventuell einigen verbotenen Mittelchen wie Schildkrötensuppe und anabolen Steroiden) Cordyceps eingenommen hatten. Ernst zu nehmende und seriöse Studien haben gezeigt, dass die Sportler dank der Pilztabletten mehr Sauerstoff aufnehmen und nutzen konnten. Zudem verbesserte sich die Testosteronproduktion im Körper (auch für Frauen wichtig), die bei einer schwächelnden Nebenniere extrem zurückgefahren wird. Durch eine geschwächte Nebenniere wird die Testosteronproduktion unterdrückt. Das wiederum verringert das Energielevel und das körperliche Durchhaltevermögen sowie die Libido.

Bei der Einnahme von ein bis drei Gramm Cordyceps in Form von Tabletten oder Pulver pro Tag sind keine Nebenwirkungen bekannt. Besonders nach dem Sport wirkt der Pilz regenerierend und stressmindernd.

Pregnenolon

Pregnenolon ist, wie schon beschrieben, ein Vorläufer für viele Hormone, die in den Nebennieren gebildet werden. Es unterstützt einen höheren Cortisolausstoß. Die Dosis beträgt normalerweise zu Anfang zehn Milligramm, die bis auf 50 Milligramm gesteigert werden können. Am besten nimmt man sie morgens auf nüchternen Magen. Das Produkt ist in Deutschland nicht über die Apotheken erhältlich (oder nur mit Rezept), kann aber importiert oder über das Internet bestellt werden.

Ich bin vorsichtig mit der Einnahme von Hormonen. Deshalb würde ich Pregnenolon erst einnehmen, wenn die Kälbernebennierentabletten nicht anschlagen oder Sie sie aus welchen Gründen auch immer nicht einnehmen möchten.

DHEA

Das Gleiche wie für Pregnenolon gilt auch für DHEA. Aber bei einem niedrigen Spiegel ist eine orale Gabe eine gute und relativ nebenwirkungsfreie Möglichkeit, den Körper zu unterstützen. Man sollte morgens zehn bis 25 Milligramm 7-Keto-DHEA nehmen, und auch hier mit der kleineren Dosis beginnen. 7-Keto-

DHEA hat im Gegensatz zu DHEA den Vorteil, dass es nicht in Sexualhormone umgewandelt wird. Es besitzt damit alle Vorteile des DHEA ohne dessen Nebenwirkungen. Wiederum ist dieses Stoffwechselprodukt in Deutschland eigentlich nicht erhältlich, im Internet schon – oder mit Rezept über einige Apotheken.

Kortison

Eigentlich liegt es nahe, bei einem Mangel an Cortisol das entsprechende Medikament Kortison zu geben. Dr. James Wilson rät in seinem Buch »Grundlos erschöpft« davon ab. Und auch ich würde es nicht nehmen. Unser Hormonsystem ist so komplex, dass eine Zufuhr von außen eventuell den Nebennieren das Signal gibt, dass genügend Cortisol im Körper vorhanden ist. Das wiederum setzt eine Rückkopplung in Gang, die in anderen Hormondrüsen Auswirkungen haben. Die Nebenwirkungen von Kortison sind heftig. Man muss es langsam ausschleichen, was große Probleme verursachen kann. Ich würde immer eher die Kälbernebennierentabletten nehmen, anstatt mir Kortison verschreiben zu lassen.

Melatonin

Ein Mangel des Schlafhormons Melatonin lässt einen Menschen schwer ein- und durchschlafen. Es steuert nachts die Ausschüttung von Wachstums- und Sexualhormonen, aber hat auch Einfluss auf das Immunsystem. Deshalb sollten Sie es als Hashimoto-Patient unbedingt mit Bedacht und überlegt einsetzen, wenn überhaupt. Am besten die störenden Lichtquellen wie Fernseher und Computer am Abend abschalten, den natürlichen Rhythmus des Körpers akzeptieren und rechtzeitig zu Bett gehen. Noch mehr Tipps zur Melatoninproduktion finden Sie in Kapitel 5 unter dem Stichpunkt »Wachstumshormon«.

Phosphatidylserin

Ich habe lange nach einem legalen, nicht verschreibungspflichtigen und unschädlichen, aber wirkungsvollen Mittel gesucht, um mein körpereigenes Cortisol vor allem zur Nacht hin zu senken. Natürlich gibt es Medikamente, die das spielend schaffen. Die Nebenwirkungen sind aber wesentlich stärker als der Nutzen.

Die einzige sinnvolle Substanz, auf die ich gestoßen bin, ist Phosphatidylserin. Tatsächlich waren es Bodybuilder-Seiten im Internet, auf denen ich davon zum ersten Mal gelesen habe. Weil die Jungs meist zu viel trainieren, um ihre Muskelberge aufzutürmen, produzieren ihre Nebennieren nach jeder Einheit zu viel Cortisol. Das wiederum bremst die Fettverbrennung und sorgt für einen Muskelabbau. Um diesen zu stoppen, schlucken viele Kraftsportler Phosphatidylserin. Dieser Wirkstoff wirkt nicht direkt auf die Nebennieren ein, sondern auf Hirnareale, die für die Koordination der Nebennierenfunktionen zuständig sind. Deshalb ist er auch Patienten mit niedrigem Cortisolwerten zu empfehlen.

Außerdem ist Phosphatidylserin Bestandteil der Zellmembran und ein wichtiger Nährstoff für das Gehirn. Zudem ist es unerlässlich für den Abtransport von Abfallstoffen und die Einschleusung von Nährstoffen in die Zellen. Eigentlich könnte der Körper die Substanz selbst produzieren, aber den meisten Menschen fehlen dank falscher Ernährung, Verdauungsproblemen oder Krankheiten die dazu notwendigen Vitamine, Enzyme und Spurenelemente. Die Einnahme verbessert nachweislich die Stimmung und die Antriebskraft, vermindert Depressionen, schützt die Zellen vor oxidativem Stress und steigert die Leistungsfähigkeit.

Leider haben erst sehr hohe Dosen um die 800 Milligramm eine aussagekräftige Wirkung auf den Cortisolspiegel. Man muss also acht Tabletten über den Tag verteilt einnehmen. Der Preis liegt bei circa 30 Euro für 60 Kapseln. Das bedeutet, Phosphatidylserin ist ein wirksames, aber sehr teures Mittel gegen die Auswirkungen von Stress. In Dr. Datis Kharrazians Buch »Schilddrüsenunterfunktion und Hashimoto anders behandeln« schreibt er von einer Salbe, die Phosphatidlyserin in hohen Dosen enthält und mithilfe derer man den Wirkstoff über die Haut umgehend direkt ins Blut transportieren kann. Bis zu 2000 Milligramm pro Hub. Die Klösterl-Apotheke in München versucht zurzeit, ebendiese Creme herzustellen. Sobald sie dort zu bekommen ist, werde ich es auf unserer Website www.hashimoto-deutschland.de und auf der Facebook-Seite Hashimoto Deutschland bekannt geben.

L-Theanin

L-Theanin ist eine Aminosäure, die natürlicherweise in grünem Tee vorkommt. Sie fördert die Entspannung, ohne schläfrig zu machen oder die Aufmerksamkeit zu beeinträchtigen. Gleichzeitig verbessert L-Theanin die Konzentration und das Lernvermögen. Die Aminosäure verstärkt die Produktion von Alpha-Wellen im Gehirn, die für wache Entspanntheit zuständig sind. Das gibt dem Körper auch tagsüber die Möglichkeit, zwischen An- und Entspannung hin- und herzuwechseln, ohne dabei den

Cortisolspiegel zu sehr in die Höhe zu treiben. L-Theanin kann auch den Dopaminspiegel erhöhen. Dopamin ist ein weiterer im Gehirn vorkommender chemischer Stoff, der die Gemütsverfassung verbessern kann.

Um die nötige Menge L-Theanin aufzunehmen, müsste man etwa vier Tassen grünen Tee pro Tag zu sich nehmen. Das enthaltene Koffein würde den ganzen Nutzen aber zunichtemachen, weil es ja wieder anregend wirkt. Deshalb macht es Sinn, auf Kapseln mit L-Theanin auszuweichen. Auch, weil beim Entkoffeinieren des Tees das meiste des wertvollen Wirkstoffs ebenfalls zerstört wird. 50 bis 200 Milligramm L-Theanin haben sich in Studien als wirksam herausgestellt. Die maximale Wirkung tritt etwa 30 Minuten bis zwei Stunden nach der Einnahme ein.

GABA

GABA steht für Gamma-Amino-Buttersäure (auf Englisch gamma amino butyric acid) und ist eine nicht essenzielle Aminosäure. Das bedeutet, dass der Körper sie selbst aus einer anderen Aminosäure (in diesem Fall Glutamin) herstellen kann.

GABA ist das natürliche »Beruhigungsmittel« des Gehirns, wirkt angstlösend und antidepressiv. Es hemmt die Übertragung von Signalen in den Nervenendigungen und nimmt somit eine sehr wichtige Schleusenwärterfunktion ein. In rund 30 Prozent aller Nervenzellen findet sich die Aminosäure, und bei Hemmung der Synthese kommt es zu Krampfanfällen.

Zusätzlich fördert GABA die Freisetzung von Wachstumshormon (GH – growth hormone), das eines der wichtigsten Hormone des Körpers ist und in der Hirnanhangsdrüse produziert und ausgeschüttet wird. GH ist unter anderem für den Muskelaufbau wichtig und hat zudem Anti-Aging- und viele krankheitsvorbeugende und entgiftende Eigenschaften.

Im Alter, durch Dauerstress, Krankheiten und durch ständige Reizüberflutung wie Fernsehlicht oder ständiges Computerbildflimmern kommt es zu einem Abfall des körpereigenen GABA-Spiegels und der -Aktivität.

GABA hat, im Gegensatz zu herkömmlichen Tranquilizern und Psychopharmaka, kein Suchtpotenzial und auch keine anderen gravierenden Nebenwirkungen. Es wirkt an den gleichen Rezeptoren (GABA-Rezeptoren), die auch Valium beeinflusst. Manche Menschen spüren kurz nach der Einnahme ein leichtes Kribbeln auf der Haut. Ganz selten hat man das Gefühl, ein bisschen schwerer Luft zu bekommen. Das verschwindet aber sehr schnell wieder. Ich kenne diese Begleiterscheinungen auch. Aber sie treten wirklich selten auf, und da ich sie zuordnen kann, finde ich sie nicht weiter schlimm.

Die Dosierung beträgt normalerweise 500 Milligramm zwei- bis dreimal täglich. Oft reicht eine Kapsel morgens und abends. Probieren Sie aus, mit welcher Dosis es Ihnen am besten geht.

Der Darm

Schon Hippokrates wusste es: »Der Tod lauert im Darm.« Das war vor über 2000 Jahren. Und noch im 21. Jahrhundert hat diese Aussage Bestand. Die meisten Menschen haben heutzutage

Probleme mit ihrer Verdauung. Das liegt an falscher Ernährung, zu wenig Bewegung, Nebenwirkungen von Medikamenten und und und. Der Großteil unseres Immunsystems (etwa 60 Prozent) sitzt im Darm. Da liegt es nahe, dass es bei einer Autoimmuner- krankung wie Hashimoto eine ist, irgendeinen Zusammenhang zwischen Darm und unseren Beschwerden geben muss.

Seit ich mit den Symptomen zu kämpfen habe, ist auch immer mein Darm betroffen. Ich lasse mich jedes Jahr mindestens ein- mal auf Nahrungsmittelallergien testen. Und halte mich tapfer an die Verbote. Und ich rate jedem, der die Diagnose Hashimoto bekommt, zu einer gründlichen Untersuchung des Darms mit- tels Stuhltests. Achten Sie dabei auf ein gutes Labor, denn nicht jedes kann alle Bakterienstämme erkennen. Und wenn da ei- ner unbeobachtet aus dem Ruder läuft, geht es dem Betroffenen meist sehr schlecht, ohne dass der Arzt sich das erklären kann.

Würde man die Darmschleimhaut ausbreiten, wäre sie 200 Qua- dratmeter groß, die gleiche Größe hat ein Tennisplatz. Darauf, also auf der Darmschleimhaut, siedeln 100 Billionen Mikroor- ganismen, die die Grenze zwischen unserem Körper und der Außenwelt darstellen. Denn medizinisch gesehen ist erst das, was es durch die Schleimhaut ins Blut geschafft hat, innerhalb unseres Körpers. Die Darmflora ist nicht nur dafür da, unsere Nahrung zu verdauen und die Nährstoffe auszusieben, sondern auch, um unseren Körper vor Krankheiten zu schützen.

Im Idealfall existieren die unzähligen Arten von Bakterien in trauter Nachbarschaft nebeneinander. Jede hat ihre Aufgabe. Kommt es aber durch eine Störung (Krankheit, Infektion, falsche Ernährung, Nebenwirkungen von Medikamenten, zum Beispiel

Antibiotika) zu einer Schädigung der Darmflora, kann das ganze System kippen. Man spricht in diesem Fall von einer Darmdysbiose. Das zeigt sich dann in Form von Verstopfung, Durchfall, Aufgeblähtsein, Bauchschmerzen oder -krämpfen.

Die Darmflora ist ein extrem fragiles System und doch so wichtig für unser Wohlbefinden. Wir vergessen so schnell, was wir unserem Körper antun, wenn wir uns schlecht ernähren, mit Medikamenten vollstopfen und zu wenig sauberes Wasser trinken. Dafür wundern wir uns, wenn der Körper den Abtransport des ganzen angefallenen Mülls nicht mehr schafft, warum es uns so schlecht geht – und wir auch noch dermaßen mies aussehen. Das eine hängt direkt mit dem anderen zusammen. Das muss man sich immer wieder vor Augen führen. Und wenn Sie Ihrem Darm Gutes tun beziehungsweise ihm helfen, wieder gesund zu werden, sind Sie schon einen großen Schritt weiter auf dem Weg zu einem angenehmen Leben mit Hashimoto.

Der Darm, die Nebennieren und die Schilddrüse sind untrennbar miteinander verbunden. Sie bilden sozusagen ein Schicksalsdreieck. Geht es dem einen schlecht, leiden die beiden anderen Organe auch. Und das kriegt der »Besitzer« ordentlich zu spüren. Deshalb ist es so wichtig, pfleglich mit allen umzugehen.

Wenn mein Darm mit den falschen Bakterien fehlbesiedelt ist, geraten meine Nebennieren unter Druck. Der ganze Körper ist gestresst. Das Immunsystem macht sich kampfbereit, um im Darm für Ordnung zu sorgen. Gleichzeitig verstärkt sich die Entzündung in meiner Schilddrüse. Ich habe das Gefühl, als würde mir jemand die Kehle zudrücken. So sieht das ins wahre Leben übersetzt aus, bei mir. Vielleicht haben Sie sich darin erkannt?

Also, neben einem Nebennierencheck beim Arzt unbedingt immer auch auf eine Darmanalyse bestehen. Ein Stuhltest bringt schnelle Ergebnisse und erklärt wahrscheinlich viele Beschwerden.

Darm, Schilddrüse & Nebennieren

Die meisten Patienten mit einer Schilddrüsenunterfunktion klagen über chronische Verstopfung. Die Passage der Nahrung durch Magen und Darm dauert länger, was das Risiko für Infektionen durch Hefen, Pilze und Bakterien steigen lässt. Das wiederum führt zu Entzündungen im Darm, zu einer gestörten Aufnahme von Nährstoffen, was einen Mangel nach sich zieht, und sehr oft zu Nahrungsmittelallergien.

Eine gestörte Verdauung gilt mittlerweile als eine der Hauptursachen von Autoimmunerkrankungen. Und eine Entzündung im Darm erschöpft die Nebennieren, was gleichzeitig die Schilddrüse in Mitleidenschaft zieht. Leidet man unter einer chronischen Verstopfung, kann der Körper unter anderem auch Hormone nicht in dem Maße abtransportieren, wie es dringend nötig wäre. Ein Zuviel an Östrogen zum Beispiel bremst wiederum die Schilddrüsentätigkeit.

Magensäure

Viele Patienten mit einer Nebennierenschwäche haben aufgrund mangelnder Salzsäure im Magen Schwierigkeiten beim Aufspalten der Eiweiße. Der Speisebrei wandert unverdaut weiter in den

Darm, gärt und wird faulig. Weil der Speisebrei nicht sauer genug ist, wird die Gallenblase nicht angeregt, genügend Gallensekret abzugeben, was eine optimale Fettverdauung unmöglich macht. Der Körper kann die dringend benötigten Fettmoleküle so aber nicht aufnehmen. Die Gallenblase wird mit der Zeit träge. Das führt zu einer schlechten Entgiftung: In der Leber stauen sich Toxine und Abfallstoffe. Wir werden müde und fühlen uns unwohl. Das Beste ist eine Kur, wie sie im Buch von Andreas Moritz »Die wundersame Leber- und Gallenreinigung« beschrieben wird. Zusätzlich kann man vor dem Essen Bittertropfen einnehmen, die die Aktivität der Gallenblase erhöhen. Mariendistel ist die beste Unterstützung für die Leber. Und zum Essen nehme ich immer Verdauungsenzyme, die helfen, Ballaststoffe, Eiweiße und Fette aufzuspalten, und so die Verdauung erleichtern und meinen Darm weniger belasten.

Leaky Gut

Durch eine lang anhaltende Störung der Darmflora kann die Oberfläche der Darmschleimhaut durchlässig werden, weil die einzelnen Zellen durch Unterversorgung absterben und keine durchgängig zusammenhängende Schutzschicht mehr bilden können. Auf Deutsch nennt man das permeable (durchlässige) Schleimhaut, auf Englisch »leaky gut syndrome«.

Gifte, Bakterientoxine, unvollständig gespaltene Nahrungsbestandteile und vieles mehr kann nun ungehindert aus dem Darm in den Körper gelangen und dort verschiedenste Beschwerden hervorrufen:

- Entzündungen des Darmes
- Verdauungsstörungen wie Blähungen, Völlegefühl, Bauchkrämpfe, Durchfall oder Verstopfung und schlecht verdaute Stühle
- Infektanfälligkeit
- Müdigkeit
- Allergien
- Nahrungsmittelunverträglichkeiten
- Entzündungen von Haut, Schleimhäuten oder Gelenken,
- Migräne
- depressive Verstimmungen

Außerdem können viele Nährstoffe, Vitamine, Spurenelemente und Mineralien nicht mehr richtig vom Darm aufgenommen werden, wodurch ein erheblicher Mangel entsteht. Diese körperliche Katastrophe setzt die Nebennieren zum wiederholten Mal unter erheblichen Stress, was einer schon bestehenden Schwächung nicht eben zuträglich ist. Andersherum öffnen geschwächte Nebennieren oder ein erhöhter Cortisolspiegel solchen Darmerkrankungen Tür und Tor. Egal, was zuerst da war, um die Nebennieren und den Darm sinnvoll und ergebnisorientiert zu behandeln, muss man auch immer das andere Organ checken und gegebenenfalls unterstützen, da die eigentliche Therapie sonst kaum oder nur mit großer Zeitverzögerung anschlagen wird.

Mithilfe eines Stuhltests kann leicht herausgefunden werden, ob und wie stark die Darmschleimhaut in Mitleidenschaft gezogen ist. Nach einer Darmreinigung (Colon-Hydro-Therapie, Heilfasten oder Ähnliches) wird der Wiederaufbau durch die passenden Darmbakterien eingeleitet. Unterstützend helfen hier Milchsäurebakterien aus Brottrunk oder Sauerkraut, da sie das perfekte Milieu für die »guten« Bakterien schaffen. Die Lebensmittel, gegen die man eine Unverträglichkeit entwickelt hat, müssen erst einmal gemieden werden. Zudem hilft eine Ernährungsumstellung, die möglichst weißmehl- und zuckerfrei ist, dafür viel Gemüse und verträgliche Ballaststoffe enthält. Bis sich die Darmschleimhaut erholt hat, kann es bis zu eineinhalb Jahren dauern. Der aktuelle Zustand sollte immer wieder durch Bluttests (Allergien) und Stuhlproben gecheckt werden. Nach und nach kann man die ehemals unverträglichen Nahrungsmittel wieder in den Speiseplan aufnehmen. Man sollte dabei seinen Körper aber gut beobachten und es nicht gleich mit der Menge übertreiben.

Histaminintoleranz

Histamin ist ein körpereigener Stoff, der vor allem bei Entzündungen und Allergien auf den Plan tritt. Das ebenfalls körpereigene Enzym Diaminoxidase (kurz DAO) baut es auf natürliche Weise wieder ab. Ist aber zu viel Histamin im Körper (durch Allergien oder Entzündungen), wird nicht genügend DAO gebildet (weil der eigentliche Produzent, die Darmschleimhaut, nicht intakt ist), wird zu viel Histamin von außen zugeführt (ist in großen Mengen enthalten in Rotwein, Erdbeeren, Tomaten, Geräuchertem, lange gelagerten Lebensmitteln wie altem Käse und so weiter), bekommt man massive gesundheitliche Probleme.

Hautausschlag, Kopfschmerzen, Durchfall, Fließschnupfen, Herzklopfen, Brechreiz sind nur einige Symptome, die bei einer Histaminintoleranz auftreten können. Ich hatte das einmal so schlimm, dass ich Panikattacken bekam und an Weihnachten kurz davor war, mich selbst in eine psychosomatische Klinik ein-zuweisen, weil ich nicht mehr wusste, wohin mit mir. Zum Glück fand ich durch stundenlange Recherche im Internet die Ursache meiner Beschwerden: zu viel Histamin!

Die erste Maßnahme, wenn Sie den Verdacht haben, unter ei-ner Histaminintoleranz zu leiden, ist, alle Lebensmittel, die viel Histamin enthalten oder den Körper anregen, dieses zu bilden, einfach vom Speiseplan zu streichen. Im Internet gibt es seiten-lange Listen, was geht, was nicht: Tomaten, gereifter Käse, Ge-räuchertes, Rotwein, viele Nusssorten, Hülsenfrüchte, Oliven, Sauerkraut, Orangen, Erdbeeren und Essig, um nur einige zu nennen. Es lohnt sich, die Liste auszudrucken und sich für eine gewisse Zeit daran zu halten. In der Apotheke bekommt man Kapseln, die das abbauende Enzym Diaminoxidase enthalten (zum Beispiel Daosin). Die kann man zum Essen nehmen, um ganz sicherzugehen.

Gleichzeitig heißt es allerdings ran an die Spurensuche. Liegt ein Leaky-Gut-Syndrom zugrunde oder haben Sie eine Fehlbesiede-lung des Darms? Die Stoffwechselprodukte, die manche Bakte-rien in unserem Darm ausstoßen, können auch eine Histamin-intoleranz auslösen. Hat man zu viele davon, kommt der Körper mit der Entsorgung nicht mehr hinterher. Also machen Sie einen Stuhltest bei Ihrem Arzt. Auch hier braucht man wieder Geduld. Das Problem lässt sich nicht von heute auf morgen lösen. Aber es wird Sie von einigen Beschwerden befreien. Und da lohnt sich das Warten doch, oder?

Polyneuropathie

Im Frühjahr 2013, als ich mitten in der Pressearbeit zum ersten Buch »Jeden Tag wurde ich dicker und müder« steckte, bemerkte ich seltsame Veränderungen in meinem rechten Fuß. Der zweite Zeh war plötzlich taub. Fuhr ich sanft über die Haut am Rist, kribbelte es einerseits, als ob Tausende kleiner Ameisen darüberlaufen würden, und andererseits fühlte es sich irgendwie betäubt an, dumpf. Kam ich nur leicht gegen etwas oder stand ich barfuß auf einem Steinchen, schmerzte das unglaublich stark. Wegen jeder kleinsten Berührung stiegen mir sofort die Tränen in die Augen. Auto fahren, Sport machen, barfuß laufen – plötzlich war alles anders. Und mit der Zeit breitete sich das aus: über den ganzen rechten Fuß und auch das Schienbein hoch. Dann fühlte sich die linke Seite genauso an. Und nach einiger Zeit auch die Hände. Morgens war es am schlimmsten. Beim Aufwachen musste ich erst einmal die Finger zu einer Faust ballen und kräftig massieren, damit wieder Leben in sie kam. Die ersten Schritte nach dem Aufstehen wurden immer wackeliger und unkoordinierter. Das machte mir Angst. So etwas kannte ich bisher nicht und hatte es auch noch von niemandem gehört. Was war das?

Nach einigen Recherchen kam ich auf den Begriff »Polyneuropathie«. Eine Nervenstörung, die eigentlich vor allem Menschen mit Diabetes betreffen. Alpha-Liponsäure (dreimal 600 Milligramm als Kapseln zum Essen) und Vitamin-B12-Infusionen halfen mir zu Anfang. Aber schnell kamen die Beschwerden wieder. Ich suchte weiter und merkte schnell, dass das mal wieder ein Problem war, das nicht so einfach zu lösen ist. Und: Anscheinend betrifft es viele Hashimoto-Patienten! Denn wenn ich auf Facebook oder bei den Lesungen darauf zu sprechen kam, war das Interesse groß. Und wieder mal war der Tenor: Mein Arzt sagt, das hat nichts mit Hashimoto zu tun! Wunderbar, ich recherchierte weiter …

Das nächste Ergebnis: Die Schulmedizin verschreibt gern ein klassisches Medikament, das leider keine Wirkung zeigt gegen die Polyneuropathie-Symptome. Aber die Krankenkassen zahlen es trotzdem ... Alternativmediziner erklärten mir, dass der Auslöser der Beschwerden Fettstoffwechselstörungen, eine hoffnungslose Übersäuerung, eine falsche Mineralisierung und ein Mangel an Vitaminen und Spurenelementen sei. Man solle den Darm sanieren, die Nebennieren in Balance bringen, die Leber entgiften, Gifte sowieso komplett aus dem Körper eliminieren und die Schilddrüse behandeln. Toll! Das waren alles meine Baustellen. Eigentlich logisch, dass die Nerven in meinen Extremitäten anfangen mussten durchzudrehen. Trotzdem: Das musste wieder aufhören. So viel stand fest.

Auf lange Sicht gesehen und in der Rückschau hängt das Auf und Ab dieser Symptome bei mir von meinem Allgemeinbefinden ab. Geht es meinen Nebennieren und meinem Darm gut, fühle ich mich perfekt mit Schilddrüsenhormonen eingestellt, und esse ich, was meinem Körper wirklich guttut, trinke ich genügend stilles Wasser, entgifte ich meinen Körper, gönne ich mir genügend Ruhepausen und bin ich ausreichend mit allen Vitaminen und Mineralien versorgt, werden auch die Polyneuropathie-Probleme weniger. Ganz wegbekommen habe ich sie allerdings bisher noch nicht. Aber ich habe mich daran gewöhnt und bin froh, sie mit den in diesem Buch beschrieben Maßnahmen in Schach halten zu können.

Wie gesagt, Alpha-Liponsäure hilft mir wirklich weiter. Ich nehme 1800 Milligramm über den Tag verteilt. Bitte nicht zusammen mit Präparaten, die Eisen, Kalzium oder Magnesium enthalten, einnehmen, auch nicht mit Milch, da Alpha-Liponsäure mit Metallen Chelatkomplexe eingeht. Diese werden daraufhin ungenutzt aus dem Körper transportiert.

MSM (Methylsulfonylmethan) ist eine organische Schwefelverbindung, ein unverzichtbarer Bestandteil von Enzymen, Hormonen und vielen lebenswichtigen Aminosäuren. Durch die Nahrung nehmen wir heutzutage viel zu wenig Schwefel (ist unter anderem enthalten in Leinöl, Hirse und Ziegenmilch) zu uns. Dadurch werden im Körper gebildete Enzyme und Aminosäuren biologisch inaktiv, können vom Körper nicht mehr, wie ursprünglich angedacht, genutzt erden. MSM ist ein wertvoller Entgifter, ein natürliches Schmerzmittel und eine Substanz, die ohne Nebenwirkungen Entzündungen bekämpft.

Ein einfach durchzuführendes, aber sehr wirksames Mittel sind Basenbäder. Wer keine Lust hat, zwei bis drei Stunden in der Wanne zu verbringen, kann jeden Tag ein Fußbad nehmen, am besten über mindestens sechs Wochen. Totes-Meer- oder Himalajasalz in einer großen Schüssel mit warmem Wasser auflösen und rein mit den Füßen. Achten Sie dabei immer auf Ihren Kreislauf. Falls es Ihnen nicht gut geht, sofort aufhören. Der Körper ist dann mit der Ausleitung überlastet.

Achten Sie darauf, genügend Magnesium zu sich zu nehmen. Zudem sind B-Vitamine, und dabei vor allem die »Nervenvitamine« B1, B6 und B12, unerlässlich. Sie aktivieren die Erneuerung geschädigter Nerven und ihrer Funktion. Vitamin D sollten alle Autoimmunkranken zu sich nehmen. Lassen Sie beim Arzt Ihren Wert im Blut bestimmen und sich entsprechend hohe Dosen verschreiben, vor allem im Winter.

Kurz zusammengefasst: Der Müll muss raus! Nährstoffe müssen rein in Ihren Körper! Das ist keine kurzfristige Angelegenheit, genau wie die Beschwerden sich ja auch nicht über Nacht entwickelt haben. Haben Sie Geduld. Und lesen Sie Kapitel 5 zum Thema Entgiftung aufmerksam.

Es ist ja fast schon grotesk, dass mit der Polyneuropathie uns Hashimoto-Patienten wieder eine Erkrankung trifft, die so vielfältig und schwer einzuordnen ist. Und wieder gibt es nicht die eine, hundertprozentig zuverlässig funktionierende Therapie.

Es muss erneut jeder seinen individuellen Weg finden. Deshalb ist auch die Polyneuropathie ein weiteres böhmisches Dorf für die meisten Ärzte. Es gibt keine Pille dagegen, also kann es gar nicht so schlimm sein. Müsste einer von ihnen regelmäßig nachts aufspringen, weil ihm eine Hand oder ein Bein komplett eingeschlafen ist und dadurch gefühllos wie ein toter Klumpen an ihm herunterhängt, würden sich die Herrschaften im weißen Kittel anders an das Thema heranmachen. Aber wahrscheinlich verlangen wir da auch zu viel. Umweltmediziner wissen eher, mit Polyneuropathie-Symptomen umzugehen. Leider gibt es davon nicht allzu viele in Deutschland. Aber wenn Sie zumindest einige der Vorschläge in diesem Buch übernehmen, werden Sie Besserung verspüren. So geht es mir auf jeden Fall.

5. KAPITEL

Entgiften!

Stellen Sie sich einen großen Tusch vor. Denn jetzt kommt's: In diesem Kapitel finden Sie das Geheimnis hinter Hashimoto! Der Auslöser, der Grund, die Basis. Hat Ihnen noch kein Arzt erzählt? Seltsam, oder? Ich gehe sogar noch einen Schritt weiter: Ich verrate Ihnen, wie Sie dieser abscheulichen Krankheit den Nährboden entziehen. Glauben Sie nicht? Dann lesen Sie einfach weiter. Ich werde es Ihnen beweisen! Entgiften lautet das Zauberwort, um das sich alles dreht.

Dieses Kapitel ist das Wichtigste des ganzen Buches. Und, das ist mir sehr wohl bewusst, es wird dasjenige sein, das Sie am meisten fordern wird. Eventuell sogar verärgern oder ratlos zurücklassen. Denn hier gehen wir an die Grundfesten unseres heutigen Lebens, unseres modernen Lifestyles, wie es neudeutsch heißt. An die heiß geliebten Gewohnheiten. An das, was alle anderen machen (dürfen) – und jetzt komme ich daher und verbiete es Ihnen einfach!

Aber genau so sollen Sie all die Anregungen nicht sehen, die ich Ihnen auf den folgenden Seiten gebe. Es geht hier nicht um Regeln oder Verbote. Wenn Sie das System verstanden haben, das ich Ihnen aufzeige, werden Sie von selbst einige Dinge in Ihrer Wohnung, Ihrem Kühlschrank, sogar in Ihrem Kosmetikschränkchen ändern. Der Wechsel der Zahnpastasorte kann Ihnen beim Kampf gegen Hashimoto helfen. Verrückt, oder? Und eigentlich doch nicht so schwierig, wie ich finde. Zudem gar nicht teuer.

Sie sollen vor allem auch nicht versuchen, alles, was Sie hier lesen, von jetzt auf gleich umzusetzen. Denn das werden Sie nicht durchhalten, und wenn Sie es trotzdem versuchen oder, noch schlimmer, erzwingen möchten, ist der Frust schon vorprogrammiert. Aber keine Angst, das ist auch nicht Sinn der Sache. Ich erkläre alles ganz genau. Und Sie können sich dann entscheiden, ob diese oder jene Veränderung etwas für Sie ist – oder auch nicht. Gehen Sie's entspannt an und lassen Sie sich nicht unter Druck setzen. Rom ist auch nicht an einem Tag erbaut worden – und niemand verlangt von Ihnen, innerhalb kürzester Zeit Ihr komplettes Leben über den Haufen zu werfen. Ich bin mir sicher, da würde Ihre Familie und der Freundeskreis auch nicht mitmachen. Und Sie würden den Spaß daran verlieren, ohne die vielen tollen Ergebnisse und gesundheitlichen Verbesserungen richtig erfahren zu haben. Ich sage immer: Alles hat seine Zeit im Leben. So ist es auch mit diesen Veränderungen, Erprobungen und Umstellungen.

Was ich Ihnen aber versprechen kann, ist, dass all diese Maßnahmen, wann und welche Sie auch immer ausprobieren, positive Wirkung zeigen werden, auch in Ihrem Leben. Und das nicht nur bei uns Hashimoto-Kranken, sondern bei allen. Mein Mann, meine Freundinnen und Eltern, alle haben nach und nach den ein oder anderen vorgeschlagenen Aspekt in Ihr Leben eingebaut. Und ausnahmslos alle mussten zugeben, dass es ihnen damit besser geht und dass sie diese Wohltat nicht mehr missen möchten. Also sehen Sie Veränderungen nicht als Last oder Einschränkung, sondern als Chance!

Ein chinesisches Sprichwort sagt: Wenn der Wind der Veränderung weht, bauen die einen Schutzmauern, die anderen bauen

Windmühlen. Gehören Sie zu den Cleveren, die sich auf Neues einlassen und zu den Gewinnern gehören! Das wünsche ich Ihnen. Auch wenn uns diese Krankheit viel abverlangt, wir können unser Schicksal zum Guten wenden. Brechen Sie den starren Panzer um sich auf. Hören Sie auf zu sagen: »Das habe ich aber immer so gemacht.« Diese Zeiten sind vorbei. Denken Sie um. Sie haben eine Aufgabe im Leben gestellt bekommen, und es gibt einen Weg, damit klarzukommen. Ich bin das beste Beispiel. Ich habe die Windmühle gebaut, als ich merkte, meine Situation wird nur besser, wenn ich etwas für mich tue. Und heute bin ich Hashimoto sogar dankbar. Denn ich habe durch diese Krankheit so viel über mich und das Leben gelernt. Allem voran, dass ich alles schaffen kann, wenn ich nur an mich glaube und auf meinen Bauch höre.

Noch ein schlauer Satz: Wenn das Leben dir Zitronen gibt, mach Limonade daraus! Haben Sie sicher schon mal irgendwo gehört. Ich finde das ein schönes Bild. Und es bedeutet: Wir haben die Wahl! Wir können jammern und sauer sein. Oder wir nehmen uns der Aufgabe an und machen das Beste daraus.

Wenn man bedenkt, dass es in den nächsten Jahren immer mehr Autoimmunkranke geben wird, sind wir praktisch Pioniere. Die Veränderungen und Tipps, die Sie auf den folgenden Seiten lesen werden, helfen nicht nur Ihnen. Haben Sie Kinder mit Neurodermitis? Oder eine Freundin mit Rheuma? Kann Ihre Schwester keine Kinder kriegen? Und fühlt sich Ihr Mann immer müde? All denen können Sie weiterhelfen. Mit dem, was Sie hier lesen.

Ich werde oft gefragt, warum ich immer so gut gelaunt bin (auch schon morgens früh um fünf Uhr, wenn mein Dienst beim Sat.1

Frühstücksfernsehen beginnt), warum ich so tolle Haut habe, mein Gewicht halten und so viel arbeiten kann, trotz Hashimoto. Ich habe einen eigenen Laden in Hamburg, bin mindestens vier Tage die Woche unterwegs, schlafe in Hotels, schreibe Bücher wie dieses hier, betreibe die Facebook-Seite Hashimoto Deutschland und die dazugehörige Website www.hashimoto-deutschland.de. Ich bin auf Lesungen, beantworte so weit es geht Anfragen, die per Mail reinkommen, moderiere Veranstaltungen überall in Deutschland, kümmere mich ganz normal um meinen Haushalt und treffe ab und zu sogar meine Freundinnen und Freunde. Nicht zu vergessen meinen Mann, der sich über ein bisschen Quality Time mit mir freut. Das ist alles viel weniger glamourös, als Sie vielleicht denken mögen. Dafür aber vor allem eines: anstrengend! Mittlerweile kann ich das aber ganz gut wegstecken. Wenn ich mich an meinen eigenen »Plan« halte. Und diesen Fahrplan finden Sie in diesem Buch, speziell in diesem Kapitel.

Hilfreich, um die medizinischen Grundlagen zu verstehen, ist auf jeden Fall das erste Hashimoto-Buch »Jeden Tag wurde ich dicker und müder«. Wenn Sie es noch nicht gelesen haben, fehlt Ihnen wichtiges Basiswissen. Das hier ist sozusagen der Fortgeschrittenenkurs. Im Idealfall fangen Sie also mit Teil eins an und steigen dann hier mit ein.

Als Erstes geht es darum, Hashimoto seine Basis, den Nährboden, zu nehmen. Und das funktioniert vor allem mit den Methoden aus diesem Kapitel und überdies mithilfe derer im nächsten, in dem es um das Thema Ernährung geht. Dazu hilft Ihnen noch das Hintergrundwissen um den Darm und die Nebennieren in Kapitel 4. Ich bin wirklich ehrlich zu Ihnen: Mehr ist es nicht!

Warum hat mein Arzt mir das nie gesagt, höre ich Sie fragen? Weil die meisten keinen Schimmer davon haben. Man kann alles mit einer Tablette heilen, oder mit vier, neun, zwölf ... Das ist unsere Medizin heute. Warum werden wir Deutschen dann immer kränker? Und warum fangen die Leute schon in frühen Jahren an, Tabletten zu schlucken? Aus denen werden mit der Zeit mehr und mehr. Denn jedes Präparat hat Nebenwirkungen, die wiederum mit anderen Pillen bekämpft werden müssen. Zum Schluss blickt selbst der Arzt nicht mehr durch, und der hörige Patient verleibt sich fleißig weiter die Chemiebömbchen ein, nicht wissend, welcher Schaden da am und im Körper entsteht. Aus diesem Teufelskreis müssen wir ausbrechen. Ich möchte nicht, dass Sie als »Standardpatient« irgendwann vollgepumpt mit Antidepressiva, Bluthochdruckmitteln, Schlaftabletten, Antidiabetespillen und was der Medizinschrank noch so hergibt enden. Denn dann ist der Weg zurück zu einem normalen Leben noch viel schwerer, als er heute schon ist, wenn nicht gar unmöglich. Trotz der vielen Mittel wird es Ihnen keinen Deut besser gehen.

Meine beste Freundin ist Personal Trainerin und erzählt mir immer wieder kopfschüttelnd und entsetzt von neuen Kunden. Meistens sind es Männer Anfang 40. Über die Jahre und konfrontiert mit täglichem Stress haben Sie sich einiges an Gewicht angefuttert. Der Hausarzt hat ihnen gegen den hohen Blutdruck dieses Mittelchen verschrieben, dann noch eine Schlaftablette, was fürs Herz, ein paar Helfer gegen Diabetes, vielleicht eine Dosis Magengel und noch was gegen die ständigen Gelenkschmerzen. Sie kennen solche Menschen sicher aus Ihrem Bekanntenkreis. Ein anderes Lebensmanagement, besseres Essen, mehr Bewegung, mehr Schlaf, weniger Computer und TV, dafür regelmäßig einen Abstecher in die Natur. Das würde ihnen helfen. Nicht noch eine Pille. Aber das ist so bequem. Und macht's dem Arzt so viel einfacher, als lange Diskussionen über Ernährung zu führen. Und die Pharmaindustrie ist auch happy. Da steigen die Aktienwerte doch gleich noch ein bisschen mehr gen Himmel.

Ich weiß, ich gehe sehr hart mit den Herrschaften im weißen Kittel ins Gericht. Ich habe leider nur sehr wenige positive Exemplare dieser Zunft getroffen. Und die, denen ich mein Vertrauen schenke, weil sie meines Erachtens viele wahre, aber auch sehr unangenehme Dinge aussprechen, müssen auch noch mit Repressalien rechnen, weil sie nicht ins Schema passen. Sie verlieren ihre Jobs in Kliniken, weil sie schlicht aus dem Verhaltensraster rausfallen, oder bekommen Probleme im täglichen Praxisalltag, weil Sie sich öffentlich gegen die Pharmaindustrie und die in Deutschland propagierte Schulmedizin als einzig wahres Allheilmittel positioniert haben. Da muss man stark sein, um öffentlich zu seiner Meinung zu stehen.

Mir ging es nach dem ersten Buch ähnlich. Plötzlich tigerte ein seltsam zu lesender Artikel durch zahlreiche süddeutsche Zeitungen, die (überraschenderweise) alle zum gleichen Verlag gehören. Da wurde ich als »falsche Kranke« dargestellt, als »Drama-Queen« und Hashimoto als Modediagnose und »Krankheit der reichen Privatpatienten«. Ganz zu schweigen von den teilweise wirklich beschämend primitiven Kommentaren auf der Hashimoto-Deutschland-Facebook-Seite und als »Buchrezension« bei Amazon. Aber das hält mich nicht davon ab, meine Erfahrungen weiterzugeben. Denn ich weiß selbst am besten, wie dreckig es mir ging unter der Standardtherapie, die in Deutschland angewandt wird. Und wie gut es mir heute geht nach jahrelanger

Suche und Ausprobiererei in Eigenregie. Und ich bin damit ja nicht allein!

Ich bin mir sicher, auch Sie werden blöd angeschaut werden, wenn Sie von ein paar Dingen erzählen, die Sie in Ihrem Leben geändert haben. Aber glauben Sie mir, Pioniere werden immer zuerst verspottet. Erst später werden sie zu den Helden, die wir aus den Geschichtsbüchern kennen. Lassen Sie sich davon nicht abschrecken! Es geht um Ihr Wohlbefinden, nicht um das der anderen. Und wenn Sie von innen heraus strahlen, wird Ihre Umwelt plötzlich ganz neugierig wissen wollen, was Sie dafür getan haben. Die merken nämlich sehr wohl, wenn es Ihnen besser geht. Und eigentlich wollen Ihre Freundinnen, Schwestern, Kolleginnen, sogar die Ehemänner und Freunde nichts anderes. Das ist jedenfalls meine Erfahrung.

Ich erlebe immer wieder, in den unterschiedlichsten Situationen – in der Autowerkstatt, bei der Berliner Fashion Week, im Freundeskreis oder beim Bahnfahren –, dass Menschen auf mich zukommen, Männlein wie Weiblein, die mich auf Hashimoto ansprechen. Entweder leiden sie selber darunter oder die Frau, Freundin, Cousine, der Bruder, die Mutter oder gleich die ganze Familie. Und jeder findet es super, dass das Thema endlich öffentlich gemacht wurde. Trotzdem höre ich immer wieder die gleiche Geschichte: wie allein man gelassen wird. Wie spöttisch die Ärzte zum Großteil reagieren. Und wie hilflos man sich fühlt, auch wenn man nach jahrelanger Suche endlich weiß, was einem eigentlich fehlt.

Schritt eins sind wir gegangen. Jetzt heißt es, die zweite Stufe zu zünden. Und wenn Sie da mitmachen und noch viele mehr, dann können wir selbst so vieles bewegen, dass man nicht mehr an uns vorbeikommt. Denn wenn Sie sagen: Das habe ich allein hinbekommen. Das war kein Arzt. Ich habe ein paar Dinge verändert in meinem Leben und jetzt geht es mir viel besser – dann werden die Leute hellhörig. Glauben Sie mir! Ein Rezept zu bekommen, einen verständnisvollen Arzt zu finden, das ist nicht so leicht. Deshalb resignieren so viele. Ich bin ja immer für Eigeninitiative, das haben Sie sicher schon gemerkt. In diesem Kapitel ist genau das gefragt. Deshalb bin ich hier so leidenschaftlich. Ich bin aber auch so begeistert, weil ich weiß, dass es Sie weiterbringen wird.

Aber jetzt zum Punkt! Die Überschrift dieses Kapitels lautet »Entgiften!«. Das bedeutet, wir müssen unseren Körper von den Giften befreien, die sich in ihm über die Jahre angesammelt haben. Und wir müssen verhindern, dass ständig neue hinzukommen. Gifte? Um Himmels willen, werden Sie denken, was denn für Gifte? Weichmacher in Plastikflaschen zum Beispiel. Sie bringen unser Hormonsystem durcheinander. Genau wie manche Stoffe in Kosmetika oder in Ihren Möbeln, in der Farbe, mit denen Ihre Klamotten in der Fabrik gefärbt werden, oder in dem Spritzmittel, mit dem Ihr Gemüse auf dem Feld eingenebelt wird.

Vielem kann man gar nicht ausweichen, dem Quecksilber, das sich in der Luft befindet zum Beispiel. Aber anderen Toxinen kann man aus dem Weg gehen, wenn man um sie weiß. Die Umweltverschmutzung und unsere tägliche Konfrontation damit ist, wie schon einige Male erwähnt, eine der, wenn nicht die Hauptursache, der Auslöser für Hashimoto. Darüber sind sich Wissenschaftler und Ärzte heute einig. Mein Hausarzt hat mir schon vor drei Jahren gesagt, dass ich dringend entgiften muss, wenn ich möchte, dass es mir besser geht. Aber erst jetzt hab ich es verstanden. Jetzt ist die Zeit dafür in meinem Leben. Und glauben Sie mir, ich habe ordentlich aufgeräumt!

Ich habe ein paar Seiten zuvor erwähnt, dass wir Hashimoto-Patienten die Speerspitze sind, die Pioniere. Jetzt sage ich Ihnen, was ich damit meine: Es gibt ganz viele Dinge, die unsere Gesellschaft in den nächsten Jahrzehnten wird ändern müssen. Jeder von uns. Schauen Sie sich Ihre Umwelt mal bewusst an. Sehen die Menschen, Kollegen, Familienmitglieder, Freunde gesund aus? Glücklich? Nein? Ich möchte Ihnen die Augen öffnen, dass ganz viel falsch läuft in dieser Welt von heute. Wir können nicht mehr so weitermachen wie bisher. Denn unser jahrzehntelanger Lifestyle ist mit daran schuld, dass Sie und ich krank geworden sind. Das haben wir nicht bewusst gemacht. Bestimmt nicht. Machen Sie sich keine Sorgen und geben Sie sich vor allem nicht die Schuld daran. Das sind andere, die ausschließlich an ihren Profit denken. Die Firmen, die Jahr für Jahr neue Kunststoffe auf den Markt bringen, worin unsere Lebensmittel eingepackt oder die in unseren Häusern verbaut werden. Diese Materialien werden zwar von irgendwelchen Behörden freigegeben, aber es weiß keiner, wie unser Körper darauf reagiert. Der kennt diese Stoffe nämlich nicht, weil sie in den letzten 100 000 Jahren noch nicht da waren. Unser Immunsystem, werden wir damit konfrontiert, ist durcheinander. Es erkennt es nicht als Bakterium, als Pilz oder Virus, darauf hätte es eine Antwort. Und je mehr solcher seltsamen Begegnungen es gibt, desto verstörter reagiert das Immunsystem, bis es ein Organ oder ein Gewebe in unserem Körper angreift. Plötzlich und total unnötig. Wie eine Übersprungshandlung. Das nennt man dann eine Autoimmunerkrankung. Und wo eine ist, ist der nächsten Tür und Tor geöffnet: Möchten

Sie irgendwann dank Multiple Sklerose an den Rollstuhl gefesselt sein? Oder wegen eines Rheumaschubs Ihre schmerzenden Gelenke kaum mehr bewegen können? Ich nicht! Vielen Dank, ich hab mit Hashimoto schon genug zu tun. Deshalb entgifte ich. Regelmäßig. Jeden Tag. So gut es geht und mit meinem hektischen Leben vereinbar ist.

Noch eine spannende Info zu dem Thema: Wenn man »vergiftet« ist, kann man kein Gewicht verlieren. Der Körper hält Fett und Wasser fest, um die Toxine darin zu lösen. Das Prinzip: Je verdünnter die Stoffe, desto weniger Schaden können sie im Körper anrichten. Logisch, oder? Und wenn der Körper es nicht schafft, das Gift selbstständig auszuleiten, dann lagert er es eben im Bindegewebe ein. Zwischen den Organen, in den Oberschenkeln, am Popo, am Bauch, aber auch unter der Kopfhaut. Gruselige Vorstellung, oder? Das ist auch der Grund, warum es vielen, haben sie sich denn ein paar Kilos gewalttätig runtergehungert, nicht wirklich gut geht. Die Entgiftungsorgane sind total überfordert. Und eine missmutige Leber kann einem das Leben ganz schön zur Hölle machen. Meist sind die Pfunde furchtbar schnell wieder drauf. Nicht nur, weil der Stoffwechsel durch die Diät auf Sparflamme läuft, sondern (und vor allem) auch, weil das Notprogramm »Gifte möglichst unschädlich lagern« einsetzt. Vergessen Sie also Weight Watchers und Co.! Gesundes, auf Ihren Körper abgestimmtes Essen (siehe Kapitel 6), ein »entgiftetes Leben«, ausbalancierte Nebennieren und ein gesunder Darm, das ist das Geheimnis.

Sie sehen, es macht Sinn, den Körper und seine Umwelt zu entrümpeln, will man sich besser, fitter und wacher fühlen und gleichzeitig langfristig Gewicht verlieren. So viel zum Vorgeplänkel: Jetzt geht's ans Eingemachte. Wir starten mit dem De-tox-Programm für ein besseres Leben mit Hashimoto!

Wohnung

Ich bin viel unterwegs, das habe ich schon erzählt. Irgendwann beschlich mich das Gefühl, dass es mir in Hotels besser ging als zu Hause in meiner eigenen Wohnung. Vor allem nachts. Morgens fühlte ich mich oft gerädert, obwohl ich etliche Stunden geschlafen hatte. Aber der Schlaf blieb oberflächlich. Erst tat ich dieses Gefühl als Blödsinn ab. Als mein Mann den gleichen Verdacht äußerte, wurde ich hellhörig. Wenn es ihm, der im Allgemeinen in solchen Dingen wenig sensibel ist und selbst überall bestens schläft, auch so ging, dann musste etwas dran sein. Ich erzählte meinem Hausarzt davon. Und der gab mir sofort die Adresse eines sogenannten Baubiologen. Schnell war ein Termin gemacht. Ein paar Tage später stand der nette Herr vor der Tür. Er hatte unzählige Koffer und Kästen in den fünften Stock geschleppt. Wir wohnen in einem Altbau, gebaut Ende des 19. Jahrhunderts. Natürlich ohne Aufzug.

Nach einer kurzen Unterhaltung begann er, sich die Gegebenheiten genauer an zu schauen. Und es sprudelte nur so aus ihm heraus: An allen Ecken der Wohnung, in jedem Zimmer fand er etwas, das unsere Gesundheit beeinflusst. Mal mit größerer Auswirkung, mal mit kleinerer. Was ich bisher noch nicht gehört hatte, war, dass man vor allem nachts den Körper vor schädlichen Einflüssen schützen muss. Tagsüber ist er durch das Adrenalin geschützt, kann negative Beeinflussungen besser abfedern. Wenn wir schlafen und der Körper alle Energie zur Regeneration braucht, sind wir Strahlen, Elektrosmog, Wasseradern und so weiter schutzlos ausgesetzt. Unser Schlaf ist weniger erholsam, wir wachen gerädert auf, der Körper gerät in eine dauerhafte Stressspirale. Daher muss man diesen Energieräubern dringend auf die Schliche kommen.

Ich ziehe jetzt jeden Abend vor dem Schlafengehen den WLAN-Stecker. Der Fernseher wird ebenfalls vom Strom getrennt, genau wie die meisten anderen Geräte in der Nähe des Betts. Den Radiowecker habe ich rausgeschmissen, stattdessen habe ich einen batteriebetriebenen Wecker. Mit jeder noch so kleinen Veränderung, das hat der Baubiologe mit einem Messgerät bewiesen, wurde die Belastung auf meinen Körper geringer. Den schwersten Schaden hat über die Jahre aber wohl eine Wasserader angerichtet. Sie verlief quer unter meinem Bett, genau auf Halshöhe, also exakt da, wo die Schilddrüse sitzt. Das bedeutet, dass auf genau diese Stelle meines Körpers eine große Belastung einwirkte, und zwar nachts, wenn man schutzlos ist und eigentlich Zeit zur Regeneration braucht. Erst seitdem ich in dieser Wohnung lebe, haben sich die Hashimoto-Beschwerden entwickelt … Wir haben das Bett einfach umgestellt, an eine andere Wand, sodass ich mit dieser Wasserader nicht mehr in Berührung komme. Hätte ich das nur früher gewusst!

Natürlich kann man noch zig andere Sachen in unseren modernen Wohnräumen verbessern, um Belastungen von unserem Körper fernzuhalten: Ich habe meinen stylishen Schreibtischstuhl mit Metallfuß gegen einen alten Holzstuhl von meinem Opa ausgetauscht. Der metallene Rollcontainer ist rausgeflogen. Beide haben durch das Metall Strom geleitet und mein Körper hat wie eine Antenne gewirkt. Und das ist gar nicht gut fürs

Wohlbefinden. Den Laserdrucker mit seiner großen Kartusche, die unglaublich viele Minipartikel schädlichen Staub bei jedem Druckvorgang produziert, habe ich gaaaaanz weit weg von meinem Schreibtisch platziert. Direkt am Fenster, damit der Mist gleich rauszieht.

Zum Glück haben wir fast nur Vollholzmöbel. Kein Furnier, denn das ist oft extrem mit Schadstoffen belastet durch Kleber oder Lacke, die ausdünsten. Durch die Atemwege und die Haut nehmen wir diese Stoffe auf, die sich dann im Fettgewebe ablagern.

Auch die neuen Energiesparbirnen sind in den Augen von Baubiologen ein Graus. Nicht nur, dass viele Quecksilber enthalten, sich bis zu 100-mal in der Sekunde ein- und wieder ausschalten, was zwar nicht unser Auge, wohl aber unser Unterbewusstsein wahrnimmt, zusätzlich bieten sie nur eine Art Weißlicht. Die alten Glühbirnen gaben praktisch alle Farben des Regenbogens wider, was ein guter Ersatz für Sonnenlicht war. Und das ist nun mal das beste Licht für uns Menschen, weil es unsere Stimmung und die Regeneration des Organismus positiv beeinflusst. Wir können uns besser konzentrieren und ermüden langsamer. Kinder, die vermehrt natürlichem Licht ausgesetzt sind, sind seltener aggressiv oder hyperaktiv.

Ich habe jetzt in alle Lampen sogenannte »Energy Saver« gedreht. Die haben das natürlichste Licht mit dem besten Farbspektrum für unser Auge.

Über die Schädlichkeit von Handystrahlung wird viel diskutiert. Es geht heutzutage nicht mehr ohne, auch bei mir nicht. Ich verwalte von meinem Smartphone aus meine E-Mails, koordiniere Termine, bin bei Facebook unterwegs. Es gibt nichts Praktischeres, wenn man so viel von zu Hause weg ist wie ich. Aber ich trage es nicht direkt am Körper. Und ich mache es nachts aus. Ich versuche, die Belastung so gering wie möglich zu halten, und eine Balance zwischen Nutzen und Schaden zu finden. Man muss sich nur ab und zu bewusst machen, dass viele technische Errungenschaften eben auch Nachteile haben.

Im Gegensatz dazu ist unsere Mikrowelle direkt mal ersatzlos aus der Küche geflogen. Und ich komme auch sehr gut ohne dieses Gerät aus, das nicht nur die Vitalstoffdichte der Nahrungsmittel negativ verändert, sondern auch den Menschen extrem schadet, die sich in der Nähe der eingeschalteten Geräte aufhalten. Das haben zahlreiche Studien ergeben (unter anderem eine, die vom Schweizer Ernährungswissenschaftler Dr. Hans-Ulrich Hertel durchgeführt wurde), die nicht wirklich öffentlich gemacht werden (dürfen), weil die Wirtschaft ein großes Interesse am Verkauf der Mikrowellenherde plus der extra dafür produzierten »Produkte« und des Geschirrs hat. Brauch ich nicht, vielen Dank!

Man könnte noch unglaublich viele Dinge umbauen und ändern. Es gibt zum Beispiel eine Wandfarbe, die man erden kann, und so Elektrofelder aus angrenzenden Wohnungen und Häusern von sich fernhalten. Danach streicht man mit der eigenen Wunschfarbe einfach drüber. Das ist besonders fürs Schlafzimmer geeignet.

Oder man kann unter die Matratze Matten legen, die ebenfalls geerdet werden und so das Bett von unten vor Feldern und Strahlen schützen. Aber mir geht es so schon einmal wesentlich besser. Wichtig ist nur, dass man um die Gefahren in den eigenen vier Wänden, in denen es einem ja so gut wie nirgendwo anders gehen sollte, weiß. Und einen Stecker nachts aus der Steckdose zu ziehen, kostet noch nicht einmal etwas.

Kosmetika & Waschmittel

Wenn man schon dabei ist, sein Zuhause zu entgiften, kann man direkt im Kosmetikschrank und im Bad allgemein weitermachen. Ihre Zahnpasta kann Ihrer Gesundheit schaden! Glauben Sie nicht? Haben Sie extra eine gekauft mit Fluorid? Das härtet den Zahnschmelz und schützt vor Karies, sagt die Werbung. Eher nicht! Und die »Nebenwirkungen« sind so heftig, Sie werden erschrecken: Fluor macht Knochen und Zähne brüchig, es hemmt körpereigene Enzyme und blockiert dadurch viele Stoffwechselvorgänge. Es fördert den Rückgang des Zahnfleisches, weil Kollagen zerstört wird und so das Bindegewebe seine Elastizität verliert. Fluoride reichern sich in der Schilddrüse an und können so zu einer Unterfunktion oder gar zu Krebs führen. Sie stehen im Verdacht, Knochenkrebs zu fördern. Kinder, die fluoridiertes Wasser bekamen, hatten doppelt so oft geistige Entwicklungsstörungen wie gleichaltrige ohne Fluoridbelastung. Zudem fördert der Enzymräuber die giftige Wirkung von Quecksilber, Aluminium und Kunststoffen und deren Aufnahme im Körper.

Das sind nur einige negative Auswirkungen Ihrer Zahnpasta und Mundspülung, wenn Sie denn eine konventionelle kaufen. Fluor ist aber auch in Medikamenten enthalten. Lassen Sie sich in Ihrer Apotheke informieren und sprechen Sie gegebenenfalls über

Alternativen mit Ihrem Arzt. Auch in Kochsalz, Fertignahrung, Backwaren ist es drin. Halten Sie die Augen auf!

Und weiter geht's zum Deo. Schnappen Sie sich Ihren Roller, das Spray oder den Zerstäuber und schauen Sie auf die Zutatenliste. Da steht garantiert Aluminium in irgendeiner Form drauf, meist als Aluminiumchlorid. Bis zu 25 Prozent davon sind in manchen Deos enthalten. Aluminium ist ein Leichtmetall, das zu Osteoporose, Depressionen, Nervenschäden und Demenz führen kann. Manche Wissenschaftler vermuten sogar einen Zusammenhang mit Brustkrebserkrankungen. Über die Haut nimmt unser Körper es in Sekundenschnelle auf. Sogar manche Süßigkeiten sind damit überzogen, diese kleinen, bunten Schokolinsen zum Beispiel. Es gab einen viel gepriesenen Dokumentarfilm zu dem Thema: »Die Akte Alu«.

Zugegeben, es ist ein wenig knifflig, einen guten Ersatz für ein Deo mit Aluminium zu finden, weil das Leichtmetall Schweißgerüche perfekt bindet und die Poren verschließt. Bis ich eines hatte, habe ich es einfach nur alle zwei Tage genutzt oder noch seltener. Das reicht schon, weil die Wirkung wirklich lange anhält. Im Internet gibt es viele Listen mit aluminiumfreien Deos. Viele Naturkosmetikhersteller haben solche Produkte mittlerweile im Angebot. Vielversprechend sind solche mit basischen Mineralien, die das saure Milieu von Schweiß neutralisieren und dadurch das Wachstum der geruchsbildenden Bakterien unterbinden. Den Bakterien wird die Lebensgrundlage entzogen, und der Schweißgeruch, der von ebendiesen Bakterien verursacht wird, entsteht erst gar nicht. Andere Firmen setzen auf ätherische Öle und pflanzliche Extrakte, die den enzymatischen Abbau des Schweißes verhindern, der zur unangenehmen Geruchsbildung führt. Es ist eine Geschmackssache. Probieren Sie einfach aus, was bei Ihnen am besten wirkt.

Ich könnte jetzt noch unzählige Produkte aufzählen, bei denen es ratsam ist, die klein gedruckte Liste der Bestandteile zu studieren. Wussten Sie, dass Ihre beschichtete Pfanne krebserregendes und erbgutveränderndes Benzol ausdünstet, in die Luft und Ihr Essen abgibt? Benutzen Sie lieber welche mit Keramikbeschichtung. Kerzendochte werden mit Blei behandelt, damit sie länger brennen. Nach vier Stunden Brenndauer ist der gesetzlich vorgegebene Grenzwert für Bleibelastung in der Zimmerluft schon um das 13-Fache überschritten.

Die Industrie nutzt sogenannte Nanoteilchen mit großer Begeisterung für Kunststoffe, Kosmetika, Pflege- und Reinigungssprays, aber auch in Lebensmitteln. In Verpackungsmaterial verlängern sie die Haltbarkeit der Lebensmittel. Autolacke sind kratzfester dank Nanoteilchen. Gewürze und andere Nahrungsmittel in Pulverform werden mit Rieselhilfen in Nanoteilchengröße versetzt. Titandioxid ist in vielen Sonnenschutzmitteln enthalten, antibakteriell wirkende Silberminiteilchen verhindern in Kleidung und Sprays Schweißgeruch.

Diese Partikel sind etwas größer als ein Atom und minimal kleiner als eine Bakterie. Und genau das ist die Gefahr. Vor allem durch die Atmung können Sie in das Innere unseres Körpers gelangen. Über die Lunge kommen Sie ins Blut und können auf diesem Weg sogar die Blut-Hirn-Schranke überwinden und in Zellen eindringen. Dort verursachen Sie Entzündungen, sogar Krebserkrankungen werden mit den Nanoteilchen in Verbindung gebracht. Das Dramatische ist, dass wir uns kaum vor der

Gefahr schützen können, weil es meist nicht ersichtlich ist, wo sie drin ist.

Es gibt Studien, die belegen, dass jeder Konsument im Schnitt 100 (!) giftige Chemikalien benutzt hat, noch bevor er das Haus verlässt. Darunter sind nicht nur Kosmetika, sondern auch Spülmittel und andere Haushaltshelfer. Wir können in unserer modernen Welt nicht allen Chemikalien entfliehen. Ich möchte nur, dass Sie mit offenen Augen und wachem Geist durch die Welt und die Regale der Drogerien und Supermärkte gehen. Für die meisten Chemiebomben gibt es weit weniger schädliche Alternativen. Selbst in Drogerien gibt es günstige Naturkosmetiklinien, Zahnpasten, Deos, Putz- und Waschmittel, die weniger belasten.

Wichtig zu wissen ist, wie die schädlichen Stoffe in unseren Körper gelangen: So können Lippen, Zahnfleisch, Unterarme und der Bereich um die Augen die Chemikalien weit besser und schneller aufnehmen als andere Stellen des Körpers. Viele Stoffe, und dabei vor allem Putzmittel, Babypuder, Haar- und Deosprays, werden – wie bei den Nanoteilchen – durch Inhalation aufgenommen.

Die Inhaltsstoffe haben oft unaussprechbare Namen, die einen auf den ersten Blick nicht erkennen lassen, was dahintersteckt und ob es böse ist oder nicht. Hier kann wieder das Internet bei der Suche helfen. Es gibt Seiten, auf denen die gängigsten Haushaltschemikalien aufgeführt sind – zusammen mit gesundheitlichen Folgen und Auswirkungen auf den Körper. Klicken Sie sich da mal durch. Sie werden die knallbunten Flaschen ganz schnell aus Ihrem Putzschrank verbannen. Und die eine oder andere

Creme, die bis dahin womöglich ihr Lieblingsprodukt war, gegen eine natürlichere ersetzen. Schöner macht auf jeden Fall die, die Ihren Körper weniger belastet. Auch wenn die Werbung etwas anderes sagt.

Klamotten

Unsere Nase ist ein sicheres Messinstrument, wenn es um Gifte geht. Können wir etwas nicht gut riechen, ist es auch nicht gut für uns. Testen Sie das mal bei neuen Hosen, T-Shirts, Hemden, Unterwäsche, Socken und Pullovern. Denn unsere Kleidung, egal ob teuer oder günstiger gekauft, wird mit giftigen Farben behandelt oder gebleicht. Diese gehen dann beim Tragen direkt über die Haut ins Blut. Folgen Sie also im Laden Ihrer Nase: Finden Sie den Geruch unangenehm, lassen Sie das Stück lieber hängen. Neue Sachen sollten mindestens dreimal gewaschen werden, bevor Sie sie tragen. Bevorzugterweise mit oben beschriebenen umweltfreundlichen Waschmitteln. Dann ist zumindest der größte Teil der Gifte, die noch abgegeben werden können, aus dem Gewebe geschwemmt. Und Sie können sich reuelos in dem schicken Teil zeigen.

Wasser

Mehr als alles andere in diesem Kapitel braucht Ihr Körper Wasser. Kein Kaffee, kein Tee, keine Limonade, Säfte oder Alkohol. Reines, stilles Wasser. Unser Körper besteht zu 70 Prozent daraus, unser Blut sogar aus bis zu 95 Prozent. Kein Stoffwechselvorgang, keine noch so minimale Gehirnleistung, keine Verdauung und schon gar keine Entgiftung kann ohne Wasser vor sich gehen. Unsere Zellen leben in, mit und von Wasser, der Lymphe. Sie sind darin sozusagen zu Hause. Sie nutzen die Lymphflüssigkeit als Transportbahnen für Nährstoffe und als Ableitungen für Gifte und Abfall. Außerdem muss in der Zelle immer Flüssigkeit sein, damit diese überleben kann. Deshalb tun Sie sich den Gefallen und gewöhnen Sie sich daran, Wasser zu trinken. Den ganzen Tag lang. Nicht erst wenn Sie Durst haben, dann ist es eigentlich schon zu spät.

Ich denke gar nicht mehr darüber nach, sondern habe immer und überall Wasser dabei. Welches und in was für einer Verpackung, lesen Sie später. Ohne darüber nachzudenken, trinke ich so circa drei Liter Wasser pro Tag. Sind es einmal weniger, spüre ich das sofort: Ich bekomme Kopfschmerzen, mir wird schwindelig, mein Kreislauf kippt. Aber das passiert nur ganz selten. An heißen Tagen oder wenn man beim Sport oder Arbeiten viel schwitzt, muss die Menge natürlich angepasst werden. Aber auch hier heißt es mal wieder: auf den eigenen Körper hören. Sie werden sich bei der richtigen Menge schon einpendeln. Ein guter Gradmesser ist die Farbe des Urins. Der sollte fast durchsichtig sein, je dunkler seine Farbe, desto weiter weg sind Sie von der für Sie perfekten Tagesration.

Es gibt nur eine kleine Einschränkung, an die man sich halten sollte: Zum Essen, kurz davor und danach, versuche ich möglichst wenig zu trinken, um die Magensäure nicht zu verdünnen. Wie in Kapitel 4 beschrieben, leiden wir Hashimoto-Betroffene oft unter zu wenig Magensäure. Deshalb lieber mit einer Stunde Abstand Wasser (und alles andere auch) trinken. Meine Oma hat das früher auch schon gemacht, nichts getrunken zum Essen. Daran kann ich mich heute noch erinnern. Jetzt weiß ich, warum ...

Die nächste Bitte: Benutzen Sie keine Plastikflaschen! Ich weiß, die sind so schön praktisch. Man bekommt sie fast überall, sie sind relativ leicht, gehen nicht kaputt und sind billig. Das stimmt alles. Aber abgesehen davon, dass sie unendliche Berge an Müll produzieren (700 Jahre braucht eine Plastikflasche, bis sie verrottet), die dann entweder verbrannt werden oder als Megainseln im Meer schwimmen (Haben Sie den Film »Plastic Planet« gesehen?), sind sie unendlich schädlich für unsere Gesundheit. Der Weichmacher Bisphenol A (BPA), der sich aus der Plastikverpackung in unser Trinkwasser löst, greift langfristig in unseren Hormonhaushalt ein. In genau das System, das bei Hashimoto-Patienten sowieso schon aus den Fugen geraten ist. Der Weichmacher agiert wie das Hormon Östrogen. Nun leiden die meisten Frauen mit der Autoimmunerkrankung schon unter Progesteronmangel, dem Gegenspieler von Östrogen. Und die Männer sollten prinzipiell nicht zu viel Östrogen in ihrem Körper haben, da es das weibliche Geschlechtshormon ist.

Als Alternativen gibt es die gute alte Wasserflasche, aber auch Flaschen aus Edelstahl kann man nutzen. Wichtig ist, dass auch der Verschluss und die Dichtung ohne Plastik auskommen.

Jetzt die nächste Frage: Welches Wasser soll man trinken? Leitungswasser? Teures Mineralwasser, womöglich noch aus Frankreich oder von den Fidschi-Inseln hertransportiert? Das Wasser, das aus unseren Wasserhähnen fließt, galt lange als »das sicherste Lebensmittel«. Bis die Organisation Foodwatch eine Liste der Uranbelastungen von Trinkwasser in den einzelnen Bundesländern und Regionen herausgab. Dazu kommt, dass die Klär-anlagen bis heute nicht Medikamentenreste und vieles andere aus dem Wasser filtern können. Mineralwasser hingegen wird oft ozoniert, um es haltbarer zu machen, zu desinfizieren und zu enteisen. Das steht allerdings auf keinem Etikett, und leider zerstört das Ozonieren die ursprüngliche Struktur des Wassers. Zurück bleibt »totes Wasser«, das unserem Körper keinerlei gute Dienste mehr leisten kann, sprich Entgiftung, Hydration und Unterstützung der Stoffwechselvorgänge.

Es ist keine leichte Entscheidung. Ich habe zig Fachleute gefragt, Bücher gelesen, im Internet recherchiert, bis ich mich für ein Wasser entschieden habe. In meiner Küche steht neben der Spüle jetzt ein schicker weißer Kasten, in dem unterschiedliche Filter untergebracht sind, die in verschiedenen Schichten angeordnet sind. Ziehe ich an einem kleinen Stöpsel, wird das Leitungswasser über einen Schlauch durch diese Filter geleitet und kommt aus einem silbernen Metallhahn wieder heraus. Das Wasser schmeckt jetzt sehr weich und angenehm. Es ist nicht nur von möglichst vielen Unreinheiten befreit, sondern auch ionisiert und basisch. Wenn Sie mehr zu diesem komplexen Thema erfahren möchten: Ich habe im Anhang einen Buchtipp dazu.

Sehr vereinfacht kann man sich das so vorstellen: Normales Wasser ist wie eine volle U-Bahn. Wenn die Türen in einer Station aufgehen, hat man keinen Platz, sich noch reinzuquetschen. Ist die U-Bahn aber leer, kann sie Fahrgäste aufnehmen und transportieren. Das ist das gefilterte, ionisierte Wasser. Es ist also perfekt, unseren Körper zu hydrieren und gleichzeitig zu entgiften, indem es unnütze Stoffe über die Nieren aus dem Körper transportiert.

Das ist meine Lösung. Ich muss jetzt keine Wasserkisten mehr in den fünften Stock schleppen und habe meine Wasserversorgung direkt in der Küche. Wenn ich zu Hause bin, fülle ich das Wasser entweder direkt in mein Glas oder in eine schöne Glaskaraffe. Für unterwegs habe ich Ein-Liter-Kunststoffflaschen, die definitiv ohne Weichmacher hergestellt wurden und auch keine anderen Stoffe in mein Wasser abgeben. Die Bezugsquelle für die Flaschen und den »AlkaFlow«-Streamer finden Sie ebenfalls im Anhang.

ZeoBent

Je mehr Entgiftungsmaßnahmen Sie durchführen, umso mehr gelöste Toxine werden über Ihre Nieren, die Leber und schlussendlich auch über den Darm aus dem Körper geschleust. Damit auf dem letzten Abschnitt ein Großteil nicht wieder über die Darmschleimhaut resorbiert und zurück in die Blutbahn abgegeben wird, hilft es, die Gifte hier zu binden. Ich bin ein großer Fan von ZeoBent, einer Mischung aus dem Naturmineral Zeolith und dem Tonmineral Bentonit. Zusammen haben sie eine unschlagbare Entgiftungspower. Durch die positive Wirkung im Darm (übrigens auch auf die Verdauung), entlastet ZeoBent gleichzeitig die Leber.

Ich habe das Pulver immer dabei und nehme es morgens auf leeren Magen und abends mit einem Abstand von mindestens einer Stunde zur letzten Mahlzeit und Medikamenteneinnahme mit körperwarmem Wasser ein.

Eine Kleinigkeit sollte man beachten: Weil ZeoBent genau wie andere Heilerden von Natur aus Aluminium enthält, sollte es nie mit Säuren wie zum Beispiel Vitamin C zusammen genommen werden, da diese die Aluminiumaufnahme im Darm und Gehirn fördern.

Chlorophyll

Es gibt keinen Inhaltsstoff in unserer Nahrung, der so wichtig und gesundheitsfördernd ist wie Chlorophyll, der grüne Pflanzenfarbstoff. Er ist in Salaten, Blattgemüsen und Wildpflanzen enthalten, und die sollten einen Großteil unserer Nahrung ausmachen. Denn Chlorophyll schützt uns Menschen vor Krebszellen, bindet Gifte im Körper, macht Krankheitserreger unschädlich, fördert die Durchblutung und Wundheilung, entwässert leicht, reguliert die Darmtätigkeit und unterdrückt das Wachstum schädlicher Bakterien. Zudem leistet es einen wichtigen Beitrag zur Magnesium- und Eiweißversorgung. Mehr dazu finden Sie im nächsten Kapitel unter »Grüne Smoothies« und gleich hier unten, wenn es um die Chlorella-Alge geht.

Chlorella

Seit einigen Jahren liest man viel über die Wunderlebewesen Algen als Nahrungsergänzungsmittel. Es gibt weltweit über 20 000 Arten, und sie haben wirklich herausragende Entgiftungseigenschaften. Für uns Hashimoto-Patienten besteht aber das Problem, dass Salzwasseralgen viel Jod enthalten, und das wiederum schürt ja bekanntermaßen die Entzündung in unserer Schilddrüse. Deshalb sollten wir uns auf eine Süßwasser-Algenart konzentrieren: Chlorella. Sie hat einen sehr hohen Chlorophyllanteil (siehe oben). Zudem bindet sie Gifte im Verdauungstrakt und schleust sie aus dem Körper. Wenn Sie bei einer geringen Anfangsdosis von nur wenigen Presslingen Nebenwirkungen wie Übelkeit, Kopfschmerzen, Schwindel verspüren, müssen Sie die Dosis kurzfristig drastisch auf 40 bis 50 Gramm Chlorella pro Tag erhöhen. Dann werden die Gifte im Körper nicht nur gelöst, sondern auch sicher herausgeschleust. Nach wenigen Tagen, wenn die Nebenwirkungen wieder völlig verschwunden sind, können Sie die Menge reduzieren.

Achten Sie beim Kauf der Presslinge auf eine niedrige Blei-, Arsen- und Quecksilberbelastung. Sie sollte jeweils unter 0,3 Milligramm pro Kilo liegen. Zudem müssen die kleinen Tabletten dunkelgrün sein und nach Heu riechen, nur dann sind sie frisch.

Schwitzen

Jedes Mal, wenn wir schwitzen, werden über unsere Haut Gifte, Chemikalien und sogar Schwermetalle ausgeschieden. Saunen sind damit eine sichere und effektive Art und Weise zu entgiften. Wichtig ist, dass Sie es mindestens acht Minuten in der Hitze aushalten, bis Sie richtig schwitzen. Danach sollten Sie kurz unter die kalte Dusche, damit sich die Poren schnell schließen und Gifte nicht wieder absorbiert werden können. Das war's schon. Finnische Saunen, aber auch Infrarotkabinen eignen sich besonders gut für diese Methode. Bei Letzterer werden die Strahlen der Infrarotlampe beim Auftreffen auf die Haut in Tiefenwärme umgewandelt, was als sehr angenehm und entspannend empfunden wird.

Colon-Hydro-Therapie

Neben der Leber- und Gallenreinigung, die ich ja schon im vorigen Kapitel beschrieben habe, ist die Colon-Hydro-Therapie eine unglaublich wirkungsvolle Entgiftungsmethode. Erkundigen Sie sich bei Heilpraktikern und ganzheitlich orientierten Ärzten, wer in Ihrer Nähe ein Gerät dafür in der Praxis hat.

Durch einen Schlauch wird dabei körperwarmes Wasser in den Darm geleitet, gleichzeitig läuft durch ein Rohr das Wasser samt gelöstem Inhalt wieder ab. Dieses zweite Rohr ist durchsichtig, und was da mithilfe einer Bauchmassage und dem Wechsel von wärmerem und kälterem Wasser von den Darmwänden abgewaschen wird, ist wirklich erstaunlich. In den USA hat man große Erfolge mit der Colon-Hydro-Therapie bei Krebspatienten.

Wenn Sie zusätzlich zu den Anwendungen möglichst schonend essen, sprich wenig tierisches Eiweiß, viel Gemüse und Ballaststoffe, ist die Wirkung noch besser: Ihre Haut wird rosig und frisch, Sie fühlen sich vitaler und können besser schlafen. Der ganze Körper fühlt sich leichter und weniger matt an.

Ich habe erst vor Kurzem wieder zehn Sitzungen gemacht. Am besten sind ein bis zwei pro Woche. Eine immer wieder spannende Erfahrung, auch emotional. Denn mit den alten Schlacken lösen sich auch oft psychische Blockaden. Ich kann diese professionelle Art des Einlaufs nur jedem empfehlen, der seinem Körper etwas wirklich Gutes tun möchte.

Schwermetallausleitung

Auch wenn Sie es nicht sehen können, in der Luft, im Wasser, im Essen und in Medikamenten (Impfungen!) tummeln sich heutzutage unglaubliche Mengen an Schwermetallen: Blei, Silber, Aluminium (ein Leichtmetall), Quecksilber, Arsen, Zinn … Sie alle lagern sich mit der Zeit im Körper ab und machen Ärger. Beim einen mehr, beim anderen weniger. Eines ist aber sicher: Sie müssen raus, aber möglichst schonend! Denn holt man sie aus ihren Depots, werden sie in der Blutbahn wieder aktiv.

Die meisten Lagerstätten befinden sich in der Leber, der Lunge, dem Hirn und den Nieren. Dort gehen die Schwermetalle eine feste Verbindung mit körpereigenen Enzymen ein und hindern diese an ihrer eigentlichen Arbeit: der Entgiftung. Das führt über die Jahre zu Beschwerden und im schlimmsten Fall auch zu Krankheiten.

Wenn Sie einen Arzt haben, der offen für solche Methoden ist, und einen guten Heilpraktiker, bitten Sie ihn oder sie, die Belastung erst zu bestimmen und dann mithilfe von Infusionen auszuleiten. Das macht man meist mit sogenannten Chelatbildnern (DMPS oder DMSA) in Kombination mit Vitamin-, Mineral- und Spurenelementkuren. Sie müssen an den Tagen, an denen Sie die Infusionen bekommen, viel, sehr viel trinken, damit die Nieren die gelösten Toxine so schnell wie möglich aus dem Körper spülen können. Ich habe diesen Tipp der Arzthelferin bei meiner ersten Infusion im letzten Jahr nicht ernst genug genommen und kaum etwas getrunken. Drei Tage lang ging es mir unendlich schlecht: Ich war müde, hatte Kopfschmerzen, Verstopfung, mir war übel, mein Kreislauf sackte in den Keller. Das ist mir danach nie wieder passiert. Und ab diesem Zeitpunkt halfen die Infusionen und ich fühlte mich von Mal zu Mal besser. Hilfreich ist zudem die Einnahme von Heilerde oder Zeolith (siehe ZeoBent).

Zitronenwasser

Als ich vor sieben Jahren eine zweiwöchige Ayurveda-Kur in Sri Lanka gemacht habe, bekam ich jeden Morgen ein Glas lauwarmes Wasser mit ein paar Spritzern Zitronensaft, das ich auf nüchternen Magen und vor dem Frühstück trinken sollte. Das wirkt leicht entwässernd, regt die Verdauung und die Produktion der Gallensäfte an. Die Funktion der Enzyme wird durch die Zitronensäure gesteigert und damit der Entgiftungsprozess angeregt. Durch den alkalischen pH-Wert der Zitronen wird der Säure-Basen-Haushalt reguliert.

Für mich ist warmes Zitronenwasser am Morgen eine echte Alternative zu Kaffee. Ich trinke es sogar im Hotel, wenn ich unterwegs bin. Heißes Wasser gibt es immer, einfach den Teebeutel rauslassen. Und einen Schnitz Zitrone treiben die netten Herrschaften auch immer irgendwie für mich auf. Fertig ist der gute Start in den Tag.

Trockenbürstenmassage

Die Haut ist das größte Organ unseres Körpers. Und sie ist ein wichtiges Entgiftungsorgan. Das werden Sie spätestens dann merken, wenn die ersten Maßnahmen Wirkung zeigen und Sie sich dank ein paar ungewohnter Hautunreinheiten zurück in die Teeniezeit zurückversetzt fühlen. Aber keine Angst, die verschwinden wieder! Und es ist ja für einen guten Zweck, Ihre Gesundheit!

Um die Haut bei der anstrengenden Arbeit der Entsäuerung und Ausleitung der Toxine zu unterstützen, kann man sich jeden Morgen vor dem Duschen einmal komplett mit einer Bürste trocken abrubbeln. Das ist ein verrücktes Gefühl, tut aber wirklich gut. Ich hatte mir beim Body Shop für ein paar Euro eine nicht zu weiche Bürste gekauft, die wochenlang auf meinem Badewannenrand herumlag. An einem Samstagmorgen fiel sie mir wieder ein, und ich fing einfach mal an: Vom rechten Fuß das Bein aufwärts in kreisenden Bewegungen bis zum Popo. Dann das linke Bein. Genauso mit dem rechten und linken Arm. Dann den Bauch und Brustbereich. Es staubte ein bisschen, weil die abgestorbenen Hautzellen umherflogen. Gleichzeitig färbte sich mein ganzer Körper rötlich, weil die Durchblutung angeregt wurde, und es kribbelte wohlig, als ob mein Körper jetzt erst wach würde.

Neben einer babyweichen Haut regt die Massage auch den Lymphfluss und das Nervensystem an. Und sie tut dem ganzen Körper gut. Nehmen Sie sich ab und zu in der Woche die Zeit. Je öfter Sie die Massage durchführen, desto geübter werden Sie sein und desto schneller geht das Ganze vonstatten.

Ölziehen

Wenn Sie sich schon einmal mit Ayurveda beschäftigt haben, kennen Sie bestimmt den Begriff »Ölziehen«. Dabei wird ein Esslöffel organisches Sesam- oder Sonnenblumenöl so lange wie möglich durch den Mund gezogen, zwischen den Zähnen, von oben nach unten, ohne es zu schlucken. Idealerweise sollte diese Prozedur 20 Minuten dauern. Zu Anfang werden Sie es aber nicht so lange schaffen. Nicht schlimm. Ich habe zu Beginn meiner Öl-zieh-Karriere höchstens zehn Minuten durchgehalten. Gewöhnen Sie es sich an, das Ölziehen in Ihren Alltag einzubauen, am besten morgens vor dem Frühstück und vor dem Zähneputzen. Springen Sie doch einfach mit dem Öl im Mund in die Dusche. Dann merken Sie gar nicht, wie schnell die Zeit vergeht.

Mit der Zeit wird das Öl in Ihrem Mund dickflüssig. Und wenn Sie es ausspucken, werden Sie eine weißliche zähe Flüssigkeit im Waschbecken vorfinden. In der sind jetzt Bakterien und Gifte gebunden, die sich über Nacht in Ihrer Mundhöhle gesammelt haben. Deshalb noch einmal: Auf keinen Fall etwas davon runterschlucken!

Man kann den Mund jetzt mit Bioapfelessig ausspülen. Wem das zu heftig ist, der sollte zumindest unbedingt kräftig die Zähne putzen. Es darf sich nichts mehr ölig anfühlen.

Und was soll das alles bringen, fragen Sie sich? Zuerst wird die komplette Mundhöhle gereinigt und auch über die Mundschleimhaut beginnt der Körper zu entgiften. Besonders Sesamöl wirkt antibakteriell, antiviral und fungizid. Es gibt aber noch mehr Vorteile: Erkältungen gehen schneller vorbei. Schlechter Atem gehört dauerhaft der Vergangenheit an. Karies und Plaque wird vorgebeugt. Blutendes Zahnfleisch wird geheilt. Sensible Zähne werden widerstandsfähiger. Entzündungen im ganzen Körper werden reduziert. Bauchprobleme können verschwinden, Allergien gemildert werden.

Ich mache diese Kur phasenweise. Sie tut mir gut, aber nach einer Zeit vergesse ich sie wieder, weil die Ölflasche leer ist oder ich zu viel unterwegs bin. Aber immer, wenn ich jeden Tag zum Ölziehen komme, verbessert sich mein Allgemeinbefinden. Mit so wenig Aufwand. Da fällt mir ein, ich müsste heute mal wieder Sesamöl kaufen gehen …

Zunge reinigen

Genau wie beim Ölziehen ist die Methode des Zungenreinigens dem Ayurveda abgeschaut. Im Internet oder in Bioläden und Reformhäusern bekommt man Schaber aus Edelmetall, mit dem man nach dem Zähneputzen schnell einige Male über die Zunge streicht. Der milchig-weiße Belag ist voller Bakterien und sollte schnell und sorgfältig abgewaschen werden. Den Mund danach ausspülen.

Durch die Zungenreinigung beginnt man mit der Entgiftung schon zu Beginn des Verdauungssystems, im Mund. Das wirkt sich positiv nicht nur auf Zähne und Zahnfleisch aus, sondern auch auf die anderen Verdauungsorgane.

Kurkumin

Zum ersten Mal kam ich vor über zehn Jahren beim Besuch eines ayurvedischen Arztes mit Kurkuma in Berührung. Er machte seine Untersuchungen und trug mir dann auf, jeden Tag ein Glas lauwarmes Wasser mit einer Prise gemahlenem Kurkuma zu trinken. Das tat ich ein paarmal und vergaß es dann wieder. Heute weiß ich, wie wertvoll dieser Tipp war.

Kurkuma ist hellgelb und gibt damit Curry seine charakteristische Farbe. Der wertvolle Wirkstoff darin heißt Kurkumin, das besonders entzündungshemmende Eigenschaften besitzt. Zudem wurde in Studien nachgewiesen, dass Kurkuma das Tumorwachstum bei Krebs einschränkt, dass es bei Atemwegserkrankungen hilft und sogar gegen Alzheimer eingesetzt werden kann.

Für uns wichtig ist aber die positive Wirkung auf die Leber, unser Entgiftungsorgan Nummer eins im Körper. Kurkumin reduziert oxidativen Stress und stärkt die lebenswichtigen Leberfunktionen. Das ist essenziell, wenn Sie versuchen, Ihren Körper von Giften zu befreien, da der größte Teil der Entgiftung über die Leber läuft. Die Nieren, die Haut, der Darm sind andere wichtige Werkzeuge im Kampf gegen Toxine. Kurkumin unterstützt zudem den Körper bei der Ausleitung von Quecksilber.

Sie können Ihr Essen oder Smoothies ganz einfach mit Kurkuma würzen. Achten Sie beim Kauf aber immer auf biologische Qualität, da herkömmliche Gewürze oft bestrahlt werden, bevor sie in den Verkauf gelangen. Oder Sie machen sich oben genannten »Kurkuma-Tee«, gern auch mit heißem Wasser. Es gibt aber auch spezielle Kapseln, in denen Kurkumin mit Piperin, einem Wirkstoff gewonnen aus schwarzem Pfeffer, gemischt ist. Das erhöht die Bioverfügbarkeit um ein Vielfaches. Ich nehme die Kapseln immer kurz vorm Essen. Das ist praktisch und auf Reisen und im Alltag super zu handeln.

Vitalstoffe

Anders als Nährstoffe (Fette, Eiweiße, Kohlenhydrate) haben Vitalstoffe die Aufgabe, den Energiestoffwechsel und das Wachstum zu sichern. Obwohl es uns in der heutigen Überflussgesellschaft an nichts zu fehlen scheint, leiden viele Millionen Menschen an einem Mangel von Vitaminen, Mineralien, Spurenelementen, Ballaststoffen, sekundären Pflanzenstoffen, essenziellen Fettsäuren und Enzymen, weil sie entweder nicht das richtige essen und/oder die konventionell angebauten und hergestellten Lebensmittel kaum mehr etwas davon enthalten. Ein Mangel schwächt den Körper schleichend, sorgt mit der Zeit aber für die typischen Zivilisationskrankheiten. Deshalb müssen Sie dringend darauf achten, was Ihnen und Ihrem Körper fehlt, und die Depots immer und immer wieder auffüllen, sonst ist das Ziel eines normalen Lebens voller geistiger und physischer Frische in weiter Ferne. Ich nenne hier nur einige wenige Vitalstoffe, die für das Thema Entgiftung extrem wichtig sind und von außen zugeführt werden müssen:

Alpha-Liponsäure

Den Begriff »Alpha-Liponsäure« haben Sie schon im Kasten am Ende des letzten Kapitels gelesen, als es um Polyneuropathie ging. Diese schwefelhaltige Fettsäure kann sowohl wasserhaltige als auch fetthaltige Gewebe entgiften. Zudem schützt sie die Leber vor Toxinen, weil diese gebunden und so in ihrer Wirkung gehemmt werden können. Bei der Schwermetallentgiftung leistet die Alpha-Liponsäure zusätzlich gute und wichtige Dienste.

Ich nehme dreimal täglich je 600 Milligramm, das ist meine Wohlfühldosis. Empfohlen wird eine Menge von 600 bis 1200 Milligramm pro Tag. Achten Sie darauf, dass Sie Kapseln kaufen, die sich erst im Darm zersetzen. Bei Tabletten besteht die Gefahr von Magenschmerzen. Besonders wirksam sind natürlich Infusionen. Die umgehen den Darm, und der Wirkstoff landet direkt im Blut. Sprechen Sie Ihren Arzt darauf an.

Selen

Viele Hashimoto-Patienten nehmen jeden Tag Selen – und wissen gar nicht, warum. Ich hoffe, Sie gehören zu denjenigen, die sich damit täglich etwas Gutes tun. Denn das essenzielle Spurenelement hemmt nicht nur Entzündungen (daher ist es so hilfreich bei Hashimoto) und unterstützt die Umwandlung vom stoffwechselinaktiven Schilddrüsenhormon T4 ins stoffwechslaktive T3, sondern es spielt auch eine tragende Rolle beim Aufbau des entgiftenden Glutathions und bei der Quecksilberentgiftung. Selen bindet das Gift fest an sich und macht es so unschädlich für den Organismus.

200 Mikrogramm (mcg) ist die empfohlene Dosis für Hashimoto-Patienten, am besten abends genommen und nicht mit anderen Mitteln zusammen. Viel Ärzte erzählen ihren Patienten Horrorgeschichten, was ein zu hoher Selenspiegel im Körper für schlimme Dinge anrichten kann. Ich nehme seit Monaten mehr als das Doppelte und fühle mich bestens. Wir sind in Mitteleuropa ein Selenmangelland. Das vergessen oder verdrängen die meisten Mediziner. Vertrauen Sie auch hier mal wieder Ihrem Bauchgefühl.

MSM

Schwefel ist nicht nur der Auslöser von unangenehmen Gerüchen, die an verdorbene Eier erinnern, sondern eine für den Körper lebenswichtige Stoffgruppe, die wir leider heutzutage viel zu wenig über die Nahrung zu uns nehmen. Methyl-Sulfonyl-Methan (kurz MSM) wirkt gegen Entzündungen (wichtig bei Hashimoto) und unterstützt immens die Entgiftungsleistung des Körpers. Man sollte kurmäßig drei bis acht Gramm MSM zu den Mahlzeiten einnehmen, etwa drei Monate lang. Aber nicht abends. Vitamin B12 verbessert die Aufnahme.

Wachstumshormon

Ich hatte es im Rahmen der Nebennieren schon einmal erwähnt: das Wachstumshormon, auch Growth Hormone (GH) oder Somatotropin genannt. Bei der Entwicklung von Kindern spielt es eine herausragende Rolle, daher der Name. Aber auch wir Erwachsene brauchen es dringend. Vor allem in der Nacht, wenn unser Körper zur Ruhe kommt, sorgt es dafür, dass aufgeräumt wird, kleine Schäden repariert, Zellen »geputzt« werden, Vitamine und Nährstoffe angeliefert und Abfallstoffe abtransportiert werden. Es unterstützt die Entwässerung und die Verdauung und hilft extrem beim Abnehmen, weil es den Fettabbau und den Muskelaufbau unterstützt. Und: Das Wachstumshormon ist einer der wichtigsten natürlichen Entgifter im Körper.

Das alles kann aber nur passieren, wenn ein paar Vorgaben erfüllt werden: Es muss genügend Melatonin vorhanden sein, denn das Schlafhormon lockt das Wachstumshormon in die Blutbahnen. Zugleich muss so wenig wie möglich Cortisol im Körper unterwegs sein, denn das ist der Gegenspieler des Growth Hormones.

Es gibt ein paar Tricks, um nachts möglichst viel Wachstumshormon zu bilden: Je weniger Kohlenhydrate Sie abends zu sich nehmen, desto besser. Eiweiß, sprich Aminosäuren, sind gut dafür, damit die ideale Voraussetzung für die Bildung von GH geschaffen werden kann. Um genauer zu sein: 191 Aminosäuren. Wo bekommt man die her? Man kann, wie viele Bodybuilder, vorm Einschlafen einfach ein bisschen mageres Hühnchen oder Pute essen. Aber Vorsicht, wenn Sie Ihre Schilddrüsenhormone abends nehmen, dass genug Abstand bleibt.

Oder man nimmt die wichtigsten Aminosäuren extra ein: An erster Stelle Arginin, aber auch Glutamin, Methionin und Tryptophan, ebenfalls nachts auf nüchternen Magen, kurz vorm Schlafengehen. Dazu muss genügend Vitamin B6 und B12 und Zink vorhanden sein.

All das hat aber null Wirkung, wenn Sie bis in die Puppen vor Fernseher und Computerbildschirm sitzen, dazu das Licht auf Filmsetbeleuchtung hochgedreht. So bildet der Körper kein Melatonin und damit auch kein Wachstumshormon. Also, rechtzeitig den Stecker ziehen, bitte!

Unbedingt notwendig, um das Wachstumshormon bilden zu können, sind zudem genügend hohe Dosen Schilddrüsenhormone plus Selen! Also, lassen Sie Ihre Werte regelmäßig checken und versuchen Sie sie nach der Ausbalancierung der Nebennieren für sich (nach Ihrem Wohlbefinden) richtig einzustellen.

Wenn Sie also morgens mit dicken Fingern und Kissen voller Wasser unter den Augen aufwachen, dazu das Abnehmen eine Qual ist und einfach nicht funktionieren will, liegt es wahrscheinlich am fehlenden Wachstumshormon. Der Spiegel sinkt mit dem Alter ab. Deshalb bekommen wir Falten und Zellen, die in ihrer Funktion verlangsamt sind und sich langsamer teilen. Aber das muss man ja nicht so hinnehmen, vor allem, wenn man um den Hintergrund weiß. Je mehr wir vom Growth Hormone nachts bilden, desto länger bleiben wir jung und fühlen uns auch so. Ihr Arzt kann mithilfe eines Stimulationstests messen, ob Ihr Körper genügend Wachstumshormon bildet, und Ihnen im Notfall auch Spritzen verschreiben, die Sie sich vorm Schlafengehen selbst in den Bauch indizieren. Das tut nicht weh, ist aber teuer. Krankenkassen sehen oft keinen Grund, die Kosten zu übernehmen. Ich hatte mit meiner privaten Kasse bisher Pech. Probieren Sie erst einmal, den »natürlichen« Weg mit den oben beschriebenen Hilfsmitteln. Das hat oft eine bessere Wirkung als erwartet.

Wenn Sie das Kapitel jetzt zum ersten Mal gelesen haben, werden Sie sich ein bisschen erschlagen fühlen ob der vielen Informationen. Das ist ganz normal. Ich habe die Tipps ja auch über Monate gesammelt und nicht auf einmal ausprobiert. Picken Sie sich heraus, was am einfachsten umzusetzen ist oder/und Sie am meisten anspricht. Sie haben gesehen, es gibt kleinere Veränderungen und solche mit weitreichenderen Auswirkungen, die man auch nicht an einem Tag in sein Leben einbauen kann und sollte. Je drastischer, desto mehr Zeit sollten Sie sich und Ihrem Körper geben. Und den Menschen, die es eventuell auch betrifft, also Ihrer Familie oder anderen Mitbewohnern. Und beobachten Sie mal, wenn Sie denn welche haben, Ihre Haustiere. Die haben eine feine Antenne. WLANs meiden sie wie der Teufel das Weihwasser. Das hat schon seinen Grund …

Was ich Ihnen versprechen kann: Alle Maßnahmen helfen Ihnen! Und sie sind alle wichtig für das Mosaik zu einem giftfreieren Leben. Und je mehr der Körper sich befreit fühlt, desto besser wird Ihr Gespür dafür, was Ihnen guttut. Sie werden automatisch zu den guten Sachen greifen, sei es nun beim Essen, Trinken, Putzen oder bei Ihrer Einrichtung. Denn Ihr Bauch weiß mehr, als es Ihrem Kopf manchmal lieb ist.

Aber machen Sie sich keinen Stress, jeder hat andere Antennen. Der andere braucht länger, beim nächsten geht's schneller. Wie schon so oft gesagt: Wir sind keine Maschinen. Jeder Körper ist individuell und reagiert auch so. Wenn bei Ihnen etwas gut anschlägt, aber Ihr Mann oder Ihre Kinder spüren nichts, heißt das nicht, dass Sie sich das nur einbilden. Ihre Familie soll Ihnen dankbar sein, dass Sie diese Veränderung in ihr Leben gebracht haben. Profitieren tun sie nämlich alle davon. Der eine bewusster, der andere unbewusst. Aber seien Sie versichert: Die positiven Wirkungen tun Ihrem Körper auf jeden Fall gut.

6. KAPITEL

Ernährung

Im September 2013 hatte ich eine Lesung vor circa 100 Betroffenen in der Uniklinik Essen. Es war ein interessanter Abend mit vielen Fragen, die ich zu beantworten versuchte, und regen Diskussionen über die richtige Schilddrüsenhormondosierung, inkompetente Ärzte, Depressionen, die Pille und Hashimoto, welche Vitamine man unbedingt zusätzlich einnehmen sollte. Richtig emotional wurde es aber, als ich anfing, über Ernährung zu sprechen. Über meine Ernährung. Was ich esse und was ich ganz bewusst weglasse. Und das ist einiges. Sie werden es weiter unten noch lesen. Aber ich wurde ja zuvor gefragt. Das ging einer Dame in der ersten Reihe wohl zu weit. Mit einem hörbaren Ruck stand sie sichtbar wütend auf und verließ schnaubend den Saal.

Was die Frau wohl falsch verstanden hat: Ich möchte niemandem etwas wegnehmen oder verbieten. Wenn ich gefragt werde, was man tun kann, damit es einem trotz Hashimoto besser geht, gebe ich gerne Tipps und erzähle von meinen positiven Erfahrungen. Und zu denen gehört es eben auch, das ein oder andere sogenannte Nahrungsmittel vom Speiseplan zu streichen und dafür eventuell auch mal etwas Neues, bisher Unbekanntes auszuprobieren. Niemand soll sich gezwungen fühlen, niemand muss essen, was ich esse. Es sind natürlich nur Vorschläge, keine Ansagen.

Ich hoffe, wir haben damit ein bisschen die Spannung rausgenommen ... Trotzdem ist und bleibt Ernährung, gerade heutzutage, ein sensibles, ein ernstes und vor allem ein wichtiges Thema. Lebensmittelskandale, Zusatzstoffe, die ich nicht einmal aussprechen kann, Supermärkte, die vollgestopft sind mit Zeug, das unsere (Ur-)Großeltern vor 100 Jahren überhaupt nicht kannten. Und gleichzeitig steigen die Allergien bei Kleinkindern, es gibt immer mehr Neurodermitis-, ADHS-, Autoimmunerkrankungen und so weiter. Woran das wohl liegt?!

Wenn Sie möchten, dass es Ihnen langfristig gut geht, müssen Sie auch auf lange Sicht Ihren Lebens- beziehungsweise Ernährungsstil ändern. Sie müssen Ihrem Körper das geben, was er braucht, wofür er gemacht ist und was er evolutionsbedingt verarbeiten kann. Das ist einer der wichtigsten Schritte, um zu einem guten Leben mit dieser Krankheit, die uns belastet, (zurück)zukommen. Denn wenn Sie Ihr ganzes System nicht noch mit der falschen Nahrung belasten, hat es mehr Kraft und Energie übrig, um zu regenerieren. Und Ihr Körper kann sich auf das konzentrieren, was Sie von ihm erwarten: zu funktionieren! Dafür ist die »richtige« Ernährung die Basis, die Grundlage. Stimmt diese, schaffen Sie eine bessere Voraussetzung, damit auch die Veränderungen und Therapien aus den vorherigen Kapiteln besser und schneller greifen und Sie die positiven Folgen zeitnaher spüren und sehen können. Es geht hier nicht um eine sogenannte Diät, die man ein paar Tage oder zwei Wochen »durchhält«, um anderthalb oder gar zwei Kilo zu verlieren. Es geht um einen neuen Lifestyle, um eine veränderte Ernährungsweise, die auf Dauer Ihnen und Ihrem Körper guttut.

Ich kann Ihnen versprechen, mit der Zeit wollen Sie gar nichts mehr anderes essen als Ihre, nennen wir sie mal: »Heilnahrung«. Denn Sie werden sehr schnell das Gefühl dafür zurückbekommen, was Ihnen guttut und was nicht. Und: Es wird Ihnen nach der Umstellung doppelt so schlecht gehen, wenn Sie doch mal »sündigen«, als davor.

Bei einer Gala in Berlin traf ich vor Kurzem eine gute Bekannte, ebenfalls Hashimoto-Betroffene, die mir stolz erzählte, dass sie im Urlaub begonnen hätte, alles für sie »Böse« von ihrem Teller zu verbannen. Das bedeutete: kein Gluten mehr, kaum Fleisch, keine Milchprodukte, kein Zucker, kein Kaffee. Dafür die richtigen Öle, die für sie passenden Obst- und Gemüsesorten, Nüsse, das richtige Wasser und als Ersatz für den morgendlichen kleinen Schwarzen einen »basischen Kaffee«. Sie hatte alles in Büchern nachgelesen und akribisch zusammengesammelt. Sie strahlte bis über beide Ohren und konnte gar nicht mehr aufhören zu erzählen und zu schwärmen. Morgens um sechs Uhr sprang sie inzwischen fit wie ein Turnschuh aus dem Bett, kümmerte sich um ihre Kinder, den Job, den Mann, Freunde und Hobbys und war einfach überglücklich und rundum beschwerdefrei.

Keine vier Wochen später traf ich sie wieder. Ein anderes Event, eine wie ausgewechselte Frau. Der Alltagstrott hatte sie eingeholt – und damit hatten sich die alten Gewohnheiten wieder eingeschlichen. Und: Die vielen Zipperlein waren gleich mitgekommen. »Die Gelenkschmerzen sind wieder da, der wattige Kopf, die ständige Müdigkeit und die Schlafstörungen«, erzählte sie traurig. »So ein Mist! Dabei weiß ich ja ganz genau, was mir guttut. Ich ärgere mich so über mich selbst!« Ich musste grinsen. Wir sind eben willensschwache Wesen – ich auch! Aber auch ich krieg regelmäßig und im übertragenen Sinne die Keule übergezogen, wenn ich länger sündige. Zu viel Zucker, schwups, randalieren meine Nebennieren. Zu viel tierisches Eiweiß und zu wenig (grünes) Gemüse, und mein Darm blockiert.

So ging es mir zum Beispiel an Weihnachten: Drei Tage mit der Familie, ausgiebiges Essen mit Ente, Straußenfleisch, Käse, Meeresfrüchten, Brot mit Gluten, Plätzchen und und und. Am vierten Tag fühlte ich mich schlapp und träge, hatte schlecht geschlafen und mein ganzer Körper fühlte sich an wie aufgepumpt. Meine Augenringe waren morgens so dick, dass sogar meinem Mann auffiel, dass etwas mit mir nicht stimmte. Meine Verdauung streikte, die Stimmung litt. Gleichzeitig hatte ich das Gefühl, enorm unter Strom zu stehen, mein Herz pochte mir bis in den Kopf.

Als die Feierei vorbei war, kehrte ich zu meiner Essensroutine zurück. Und es dauerte keine 24 Stunden, da fühlte ich mich wieder gut. Der Körper ließ das ganze gebunkerte Wasser los. Meine Laune wurde zusehends besser. Mein Geist wurde wieder klar, und die Energie kam Stück für Stück zurück. Und die kurzfristig angefutterten zwei Kilos verschwanden ganz nebenbei auch noch.

Damit möchte ich zwei wichtige Dinge sagen: Erstens, es ist nicht schlimm, wenn man mal ausschert und sich doch an der Geburtstagstorte oder dem Burger vergreift. Die nächste Chance, um umzukehren, bietet sich schon bei der nächsten Mahlzeit – oder am nächsten Tag. Und zweitens: Es gibt keine richtige Ernährung, die für alle gleich ist. Jeder muss selbst herausfinden, was er/sie am besten verträgt und womit es ihm/ihr gut geht. Wie Sie dazu kommen, erfahren Sie auf den nächsten Seiten.

Weg vom Plastikessen –
wieder hin zu echter »Nahrung«

Ich beobachte sehr häufig die Menschen im Supermarkt. Wenn ich sie mir anschaue und danach den Inhalt ihrer Einkaufswagen, bin ich selten überrascht. Je unglücklicher, energieloser und träger sie wirken, umso mehr Fertigpizzen, Wurst, Fleisch, Milchprodukte, Limonaden und Süßkram und umso weniger Obst und vor allem frisches Gemüse findet man unter ihren Einkäufen. Und das Schlimmste: Die Kinder wirken schon genauso traurig.

Wenn wir wieder fit und glücklich werden wollen, müssen wir als Erstes aufhören, dieses Plastikessen zu uns zu nehmen. Auch wenn es noch so bequem ist. Und billig? Das lasse ich, ehrlich gesagt, nicht gelten. Auch im Discounter gibt es Obst- und Gemüseabteilungen. Es gibt frisches Fleisch und Fisch ohne kryptische E-Nummern auf dem Etikett. Man muss vielleicht zu Anfang ein bisschen suchen und sich umstellen. Aber das lohnt sich, ganz gewiss. Und kleine Schritte können am Ende eine enorme Wegstrecke bewältigen.

Ich empfehle jedem die Bücher von Dr. Joachim Mutter, der sich ausführlich mit dem Thema »gesunde« (in seinem Fall grüne) Ernährung, Entgiftung und Vermeidung von Schadstoffen beschäftigt hat. Einerseits ist die Lektüre ungemein spannend, andererseits auch inspirierend und aufrüttelnd. Wussten Sie etwa, dass unser Darm (wenn er denn richtig funktioniert …) aus Ballaststoffen (essen wir alle heutzutage leider viel zu wenig) und Stickstoff (atmen wir mit jedem Bissen ein) selbst Aminosäuren, sprich Eiweiß, herstellen kann? Diese sind unverzichtbar für Reparaturvorgänge im Körper, Entgiftung, Muskelaufbau und so weiter. Zu dieser Erkenntnis kamen australische und holländische Forscher schon in den Sechzigerjahren. Sie hatten Urvölker beobachtet, die weit weg von der Zivilisation hauptsächlich von Pflanzen lebten. Entgegen aller üblichen Lehren litten diese Menschen keineswegs unter Mangelerscheinungen, Muskelschwund oder den heute üblichen Volkskrankheiten. Sie waren fit, glücklich und leistungsfähig.

Das ist der einzige Rat, den ich jedem geben möchte: Essen Sie mehr pflanzliche Kost! »Plant based diet« heißt das auf Englisch. Auf Pflanzen basierende Ernährung. In den USA ein großer Trend. Da gibt's Restaurants, in denen sogar nur noch rohes Essen gegessen wird, vorwiegend aus Pflanzen hergestellt. In Berlin hat auch schon eines aufgemacht. Die Fans dieser Mahlzeiten gehen davon aus, dass Eiweiß (sowohl tierisches als auch pflanzliches) bei circa 43 bis 45 Grad denaturiert. Das können wir bei Menschen auch beobachten: Bei Fieber über 42 Grad gerinnt unser Blut. Wir sterben. Bestechende Logik, oder? Nur mal so zum Nachdenken …

Zum Ausbau der pflanzlichen Kost hier mein allmorgendliches Frühstücksrezept:

Etwa zwei bis drei Esslöffel frischen Leinsamen im Mixer ein paar Sekunden aufbrechen. Bitte immer erst kurz vorm Verzehr schroten, weil sonst das enthaltene Leinöl ranzig wird. Deshalb die Samen und auch Nüsse immer im Kühlschrank aufbewahren.

Nach dem Zerkleinern die Leinsamen mit kaltem oder heißem Wasser übergießen, umrühren und kurz quellen lassen. Danach Kokosflocken, Nüsse, Hanfpulver oder Reisprotein untermischen. Je nach Geschmack kann man noch ein paar Tropfen Stevia oder ungezuckertes Apfelmus zum Süßen untermischen. Fertig ist die sättigende, gesunde, schnelle erste Mahlzeit des Tages.

Ich möchte jetzt auch nicht noch tiefer in diese Thematik einsteigen. Es ist hinlänglich bekannt, dass industriell hergestellte Lebensmittel, die diesen Namen nicht verdienen, voller E-Nummern in der Zutatenliste und anderen denaturierten Inhaltsstoffen sind, uns nicht wirklich guttun. Ganz egal, ob man schon mit einer Krankheit vorbelastet ist oder nicht. Man muss sich diese Tatsache nur eben immer wieder bewusst machen, weil man so leicht durch Werbung, Angebote in der Kantine oder am Kiosk oder durch Kollegen und Freunde verführt wird. Aber genau so, wie wir uns an dieses schlechte Essen gewöhnt haben, können wir uns auch an gutes Essen gewöhnen. Es dauert nur 21 Tage, um das Unterbewusstsein umzuprogrammieren. In dieser kurzen Zeit stellt es sich auf neue Gewohnheiten ein, diese werden zur Routine. Sie müssen aber die komplette Zeit durchhalten. Probieren Sie es doch mal aus!

Nicht jedem tut das Gleiche gut

Bücher und Artikel über die angeblich einzig richtige Ernährungsweise gibt es zuhauf. Ich habe selbst schon so viele Methoden durchprobiert – nur noch Eiweiß, gar keine Kohlenhydrate, vegetarisch, vegan, Detox… – und nichts hat mir dauerhaft gutgetan. Isst man nur noch Hühnchen, Fisch, Milchprodukte und keine Kohlenhydrate mehr, nimmt man kurzfristig ab. Die Laune steigt, genau wie das Energielevel im Körper. Ich spreche da aus Erfahrung. Aber auf Dauer macht diese Ernährung die Darmflora kaputt. Auch das habe ich schmerzvoll und mit langfristigen Folgen erfahren müssen. Der ganze Körper ist voller Ammoniak und Giftstoffe, weil die Leber nicht mehr mit der Entgiftung hinterherkommt und das komplette Verdauungssystem dank der kaputten Darmflora zu kollabieren droht. Purer Stress für den ganzen Körper. Was also tun?

In meinem ersten Buch »Jeden Tag wurde ich dicker und müder« hatte ich bereits das Ernährungsprogramm »gesund & aktiv« erwähnt. Dabei werden vor dem Hintergrund einer Blutanalyse die für den Einzelnen perfekt passenden Lebensmittel aufgelistet. Mithilfe dieser Auswahl nimmt man nicht nur ab, sondern – und das ist noch viel wichtiger – man bringt den Körper und das Hormonsystem wieder in Balance. Diese Methode ist unter anderem auf der Blutgruppendiät aufgebaut.

Diese vom amerikanischen Naturheilkundlers Peter J. D'Adamo »entwickelte« Ernährungsweise geht davon aus, dass jeder je nach Blutgruppe unterschiedliche Nahrungsmittel verarbeiten und deshalb weniger gut oder besser vertragen und verstoffwechseln kann. Den medizinischen Hintergrund kann man auf vielfältigen Seiten im Internet und in zahlreichen Büchern nach-lesen. Auch die ausführliche Kritik an der Methode, die vor al-lem von Schulmedizinern und zum Beispiel der Deutschen Ge-sellschaft für Ernährung geübt wurde, kann man dort nachlesen. Machen Sie sich Ihr eigenes Bild.

Ich bin Blutgruppe A und mir geht's, wie gesagt, bei dem Kon-sum von großen Mengen tierischem Eiweiß schlecht. Das liegt an zu wenig Salzsäure im Magen, was die Verdauung von tieri-schem Eiweiß und Fett erschwert. Ich hasse Paprika, mag keine Kartoffeln und bin kein Fan von Auberginen und Tomaten. Alles Nachtschattengewächse, die man als Träger dieser Blutgruppe laut D'Adamo meiden soll.

Meine Freundin ist Blutgruppe 0 und kann viel mehr Fleisch und Fisch verdauen als ich, ohne sich schlapp zu fühlen. Ganz im Gegenteil. Dafür reagiert sie sehr negativ auf Gluten und Milchprodukte.

Menschen mit Blutgruppe B vertragen keinen Mais und Weizen, keine Linsen, Tomaten, Erdnüsse, Sesamsamen und kein Hühn-chen. Dafür geht es ihnen mit einer Ernährung aus Eiern, fett-reduzierten Molkereiprodukten, grünem Gemüse, Ziege, Lamm, Wild und Kaninchen umso besser.

Der sogenannte Mischtyp AB sollte Koffein und Alkohol meiden und seinen Schwerpunkt beim Essen auf Meeresfrüchte (Ach-tung, Jod!), Milchprodukte und grünes Gemüse legen. Wegen der Neigung zu einer geringen Magensäureproduktion besteht die Gefahr, dass diese Menschen Fleisch schlecht verdauen kön-nen und es als Fett speichern.

Vor drei Jahren saß ich nach meiner Eiweiß-Fress-Hochphase bei einem Darmspezialisten, der den daraus resultierende Schlamassel wieder in Ordnung bringen sollte. Er hörte sich meine Ausführungen an und fragte mich nach meiner Blutgruppe. Leicht verwirrt gab ich ihm diese Information. »Schade«, sagte er. »So viel Fleisch! Dabei ist Gemüse doch viel besser für Sie.« Er ging nicht weiter darauf ein. Ein paar Monate später sprach ich ihn noch einmal darauf an. Da erzählte er mir von dem Zusammenhang zwischen Blutgruppe und Ernährung. Seit diesem Zeitpunkt habe ich mich mit der Theorie beschäftigt.

Um es ganz klar zu sagen: Ich halte mich nicht sklavisch daran. Im Internet findet man Hunderte von Listen und Aufstellungen, was wer essen darf und was auf keinen Fall. Das ist in meinem Leben gar nicht praktikabel. Auch bin ich der Meinung, dass der Mensch nicht als Vegetarier oder gar Veganer geboren wurde. Auch wenn sich darüber sicher vortrefflich mit einigen Leuten streiten ließe. Und Peter J. D'Adamo empfiehlt genau das Menschen, die meine Blutgruppe haben, nämlich möglichst vegetarisch zu leben.

Dazu kommt, dass wir Hashimoto-Patienten sowieso bei einigen Lebensmitteln extrem vorsichtig sein müssen. Mehr dazu auf den folgenden Seiten.

Und natürlich sollte man Unverträglichkeiten abchecken lassen und auch im Zuge dieser Ernährungsweise beachten.

Aber als Wegweiser finde ich die Blutgruppendiät eine gute Sache. Und ich beobachte, dass viele Menschen in meinem Umfeld unbewusst genau das am liebsten essen, was sie laut Blutgruppe auch am besten verstoffwechseln können. Der eigene Körper weiß eben, was ihm guttut. Wir sollten diesem Instinkt folgen. Vielleicht müssen Sie ihn erst wieder entdecken. Zu lange haben viele ihn verschütt gehen lassen und mit dem, was alle anderen halt so machen, überdeckt. Doch je mehr der »Zwiebelschalen«, die Ihr Wohlbefinden ummanteln, fallen werden, umso näher bei sich werden Sie sich selbst wieder fühlen. Sie werden schnell spüren, ob eine Maßnahme, eine Tablette oder eine Therapie das Richtige für Sie ist oder nicht. Man muss nur seinem eigenen Gefühl wieder vertrauen.

Ich weiß selbst, dass das nach den oft jahrelangen Erfahrungen mit dieser Krankheit nicht wirklich einfach ist. Wenn man so sehr an sich selbst zweifelt und von Ärzten und der Umgebung als Hypochonder abgestempelt wird, verliert man jegliches Gespür für das eigene Bedürfnis. Aber ich merke an mir selbst, dass dieses Vertrauen in die eigenen Instinkte wiederkommt, je mehr der besagten Zwiebelschalen man abzieht. Man muss nur anfangen, diesen Weg zurück zu sich selbst zu gehen. Machen Sie den ersten Schritt, zum Beispiel mit der Veränderung Ihrer Ernährung.

Grüne Smoothies – die Entgiftungswunder!

Haben Sie in der letzten Zeit Fotos von Hollywoodstars gesehen, die Plastikbecher oder kleine Flaschen mit knallgrüner Flüssigkeit herumtragen? Früher gab es die gleichen Bilder, nur da hatten die Herrschaften Kaffee-Pappbecher in der Hand. Die Zeiten sind vorbei! Hollywood hat grüne Smoothies für sich entdeckt. Und das ist (ausnahmsweise) kein Schnickschnack, den sich die Kim Kardashians, Christy Turlingtons und Gwyneth Paltrows dieser Welt stolz bezahlen lassen. Es ist eine richtig gute Sache, die ihren Weg gerade peu à peu auch nach Deutschland findet.

Mittlerweile gibt es Internetforen, Bücher und Facebook-Gruppen zu dem Thema. Man bekommt grüne Smoothies (oder etwas, das manchmal auch nur so genannt wird) teilweise auch schon an Bahnhöfen und in »gesunden« Fast-Food-Läden. Ich hab sie alle probiert und war immer enttäuscht. Zu viel Zucker! Zu lange rumgestanden! Viel Geld ausgegeben. Also mach ich den Powerdrink lieber selbst! Zu Hause. Geht ganz einfach. Und Sie können ihn mit gutem Gewissen genießen.

Ich habe immer die Zutaten für meinen Lieblingssmoothie im Kühlschrank. Denn es gibt keine schneller zubereitete Mahlzeit, die gleichzeitig glücklich, fit, wach und schön macht. Und ich kann die Zutaten je nach Jahreszeit, Lust und Laune fröhlich variieren. Wichtig ist: Er muss schmecken, sonst machen Sie sich genau einmal einen – und dann nie wieder! Ich spreche aus Erfahrung. Und: Der Gag am grünen Smoothie ist das grüne Gemüse! Vergessen Sie das bitte nicht, wenn Sie mit den Zutaten herumexperimentieren. Also, erstens grün. Zweitens bio! Soweit es eben geht und Ihr Geldbeutel, die Jahreszeit und die Verfügbarkeit es zulässt.

In meinem Freundeskreis greift die Begeisterung für die knallfarbigen Getränke gerade um sich. Sogar Kinder lieben sie. Alessandra Pocher erzählte mir bei einem Interview, dass sie ihren drei Kleinen seit Babyzeiten grüne Smoothies zu trinken gibt.

Tausendmal besser als Gummibärchen – und Natur pur! Je früher die Kleinen zum ersten Mal probiert haben, umso lieber mögen sie die grünen Gesundheitsprotze. Und so geht's:

1. Flüssigkeit

Wählen Sie zwischen stillem Wasser oder Kokoswasser (gibt's im Bioladen, Reformhaus oder Drogerien). Man kann aber auch mal Mandelmilch, Karotten- oder Orangensaft ausprobieren, je nach eigenem Geschmack und Experimentierfreude.

2. Obst

Früchte sind die Geschmacksträger der grünen Smoothies: Ein Apfel, eine Birne, verschiedene Beerensorten, Mango oder Ananas, frische oder tiefgefrorene Bananen (Vorsicht, Zucker!) kann man in den Mixer geben. Ein bis zwei Sorten, nicht mehr. Sonst wird's zu süß. Übrigens, auch Avocados gehören zu den Früchten. Sie geben dem Getränk eine cremige Textur. Unbedingt mal ausprobieren! Das enthaltene Fett ist supergesund und hilft sogar beim Abnehmen.

3. Gemüse

Jetzt geht's ans Eingemachte. Das Gemüse ist der Hauptdarsteller im Smoothie. Vor allem die grünen Blätter liefern wertvolles Chlorophyll, das im übertragenen Sinne Licht in unseren Körper transportiert. Ein kleines Wunder! Lassen Sie es Ihrem Körper möglichst jeden Tag zugutekommen. Er wird es Ihnen danken, denn Chlorophyll ist außerordentlich hilfreich beim Aufbau neuer Blutzellen. Es unterstützt die Entgiftung von krebserregenden Substanzen und fördert die Regeneration von Strahlenschäden. Außerdem unterstützt das Chlorophyll die Wundheilung, die Verdauung und sorgt für einen angenehmen Körpergeruch. Es enthält Magnesium, Eisen, die Vitamine A, C, B6 und K, Folsäure, Kupfer, Kalzium, Kalium und Spurenelemente in ausgewogener Kombination. Gesunde Fettsäuren sind ebenso enthalten wie alle essenziellen Aminosäuren.

Ein bis zwei Hände frischer Spinat und Salat sind meine absoluten Favoriten. Gurken gibt es das ganze Jahr über günstig zu kaufen. Wenn sie nicht bio sind, bitte unbedingt schälen. Bei Kohl müssen wir Hashimoto-Patienten vorsichtig sein. Ab und zu kann man mal ein Kohlblatt mitpürieren, aber bitte nicht zu oft, weil Kohlsorten die Schilddrüsenfunktion noch mehr unterdrücken. Stangensellerie ist nicht jedermanns Sache, aber definitiv einen Versuch wert. Und auch frische Kräuter peppen den Geschmack des Smoothies ungeahnt auf und liefern wichtige Bitterstoffe, die dem handelsüblichen Gemüse und Salat weggezüchtet wurden. Ich liebe Minze, aber auch Basilikum und Koriander. Auf dem Wochenmarkt findet man meist die beste Auswahl und Qualität.

Chlorellapulver ist eine tolle Alternative, gerade wenn es im Winter an frischen Zutaten mangelt. In den Wintermonaten, wenn frischer Spinat zum Beispiel schwer zu bekommen ist, pimpe ich meine Smoothies gern mit Gemüse in Pulverform auf. Ich hab schon Löwenzahn, Brennnessel, Grünkohl und eben Spinat (zum Beispiel von der Firma Lebepur) ausprobiert. Ein bis zwei Teelöffel reichen schon, um dem Getränk eine grandiose Farbe zu verleihen und noch mehr gute Aminosäuren, Vitamine und Mineralien hinzuzufügen.

Optional können Sie noch wertvolle Öle (einen Esslöffel Leinöl oder Kokosöl), Nuss- oder Mandelmus, Reisprotein, Hanfproteinpulver, geschälte Hanfnüsse, Lein- oder Chiasamen, rohen Kakao oder Zimt mitmixen. Dann wird der Smoothie noch gehaltvoller.

Mein Lieblingsrezept

- 300 ml Kokoswasser
- eine große Handvoll frischen Babyspinat
- eine halbe Gurke geschält (wenn sie nicht bio ist)
- ein Apfel, ohne Gehäuse
- eine Limette, geschält

Alle Zutaten ordentlich waschen und im Mixer schön flüssig rühren.

Zum Schluss und wenn der Mixer stark genug ist, kann man noch eine Handvoll tiefgefrorene Mangos dazugeben. Das gibt den absoluten Exotikkick. Lecker! Oder Beeren. Die gibt's das ganze Jahr über im Tiefkühlfach der Supermärkte. Aber bitte immer ungesüßt kaufen!

Achtung: Heidelbeeren und Co. rauben dem Smoothie die grüne Farbe und lassen ihn eher graubraun aussehen. Das ändert nichts am Geschmack und der positiven Wirkung. Im Gegenteil! Zum Herzeigen und Ausschenken sind sie aber eher nicht geeignet.

Gluten

Glutenfrei ist mittlerweile regelrecht zu einem Werbeslogan der Lebensmittelindustrie geworden. Denn damit kann man dem Verbraucher etwas vorgaukeln, was in vielen Fällen gar keinen Sinn macht. Und die meisten wissen noch nicht einmal, was dieses Gluten eigentlich ist und was man nun wirklich nicht essen sollte, um es zu meiden.

Gluten ist das Klebereiweiß in Getreidearten wie Weizen, Dinkel, Roggen, Kamut, Emmer, Einkorn, Hafer und Gerste. Und es ist für Hashimoto-Kranke absolut tabu!

Bei allen anderen Lebensmitteln, die ich hier aufführe, bin ich wirklich entspannt. Finden Sie selber heraus, was Ihnen guttut und was nicht. Die Erklärungen, warum ich es weglasse, liefere ich ja mit. Die Ihre Entscheidung müssen Sie selbst für sich treffen. Aber bei Gluten gibt es kein Vertun: Finger weg! Denn die Molekularstruktur des Glutens ist der des Schilddrüsengewebes sehr ähnlich. Die Gefahr einer Verwechslung durch das Immunsystem ist groß. Das belegen zahlreiche Studien aus unterschiedlichen Ländern. Ganzheitliche Mediziner aus den USA wissen längst um diese gefährliche Verwicklung. Dr. Datis Kharrazian beschreibt in seinem bereits genannten Buch »Schilddrüsenunterfunktion und Hashimoto anders behandeln« die großen Erfolge einer Glutenauslassdiät aus seiner eigenen Praxis. Lebensmittel, die das Getreideprotein enthalten, zu meiden, gehört in seiner Hashimoto-Therapie zu den ersten Maßnahmen.

Es gibt sogar wissenschaftliche Stimmen, die Gluten als (Mit-) Auslöser für Hashimoto Thyreoiditis in Betracht ziehen. Das

Leaky-Gut-Syndrom, das ich schon in Kapitel 4 beschrieben habe und unter dem wohl die meisten Menschen mit Autoimmunerkrankungen leiden, kann auch die Folge von Glutenverzehr sein. Denn in unserem Verdauungstrakt bindet sich Gluten an die Dünndarmwand. Verdauungsbeschwerden und Immunstörungen sind vorprogrammiert. Leider sind (Blut-)Tests meist nicht wirklich aussagekräftig. Dr. Daniel Leffler von der Harvard Medical School behauptet sogar: »Gluten ist für alle Menschen weitgehend unverdaulich. Jeder von uns ist mehr oder weniger glutenintolerant.«

Ich hatte schon lange den Verdacht, nicht gut auf Gluten zu reagieren, und habe die entsprechenden Lebensmittel einfach weggelassen. Es gibt ja heutzutage auch genügend wirklich schmackhafte Alternativen, sei es im Bioladen, im Reformhaus oder in Drogerien. Im Restaurant sag ich schon bei der Bestellung, dass der Kellner gar nicht erst den Korb mit den verführerisch duftenden Backwaren auf den Tisch stellen soll. Dann komme ich gar nicht erst in Versuchung, und er muss das Brot nicht wegwerfen, obwohl ich es gar nicht angerührt habe.

Natürlich ist Gluten noch in vielen anderen Lebensmitteln. Auch hier heißt es: Augen auf und Etiketten lesen! Wobei, stehen auf der Packung mehr als drei Zutaten, womöglich auch noch welche, die ich nicht ad hoc aussprechen kann, stelle ich das Produkt eh meist wieder zurück ins Regal. Back to nature – Sie erinnern sich?

Mein Mann übrigens hat Gluten auch abgeschworen. Und das, obwohl er kein Hashimoto hat. Er hat einfach gemerkt, wie viel fitter er ohne ist, wie viel besser er sich fühlt und wie plötzlich die Pfunde purzelten, als er morgens die Weizenbrötchen gegen Buchweizenschnitten tauschte. So einfach kann das gehen. Wir schleppen sogar in den Urlaub zig Päckchen mit glutenfreiem Brot mit. Bisher hatte noch kein Hotel was dagegen. Und den frei gewordenen Platz im Koffer kann man zurück prima mit Urlaubsmitbringseln füllen.

Die No-Gos bei Hashimoto!

Der Darm und Hashimoto hängen eng zusammen. Das hatte ich schon in Kapitel 4 ausführlich beschrieben. Deshalb kann eine falsche Ernährung schwerwiegende Folgen haben. Und auch bei vermeintlich gesunden Lebensmitteln gibt es für uns ein paar Stolperfallen. Ich hatte es schon in meinem ersten Buch ausgeführt, deshalb gibt es hier nur noch einmal die Kurzfassung:

Es gibt tatsächlich ein paar Gemüsesorten, bei denen Sie Vorsicht walten lassen sollten, vor allem, wenn Sie sie roh verzehren wollen. Denn sie enthalten Enzyme, die die Kropfbildung unterstützen und Ihre Schilddrüse noch stärker bei der Arbeit behindern. Das macht die Einstellung der richtigen Hormondosierung unnötigerweise schwer. Besonders aufpassen müssen Hashimoto-Patienten und Menschen mit einer Unterfunktion vor allem bei folgenden Pflanzen:

* Brokkoli
* Weißkohl
* Grünkohl
* Blumenkohl
* Rosenkohl

- Kohlrabi
- Steckrübe
- Senf
- Rettich
- Brunnenkresse
- Hirse

Soja

Man kann der unscheinbaren Bohne und den Produkten daraus heute kaum mehr entfliehen. Nicht nur Tofu, Sojamilch und Tempeh sind aus der ursprünglich aus China stammenden Sojabohne gemacht. Eiweiß und Öl daraus findet man in Margarine, Backwaren, Fleisch- und Wurstwaren, Fertigprodukten, Eis, Pudding, Milchpulver, sogar in Schokolade und Säuglingsnahrung. Kein Wunder, dass es bei diesem für unseren Körper ungewohnten Überangebot mittlerweile sogar bei Säuglingen zu Allergien kommt. Ursprünglich war die Sojabohne übrigens mal Schweinefutter, davor wurden aus dem Eiweiß der Sojabohne Kunststoffe und sogar Kloschüsseln hergestellt!

Für uns Hashimoto-Kranke spielt aber noch eine ganz andere Tatsache eine schwerwiegende Rolle: Soja enthält Isoflavone, pflanzliche Stoffe, die wie Hormone agieren und das endokrine System durcheinanderbringen. Wissenschaftler zählen sie zur Gruppe der Flavonoide. Diese stören unter anderem die normale Funktion der Schilddrüse, was zu einer Unterfunktion führen kann. Und genau das brauchen wir ja nun wirklich nicht.

Es gibt sogar wissenschaftliche Studien, die belegen, dass Kleinkinder, die mit Sojamilch gefüttert wurden, eher autoimmune Schilddrüsenerkrankungen entwickeln.

Wichtig ist, dieses Wissen im Hinterkopf zu behalten und bewusst die Zutatenliste der Produkte, die man kauft, zu studieren. Ich mache mich deshalb nicht verrückt, aber einen Chai-Tee mit Sojamilch oder Tofu beim Asiaten gibt es für mich nicht mehr jeden Tag. Man muss das Unheil ja nicht mit Gewalt heraufbeschwören.

Kuhmilch

Kuhmilch als Nahrung für Menschen – ja oder nein? Das ist seit einigen Jahren ein heiß diskutiertes Thema. Rund zwölf Millionen Deutsche leiden unter einer Laktoseintoleranz. Das bedeutet, sie können Milchzucker nicht verstoffwechseln. Blähungen, Durchfall, Bauchkrämpfe sind die Folge. Bei mir ist es das Milcheiweiß, was mir Unbehagen bereitet. Auch ohne Test habe ich schon vor Jahren gemerkt, dass es mir ohne Kuhmilch, Käse, Quark, Joghurt und so weiter besser geht. Also hab ich diese Sachen einfach weggelassen.

Heilpraktiker und Alternativmediziner sagen, dass Kuhmilchprodukte den Darm verschleimen. Und genau da sitzt ja unser Immunsystem, das bei Hashimoto sowieso schon ordentlich durcheinandergeraten ist. Außerdem vertragen selbst erwachsene Kühe Milch nicht, sondern nur deren Kälber, weil sie ein spezielles Enzym (Lab genannt) produzieren, um die Milch im Magen zu zersetzen. Erwachsene Kühe würden großen Schaden nehmen, gäbe man ihnen die Babynahrung ihrer eigenen Gattung. Warum sollten dann ausgerechnet wir Menschen die Kleinkinderkost einer anderen Spezies verdauen können?

Verzichten Sie doch mal eine Woche auf alles, was Kuhmilch, Laktose, Milchpulver, Milcheiweiß und so weiter enthält, und schauen Sie, wie es Ihnen damit geht. Wie schon gesagt: Alles, was den Körper entlastet, bringt Sie auf dem Weg zurück zu einem normalen Leben mit Hashimoto wesentlich weiter nach vorne.

Jod

Dass man zu große Mengen Jod als Hashimoto-Patient meiden soll, ist mittlerweile schon bis zu den meisten Ärzten durchgedrungen. Aber warum eigentlich? Jod hat sich als Mit-Auslöser von Autoimmunerkrankungen der Schilddrüse erwiesen. Außerdem verschlimmert es das Befinden bei einer schon bestehenden Autoimmunthyreoiditis, sprich: es führt zu einem Schub. Das bedeutet, dass die Entzündung in der Schilddrüse angeheizt wird und mit jeder Attacke des Immunsystems mehr und mehr Gewebe des Organs zerstört wird. Die meisten spüren dabei eine Art Druck in der Halsregion, als ob jemand einem die Gurgel abdrückt. Herzrasen, Unruhe, Panikattacken, Durchfall, Angstzustände, Hitzewallungen können folgen.

Dabei ist die Menge, die jeder Einzelne verträgt, von Person zu Person verschieden. Manche halten es nicht mal einen Tag an der Nordsee aus, weil schon der Jodgehalt in der Luft bei ihnen Beschwerden verursacht. Wieder andere können ab und zu eine große Portion Seefisch essen, ohne Probleme zu bekommen. Das muss jeder für sich selber austesten. Wichtig ist nur, dass Sie nicht zu lasch mit der Problematik umgehen. Denn mit jedem neuen Schub zerstören Sie nicht nur immer mehr Ihre Schilddrüse, sondern rufen auch das Immunsystem auf den Plan, das beim nächsten Mal vielleicht fälschlicherweise auch noch ein anderes Organ oder Gewebe angreift. Und das würde bedeuten, dass Sie einer zweiten Autoimmunerkrankung ein Stück näher sind.

Wichtig ist auch, dass Sie auf verstecktes Jodsalz in industriell verarbeiteten Lebensmitteln achten. Gut zu wissen ist auch, dass die meisten Rinder, Schweine und Hühner aus klassischer Massentierhaltung mit Jod gefüttert werden. Und das findet sich dann in den daraus hergestellten Produkten wieder. Ganz entkommen kann man der Jodierung heutzutage nicht. Ich hab in meiner Handtasche immer ein kleines Döschen mit Ursalz dabei, von dem ich hundertprozentig weiß, dass ich es gut vertrage. Und bei Fisch halte ich mich zurück. Nach einigen selbst verschuldeten Schüben fällt es mir gar nicht mehr schwer. Ich weiß ja, wofür ich es tue.

Bio oder konventionell angebaut?

In den Supermärkten wächst das Angebot von biologisch angebautem Obst und Gemüse stetig. Als Verbraucher bleibt man aber im Ungewissen, ob es wirklich gesünder ist als konventionell angebaute Produkte. Beim Fleisch, finde ich ist es eindeutig: Der Geschmack ist definitiv besser. Das Stück Hühnchen schrumpelt auch nicht so stark in der Pfanne zusammen, weil es einfach weniger Wasser enthält, das rausläuft und verdampft. Aber wie ist das bei Obst und Gemüse? Sind die Äpfel besser, nur weil sie weniger ansehnlich sind, ein paar braune Stellen haben und ungleichmäßiger als die meist günstigeren Kollegen vom normalen Bauern?

Amerikanische Umweltorganisationen haben zwei Gruppen zusammengestellt, anhand derer man beim Einkaufen entscheiden kann, wo man zu bio greift und wo es vielleicht nicht unbedingt nötig ist, gerade wenn man auf den Preis achten möchte oder muss.

Die »Dirty Dozen« (das dreckige Dutzend) sind die zwölf Lebensmittel aus konventionellem Anbau mit den höchsten Pestizidrückständen:

* Äpfel
* Cherrytomaten
* Trauben
* Nektarinen
* Pfirsiche
* Peperoni
* Gurken
* Erdbeeren
* Paprika
* Sellerie
* Kartoffeln
* Spinat

Genauso wurden die Obst- und Gemüsesorten ermittelt, die am wenigsten belastet sind. Die »Clean 15« (sauberen 15) sind:

* Süßkartoffeln
* Kiwi
* Mango
* Papaya
* Ananas
* Spargel
* Avocado
* Grapefruit
* Pilze
* Zuckermais
* Zwiebeln
* Erbsen
* Kohl
* Aubergine
* Cantaloupe-Melone

Egal, ob nun bio oder nicht, waschen muss man alles, bevor man es isst. Ich hatte immer das Gefühl, dass heißes Wasser und eine Bürste nicht ausreichen, um die Spritzmittel der Chemieindustrie, die zuhauf auf die Pflanzen gekippt werden, wieder abzubekommen. Im Internet bin ich auf Rezepte gestoßen für »Gemüsespülmittel«, die ich mit Dingen, die man in jeder Küche findet, ganz einfach zusammenstellen kann.

Die Zutaten in eine Sprühflasche geben, schütteln, und das Obst oder Gemüse direkt damit benetzen. Danach mit einer Gemüsebürste abschrubben und mit Wasser abwaschen.

Zitronensaft-Essig-Spülmittel:

* 1 Esslöffel Zitronensaft
* 2 Esslöffel weißer Essig
* 1 Tasse Wasser

Essig-Salz-Spülmittel:

* 1/4 Tasse Essig
* 2 Esslöffel Salz

Limonen-Baking-Soda-Spülmittel:

* 1 Esslöffel Limonensaft
* 2 Esslöffel Kaisernatron

Blattsalate, Brokkoli, Stangensellerie und andere Sorten, die man nicht abbürsten kann, lege ich ein paar Minuten in Essigwasser. Dafür mische ich Wasser und Essig in einem Verhältnis von eins zu eins. Danach wieder mit klarem Wasser abspülen und abtropfen lassen.

7. KAPITEL

Sport & Entspannung

Wenn wir über Abnehmen und Entgiften sprechen, kommen wir unweigerlich zum Thema Sport. Viele denken, man muss täglich rennen, stretchen, schwitzen bis zum Umfallen, um die Figur zu shapen, Gewicht zu verlieren und Muskeln aufzubauen. Aber – und das habe ich auch erst in den letzten Monaten wirklich verstanden – das ist total kontraproduktiv. Wie oft habe ich mich nach langen Drehtagen noch in die Laufschuhe gequält und um die Hamburger Alster geschleppt. Der Kopf war nach der Runde vielleicht freier und ich hab ein paar gute Ideen für dieses Buch mit nach Hause gebracht, aber körperlich ging es mir nicht besser. Und, wen wundert's, zudem hatte ich danach meist eine unruhige Nacht, und am nächsten Tag war kein Gramm weniger auf der Waage, im Gegenteil …

Stressen Sie sich nicht! Genau, denn das ist das größte Problem. Die meisten laufen Gefahr, sich eher zu überfordern. Egal, ob im Fitnessstudio, beim Aerobic vorm Fernseher im heimischen Wohnzimmer oder in der Bauch-Beine-Po-Stunde – der Ehrgeiz geht mit vielen durch, wenn man so unbedingt abnehmen möchte.

Da sieht man Heidi Klum jeden Tag in New York und Los Angeles locker-flockig durch die Sonne laufen, mit Beinen dünn wie Streichhölzer und einem charmanten Lächeln auf dem Gesicht. Das sieht alles immer so leicht aus und scheint figurtechnisch ja auch bestens zu funktionieren. Die Victoria's-Secret-Engel machen vor der legendären Dessous-Show jedes Jahr im Herbst Sport, Sport, Sport. Über Wochen, jeden Tag. Und sie haben Figuren zum Niederknien. Das zumindest macht einem die Berichterstattung und der Hype um die Damen glauben. Dabei ist das alles andere als gesund, was Alessandra Ambrosio und Doutzen Kroes da mit ihrem Körper anstellen: Nähert sich der Termin der Show, gibt's nur noch Eiweißpulver zu essen beziehungsweise zu trinken. Und Tag für Tag wird die Wassermenge reduziert. Das sind schon Bodybuilder-Methoden, die hart am Tatbestand der Körperverletzung vorbeischrammen. Aber die Mädels machen es ja mehr oder weniger freiwillig. Bodybuilder trocknen ihren Körper vor Wettkämpfen auch praktisch aus, damit die Muskeln noch besser zur Geltung kommen. Und genauso machen es die Angels, die den Millionen-Dollar-BH und die lustigen bunten Riesenflügel über den Laufsteg tragen und lächeln, als wäre es alles ein Kinderspiel. Das ist es natürlich nicht. Die Topmodels bekommen dafür viel Geld, sehr viel Geld. Und sie begeben sich in professionelle Hände, um diesen übermenschlichen Kampf gegen die Natur jedes Mal aufs Neue durchzustehen. Von Mittelchen, Entwässerungstabletten und Appetitzüglern, die da zum Einsatz kommen, mal ganz zu schweigen.

Das kann nicht unser Weg sein. Die richtige Balance, die Einheit von Körper und Seele (hört sich abgeschmackt an, ich weiß), darum geht's! Und das kriegt man ganz sicher mit Bewegung hin, aber mit der richtigen Art von Bewegung und vor allem mit der richtigen Dosis!

Meine beste Freundin Filiz ist gleichzeitig meine Trainerin. Sie jagt mich am Rande von Hamburg ganz gern ein paar Dünen rauf und runter, lässt mich Liegestütze machen und übers Seil springen. Sie hat ein super Gespür dafür, was ich vertrage, wie mein Energielevel am jeweiligen Tag ist. Aber vor einigen Wochen sagte sie zu mir: »Wenn es dir gesundheitlich gut geht und wir die Anstrengung hochschrauben, schwingt das Pendel immer ganz schnell wieder zurück. Du wirst schlechter, bist schneller erschöpft. Das müssen wir ändern. Lass uns die Anstrengungen reduzieren und lieber langsam aufbauen.« Ich war kurz perplex. Aber sie hatte recht!

Jetzt trainieren wir oft nur zweimal pro Woche. Nach jedem Durchgang Liegestütze, Hocksprünge oder Kniebeugen machen wir strikt eine Minute Pause. Und beim Joggen wird penibel auf die Pulsuhr geschaut. Zu Anfang der Umstellung war an schnelles Laufen gar nicht zu denken. Plötzlich lautete die Devise: Walken! Ungewohnt, aber mir geht's seitdem saugut nach jeder Einheit. Und an den Tagen ohne Termin mit Filiz gehe ich dann auch nicht noch zusätzlich laufen. Oft habe ich auch gar keine Zeit dafür. Aber anders als noch vor einem halben Jahr habe ich dann kein schlechtes Gewissen. Da gehe ich lieber mal entspannt eine halbe Stunde spazieren oder rolle meine Yogamatte auf dem Wohnzimmerboden aus und mach die paar Übungen, die mir gerade einfallen und guttun. Eine halbe Stunde ist besser als nichts. Denn es ist Zeit, die ich mir gönne. Da kommt nicht nur der Körper in Bewegung, sondern vor allem der Geist zur Ruhe. Und das tut mir gut, das spüre ich.

Und dafür gibt es wissenschaftliche Belege. Denn mal wieder trifft es unsere Nebennieren, wenn wir zu doll trainieren. Wird die Belastung für den Körper zu groß, greift er auf Energiegewinnung aus den Zuckerdepots zurück. Das nennt man anaerob. Die Nebennieren versuchen nun verzweifelt, den Blutzuckerspiegel zu stabilisieren, der aber immer wieder nach unten gezogen wird. Das lässt den Cortisolspiegel ansteigen. Dabei kann man ihnen mit Bewegung grundsätzlich viel Gutes tun. Bleiben Sie im aeroben Bereich, sprich: der Körper nutzt die Fettdepots zur Energiegewinnung. Unterstützen Sie nicht nur Ihren Stoffwechsel und die Entgiftung, sondern auch die Genesung der Nebennieren. Der Cortisolspiegel wird so nämlich auf natürliche Weise gesenkt. Wenn Sie unsicher sind, nutzen Sie beim Sport eine Pulsuhr, um die Herzfrequenz zu messen. Was für Sie die richtige Pulsfrequenz ist, um aerob zu trainieren, richtet sich nach Alter und Geschlecht. Im Internet finden Sie Tabellen, mit deren Hilfe Sie das ausrechnen können.

Verstehen Sie mich nicht falsch, ich will Ihnen auf keinen Fall ausreden, sich zu bewegen. Mir sind nur zwei Sachen sehr, sehr wichtig: Erstens, machen Sie sich deswegen nicht noch mehr Stress. Und zweitens, suchen Sie sich die Art der Bewegung aus, die Ihnen guttut. Das muss nicht gleich Hochleistungssport sein. Weniger und dafür dauerhafter ist hier mehr.

Und dann werden Sie schnell merken, wie gut Sport, Yoga, Radeln und dergleichen der Seele tun können. Da erzähle ich Ihnen sicher nichts Neues. Und wenn Sie dann zum Beispiel nach einem strammen Marsch zurück nach Hause kommen, mit roten Bäckchen, guter Laune und einem Lächeln auf den Lippen, dann habe ich alles richtig gemacht – und Sie natürlich auch. Fragen Sie sich immer wieder: Tut mir das gut? Wie fühle ich mich dabei? Sobald irgendetwas zur Quälerei wird, ist es das Falsche für Sie. Egal, ob die Freundinnen oder der Partner den Zumba-Kurs oder die Trekkingstrecke super finden. Das ist dann eben nicht Ihres. Und das ist auch gar nicht schlimm.

Es gibt noch einen Benefit von Bewegung, den wir nicht vernachlässigen dürfen: Muskeln! Ich meine jetzt nicht Berge von Muckis, wie sie Bodybuilder mit sich herumtragen. Ich denke an den von der Natur vorgesehenen Stützapparat, den unser Körper dringend braucht, um Sehnen, Bänder und Knochen zu entlasten und Sie beweglich und fit zu halten. Schon ab dem 30. Lebensjahr wird Muskelmasse abgebaut. Fünf Prozent weniger Muskeln alle zehn Jahre, so lautet die Faustformel der Wissenschaft. Und dem gilt es entgegenzuwirken. Denn Muskeln lassen die Figur nicht nur schöner, straffer und wohlgeformter aussehen und helfen uns, uns wohlzufühlen. Muskeln verbrennen ganz nebenbei (selbst in der Ruhephase) Kalorien. Bedeutet: Je mehr Muskulatur, umso höher der Grundumsatz. Aber: Stress frisst Muskeln auf! Das wissen die oben genannten Bodybuilder ganz genau. Weil sie einerseits genau das nicht möchten, aber zweitens meistens im anaeroben Bereich trainieren, probieren sie diverse Mittelchen aus, um dem Cortisolanstieg, Testosteronabbau und Fettaufbau entgegenzuwirken. Das müssen wir gar nicht. Einfach die Intensität drosseln, dann klappt's auch mit der Muskulatur.

Eigentlich hatte ich geplant, Ihnen in diesem Buch ein paar einfache Übungen zu zeigen. Hübsche Fotos zur leichten Nachahmung. Aber dann fiel mir ein, dass das genau dem entgegensteht, was ich eigentlich sagen möchte: Suchen Sie sich Ihren eigenen Weg und halten Sie sich nicht sklavisch an meinen. Das ist eigentlich die Botschaft des ganzen Buchs. Probieren Sie aus, was Ihnen liegt, suchen Sie sich Ihre Methoden. Denn für Sie gibt es nur einen einzigen Weg, um wieder Sie selbst zu werden: Ihren ganz eigenen.

8. KAPITEL
Zusammenfassung

- »Die Hashimoto-Diät« bezieht sich nicht nur aufs Thema Ernährung. Es geht um den kompletten Lifestyle (Diät bedeutet auf griechisch »Lebensweise«).

- Auf den TSH-Wert zu starren und nur die Schilddrüsenhormone im Auge zu behalten, ist nicht genug bei der Behandlung von Hashimoto.

- Man muss den Körper als Ganzes betrachten: Vor allem das Hormonsystem und in dem Zusammenhang vorrangig den Zustand der Nebennieren.

- Nebennierenschwäche und -überfunktion müssen behandelt werden. Nur so hat man die Chance, den Körper in Balance zu bringen und final auch die perfekte persönliche Schilddrüsenhormondosis zu finden.

- Als zweite wichtige Baustelle gilt es, den Darm anzuschauen.

- Allergien und ein »*leaky gut*« (löchrige Darmschleimhaut) sind Mitauslöser von Autoimmunerkrankungen und damit auch von Hashimoto.

- Das Dreieck aus Darm, Nebennieren und Schilddrüse ist Auslöser, aber auch Therapieziel, wenn es um die Behandlung von Hashimoto geht. Darauf sollte das stärkste Augenmerk gelegt werden.

- Wir befinden uns im Jahrhundert der Autoimmunerkrankungen. Grund dafür ist die immer stärker werdende Umweltverschmutzung und die Konfrontation unseres Körpers mit für ihn unbekannten Weichmachern, Kunststoffen, Chemikalien.

- Entgiften ist der einzige Weg, Hashimoto und anderen Autoimmunerkrankungen die Basis, den Nährboden zu nehmen und zu verhindern, noch mehr Autoimmunkrankheiten wie Rheuma, Diabetes, Lupus, Multiple Sklerose und so weiter zu bekommen.

- Nehmen Sie sich alle Bereiche Ihres Lebens vor: Die Wohnungseinrichtung, das Wasser, das Sie trinken, die Kosmetika, die Sie verwenden, Nahrungsmittel und Kleidung. *Detox your life!*

- Kleine Schritte beim Ändern des Lifestyles versprechen den größten Erfolg.

- Die richtige Ernährung ist Grundlage zur Ausbalancierung Ihres Körpers.

- Je naturbelassener die Lebensmittel, desto besser. Wenn möglich, immer regionale und biologisch angebaute anderen Produkten vorziehen.

- Es gibt keine allgemeingültigen Ernährungsregeln. Jeder braucht andere Nahrung. Ein guter Leitfaden ist allerdings die Blutgruppendiät-Lehre des amerikanischen Naturheilkundlers Peter J. D'Adamo.

* Jod, Gluten, Milchprodukte, Soja und diverse Kohlsorten sollten Hashimoto-Patienten prinzipiell meiden.

* Treiben Sie Sport, aber in Maßen. Übertriebener Aktionismus und zu große Anstrengung bringt Ihre Nebennieren aus der Balance und ist extrem kontraproduktiv. Machen Sie, was Ihnen Spaß bringt, und vergleichen Sie sich nicht mit anderen.

* Verbannen Sie Stress so gut es geht aus Ihrem Leben. Er schwächt Ihre Nebennieren, schürt die Entzündungen in Ihrem Körper und macht Sie anfällig für noch mehr Beschwerden. Diese Maßnahme gehört ganz eindeutig zur Hashimoto-Therapie und muss ernst genommen werden, sonst helfen alle anderen Heilungsversuche nur bedingt.

* Gewicht verlieren Sie ganz automatisch, wenn Ihr Körper seine Mitte wiedergefunden hat. Setzen Sie sich nicht unter Druck und versuchen Sie, das schlechte Gewissen abzuschütteln. Entspannung ist der erste Schritt zum Wunschgewicht – und zum Wohlbefinden.

Nachwort

Sie haben's fast geschafft. Wir sind kurz vorm Ende dieses Buches. Ich weiß, ich mute Ihnen sehr viele, wahrscheinlich noch nie gehörte, zum Teil auch beunruhigende Informationen und Zusammenhänge zu. Blättern Sie einfach von Zeit zu Zeit noch mal durch die Seiten. Ich schleppe immer einen kleinen Block mit diesen knallbunten Klebestreifen mit mir herum, um in den Büchern, die ich gerade lese, wichtige Stellen zu markieren. Nur so finde ich möglichst schnell die Infos wieder, die ich interessant finde und umsetzen möchte. Vielleicht ist das auch eine Anregung für Sie. Mein Buch ist nicht als Ausstellungsstück für Ihre Bibliothek gedacht, sondern als Begleiter für jeden Tag. Knicken, durchstöbern, benutzen Sie es. Unterstreichen Sie Sätze, die Ihnen gut gefallen! Es soll Ihnen wie ein guter Freund sein, der Ihnen ständig mit Rat und Tat zur Seite steht.

Und wenn Sie die für Sie wichtigen Stellen markiert haben, schreiben Sie sich raus, mit was Sie starten wollen. Folgen Sie Ihrem Bauchgefühl! Das ist der beste Richtungsweiser. Vertrauen Sie auf Ihren Instinkt! Der wird Sie sicher führen. Vielleicht bemerken Sie den Erfolg nicht sofort, aber lassen Sie sich bloß nicht entmutigen. Alles braucht seine Zeit.

Erstellen Sie eine Liste, in welcher Reihenfolge Sie die Dinge ausprobieren wollen. Eines nach dem anderen. Auf keinen Fall mehrere Dinge auf einmal. Sonst erkennen Sie im Zweifel gar nicht, was jetzt Wirkung gezeigt hat und Ihnen guttut und was nicht. Wie auch bei dem Tagebuch, das ich ja schon in meinem ersten Buch empfohlen habe, gibt Ihnen diese Liste eine Richtung, eine Hilfestellung zum Entlanghangeln. Und: Sie können sie in der Rückschau immer wieder herausholen, um nachzuvollziehen, was Sie wann geändert haben. Dadurch werden Sie viele interessante Rückschlüsse ziehen können und Ihren Weg zu mehr Wohlbefinden und größerer innerer Balance leicht nachverfolgen können.

Ich blättere gern durch meine Unterlagen. Ich habe ganze Ordner voller persönlicher Aufzeichnungen, Tagebucheinträge, Blutergebnisse, ausgedruckter und gesammelter Informationen aus den letzten sechs Jahren. Sogar kleine Kalender, die früher neben der Waage lagen und in die ich jeden Tag mein Gewicht eintrug (ehrlich gesagt war das eher frustrierend, also lieber nicht nachmachen!). Manche Sachen krame ich heute wieder heraus, weil sie mich damals nicht weitergebracht haben, aber heute plötzlich zu passen scheinen. Ich hatte es ja schon in Kapitel 5 erwähnt: Mein Arzt hatte mir schon Anfang 2011 erzählt hatte, dass Entgiftung das Allerwichtigste ist, um eine Autoimmunerkrankung in den Griff zu bekommen und mich vor anderen Erkrankungen dieser Art zu schützen. Ich habe damals nur halbherzig hingehört und nur wenige Tipps umgesetzt. In diesem Jahr ist die Botschaft bei mir angekommen. Und jetzt passte sie zu 100 Prozent, weil ich so weit bin und mein Geist offen für diese Veränderungen in meinem Leben ist. Ich habe auch keine Probleme mit seltsamen Kommentaren und doofen Bemerkungen zu meiner Ernährung oder Ähnlichem, weil ich ganz bei mir bin. Wenn jemand interessiert fragt, antworte ich gern. Sonst mache ich einfach mein Ding.

»What others think of you is none of your business.« Was andere denken, braucht dich nicht zu interessieren. So lautet ein

Spruch eines indischen Yogis, den ich groß auf meinem Computerbildschirm stehen habe. Wenn ich den Satz lese, muss ich oft schmunzeln. Wir machen uns alle zu viele Gedanken, was der Rest der Menschheit über uns denkt. Dabei bringen uns diese Gedanken überhaupt nicht weiter.

Mein Hausarzt sagte im letzten Sommer zu mir: »Vanessa, jetzt klopf dir mal selbst auf die Schulter! Du bist nur noch einen halben Zentimeter vom großen Ziel entfernt. Und das bisschen schaffst du auch noch!« Ich war perplex. So hatte ich das noch nie gesehen. Ich hatte bisher immer nur auf das geschaut, was noch schiefläuft: Die dicken Augenringe jeden Morgen, der durcheinandergeratene Darm, das schwankende Gewicht, die seltsamen Schmerzen und Taubheitsgefühle in den Füßen, das Auf und Ab meiner Laune, die Nahrungsmittelallergien … Plötzlich wurde ich sehr still. Er hatte recht!

Als ich an meinem ersten Buch gearbeitet habe, saß ich mit einem Bandscheibenvorfall, rebellierendem Darm, überaktiven Nebennieren und Panikattacken vorm Computer und quälte mich. Und heute? Eigentlich geht's mir im Vergleich ganz gut. Niemand, der mich zum ersten Mal trifft, würde erahnen, was ich in den letzten sechs Jahren durchgemacht habe. Manchmal sage ich aus Spaß: »Ich bin chronisch krank, aber dafür sehe ich doch ganz gut aus, oder?« Ein Scherz! Aber mittlerweile kann ich vieles so sehen, mit einem lachenden Auge. Es macht ja auch keinen Sinn, immer Trübsal zu blasen. Dafür bin ich weder der Typ noch bringt es mich voran.

Sicher gibt es immer noch vereinzelt Tage, an denen ich ein bisschen geknickt bin. Auch bei mir läuft nicht immer alles glatt.

Aber dann denke ich an den Spruch meiner Freundin: »Aufstehen, schütteln, Krönchen zurechtrücken und weiter geht's!« Und das stimmt. Gehen Sie aufrecht durchs Leben! Nehmen Sie sich die Pausen, die Ihr Körper braucht, lernen Sie, auch mal Nein zu sagen. Bestehen Sie auf der richtigen Behandlung beim Arzt! Kämpfen Sie für sich! Stehen Sie auf, wenn Ihnen etwas nicht passt! Und wenn die anderen blöd gucken, was soll's! Es ist Ihr Leben und nur Sie können dafür sorgen, dass es Ihnen gut geht. Und das sollten Sie dringend!

Keiner von uns ist ewig auf dieser Welt. Machen Sie aus der kostbaren Zeit, die Sie haben, etwas Gutes! Und fangen Sie gleich heute damit an. Ich wünsche Ihnen viel Erfolg, und ich glaube ganz fest daran, dass Sie das schaffen. Ich hab's auch hingekriegt, und es war gar nicht so schwer …

Bücher-, Webtipps & Bezugsadressen

Büchertipps

Ernährung & Entgiftung:

* Dr. Joachim Mutter: »Grün essen!«, VAK Verlags GmbH
* Dr. Joachim Mutter: »Lass dich nicht vergiften«, Gräfe und Unzer
* Dietmar Ferger: »Jungbrunnenwasser«, Librion Verlag
* Sigi Nesterenko: »Entgiften von A bis Z«, Rainer Bloch Verlag

Schilddrüse (Hashimoto), Nebenniere & Darm:

* Datis Kharrazian: »Schilddrüsenunterfunktion und Hashimoto anders behandeln«, VAK Verlags GmbH

Nebennieren:

* Dr. med. James L. Wilson: »Grundlos erschöpft?«, Goldmann Verlag
* Shawn Talbott: »The Cortisol Connection: Why Stress Makes You Fat and Ruins Your Health – And What You Can Do About It «, Hunter House Publishers (bisher leider nur auf Englisch)
* Shawn Talbott: »The Cortisol Connection Diet: The Breakthrough Program to Control Stress an Lose Weight«, Hunter House Publishers (bisher leider nur auf Englisch)

Progesteron(mangel):

- Dr. med. Michael Platt: »Die Hormonrevolution«, VAK Verlags GmbH

Webtipps & Bezugsadressen

www.hashimoto-deutschland.de

Auf unserer Website finden Sie neueste Artikel, eine Liste von Ärzten (und demnächst auch Heilpraktikern), die uns von Betroffenen empfohlen wurden, Adressen von Selbsthilfegruppen und Hintergründe zum Thema Hashimoto.

Auf der dazugehörigen Facebook-Seite »Hashimoto Deutschland« können Sie sich mit anderen Hashimoto-Patienten austauschen, Fragen stellen, Anregungen und Wünsche loswerden.

www.zentrum-der-gesundheit.de

In diesem unabhängigen Internetportal findet man unzensierte Informationen und Beiträge zu den Themen Gesundheit, Ernährung und Naturheilkunde. Extrem umfangreich und wirklich interessant!

www.mindbodygreen.com

Smoothie-Rezepte, Tipps zur Entgiftung für Körper und Wohnung, zum Leben ohne Gluten und und und findet sich auf dieser englischsprachigen Website. Unbedingt für den Newsletter anmelden, dann verpasst man keine neuen Artikel.

www.drhuber.at

Sehr gut verständliche Texte zum Thema Hormone und Anti-Aging, Übergewicht, Stress, aber auch zum Zusammenhang zwischen Hormonen und Darm vom Wiener Hormonexperten und Arzt Professor Dr. Johannes Huber.

www.mueller-tyl.at

Noch ein Hormonspezialist aus Österreich, der die hormonellen Zusammenhänge im menschlichen Körper leicht verständlich beschrieben online gestellt hat: Auf der Seite von Prof. Dr. Erich Müller-Tyl bekommt man einen guten Einblick in das komplexe (Hormon-)System unseres Körpers und erfährt viel über Therapiemöglichkeiten, Nutzen und potenzielle Gefahren.

www.akademie-bauen-wohnen-gesundheit.de

Jürgen Harder und sein Team sind integrale Baubiologen und kennen sich bestens aus mit allem, was uns in unserem Zuhause (sei es die Mietwohnung oder das eigene Haus) und am Arbeitsplatz auf Dauer schadet: Schimmelpilze, Elektrosmog, Wasseradern, Wohngifte und so weiter.

www.zeolith-bentonit-versand.de

Hier bestelle ich immer meine ZeoBent-Ration. Das Puder entgiftet noch ein bisschen besser als das Pulver. Wenn man viel unterwegs ist, sind wahrscheinlich die Kapseln am sinnvollsten. Meiner Meinung nach das beste Entgiftungsmittel für jeden Tag, unkompliziert und extrem wirkungsvoll.

www.gesund-aktiv.com

Wer unterstützt Gewicht verlieren möchte, dem empfehle ich dieses Programm. Zuerst wird das Blut analysiert. Daraufhin bekommt man eine Lebensmittelliste, aus der man sich Gerichte zusammenstellt. Die Methode ist sehr individuell und trotzdem alltagstauglich. Und sie stützt sich unter anderem auf die Blutgruppen-Lehre.

www.ganzimmun.de

Das Labor von Dr. Ralf Kirkamm macht meiner Meinung nach die besten Blut- und Stuhltests mit den detailliertesten Ergebnissen und einer optischen Darstellung der Ergebnisse, die auch Laien sofort verstehen. Hier bekommt man auch den Neuro-Balance-Test, mithilfe dessen man herausfinden kann, ob die Nebennieren zu viel oder zu wenig Cortisol, DHEA, Adrenalin, Noradrenalin und Serotonin produzieren. Meiner Meinung nach einer der wichtigsten Check-ups, um eine signifikante Besserung des Allgemeinbefindens bei Hashimoto herbeizuführen. Sprechen Sie Ihren Arzt oder Heilpraktiker darauf an.

www.imupro.de

Durch den ImuPro-300-Test erfahren Sie schnell, welche Nahrungsmittelunverträglichkeiten bei Ihnen vorliegen. Das kann zu zahlreichen Symptomen führen, die man nicht mit einer solchen Unverträglichkeit in Verbindung bringen würde. Sprechen Sie Ihren Arzt an, wenn Sie den Verdacht haben. Einmal Blut abnehmen reicht schon, um Gewissheit zu haben.

www.kalzium-magnesium.de

Ich bin schon seit Langem ein großer Fan von DOL ALEX, einem weißen Urmineralpulver, in dem Magnesium und Kalzium im für den Menschen perfekten Verhältnis enthalten sind. Keine Chemie, reine Natur. Durch diese natürliche Mineralisierung kann der Körper besser entsäuern, entgiften und entschlacken. Auf der Website gibt es auch Ursalz zu kaufen, das es mittlerweile in die Sterneküchen von etwa Johann Lafer geschafft hat. In meiner Küche steht das schon lange, und unterwegs hab ich immer ein kleines Beutelchen davon dabei.

www.vitamineland.de

Der amerikanische Arzt und Bestsellerautor Dr. James L. Wilson empfiehlt in seinem grandiosen Buch »Grundlos erschöpft?« Kälbernebennierentabletten, um die ermüdeten Nebennieren wieder in Schwung zu bringen und sie mit allen dafür nötigen Nährstoffen zu versorgen. Das wirkt wirklich, ich hab's nicht nur einmal ausprobiert! Aber man sollte die Tabletten gezielt und vorsichtig einsetzen, weil die Wirkung schnell eintritt. Auf der Website www.vitamineland.de bekommt man das besagte Mittel unter dem Namen »Cytozyme AD« von der Firma Biotics.

www.lebepur.com

Hier bekommt man die in Kapitel 6 erwähnten Pflanzenpulver, um auch im Winter oder wenn man keine frischen Zutaten zu Hause hat leckere grüne und abwechslungsreiche Smoothies herzustellen. Definitiv einen Versuch wert!

www.bester-mixer.de

Es gibt unglaublich viele Mixer auf dem Markt. Ich bin ein großer Fan von Vitamix, dem meiner Meinung nach besten Gerät.
Das hat natürlich seinen Preis, man bekommt aber sieben Jahre
Garantie und hat zwei PS Kraft unter der Mixerhaube. Wer täglich grüne Smoothies trinkt und gegebenenfalls eine ganze Familie damit versorgt, wird früher oder später darauf zurückgreifen.

www.akademie-laden.de

Der AlkaFlow wird einfach an den Wasserhahn in der Küche
angeschlossen. Kein Wasserkisten-Schleppen mehr, dafür alkali-
sches Wasser, das herrlich weich schmeckt und den Körper perfekt mit Flüssigkeit versorgt und bei der Entgiftung unterstützt.
Ich hab mittlerweile meine komplette Familie und den Freundeskreis damit versorgt und alle sind begeistert. Der Filter wird
alle sechs Monate ausgewechselt, mehr Pflege braucht das Gerät
nicht. Unter der Rubrik »Wasserfilter« findet man den AlkaFlow.

www.biovea.com/de

Faire Preise, sehr gute Qualität und Nahrungsergänzungsmittel und andere Tabletten, die man ansonsten im Internet lange
suchen muss. Das Cortisol senkende Phosphatidylserin, DHEA
und homöopathisches Wachstumshormon bekommt man hier
portofrei zugeschickt. Aber bitte vorher immer mit dem behandelnden Arzt oder Heilpraktiker absprechen!

www.body-attack.eu

Hier bestelle ich GABA, L-Carnitin und Grüner-Tee-Kapseln. Sehr gute, geprüfte Qualität, schneller Versand und die für mich perfekten (relativ hohen) Dosierungen der Mittel. Ein Hamburger Unternehmen, spezialisiert auf Sportlernahrung, deren Produkten ich vertraue.

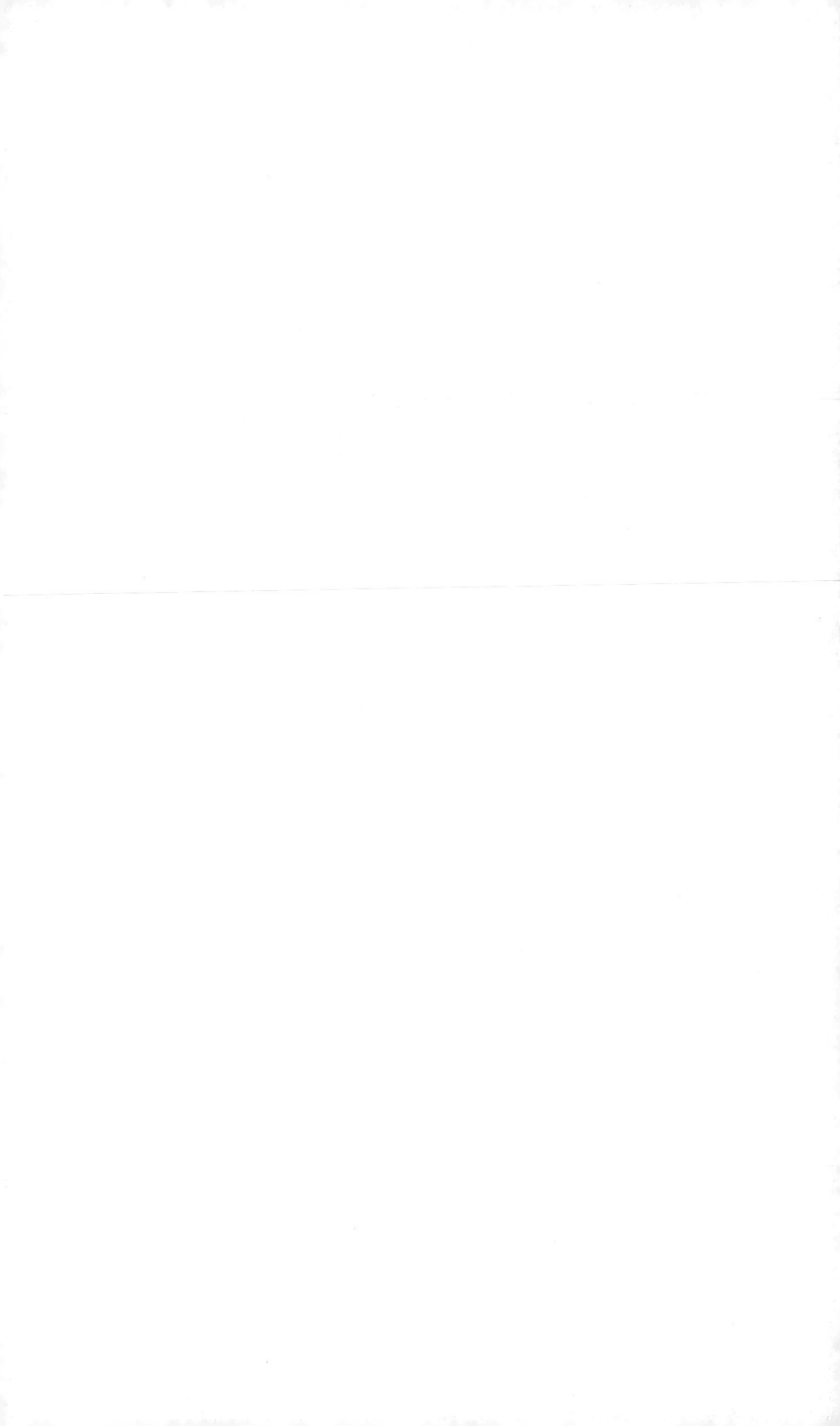

Danksagung

Solch ein Buch kann nicht entstehen ohne das Verständnis und die Unterstützung von ganz vielen Menschen. Allen voran mein Mann Holger. Nur Deine Liebe und Deine starke Schulter haben mich so aufrecht durch die letzten Jahre gehen lassen. Ich bin Dir unendlich dankbar und ich widme Dir dieses Buch. Jede Umarmung von Dir, jedes Lächeln und jeder Kuss geben mir wieder Kraft, wenn ich denke, es geht nicht mehr weiter. Jedes aufmunternde Wort ist wie ein warmer Regen. Und Dein Lob macht mich wirklich stolz. Ich liebe Dich! Und ich verspreche Dir: Kein Buch mehr im Jahr 2014!

Die zwei wichtigsten Menschen, die im vergangenen Jahr nicht viel von mir hatten, sind meine Eltern. Mama und Papa, ich liebe Euch!

Mein Sonnenschein, Filiz, mit Dir kann ich lachen wie mit niemandem sonst. Jede Runde mit Dir durch die Boberger Dünen ist wie ein Miniurlaub für meine Seele. Eine Auszeit für meinen Geist und eine Wohltat für meinen Körper. Danke für jede Sekunde mit Dir!

Ich stünde heute nicht so positiv in die Zukunft blickend da, hätte ich nicht so viele Experten an meiner Seite, die mit großer Geduld und offenem Geist mit mir zusammen an meiner Gesundheit arbeiten. Allen voran mein großer Lehrer Dr. Til Steinmeier. Danke sagen ist nicht genug für Ihren Einsatz! Sie sind der wichtigste Begleiter für mich auf meinem Weg und ein weiser und mutiger Ratgeber.

Wir sind zusammen gewachsen, liebe Kirsten Gröling. Ich profitiere so viel von Deinem Wissen und liebe Deinen sanften Weg, wenn ich mal wieder mit dem Vorschlaghammer draufhauen will.

Ich kenne niemanden, der mehr Energie und Begeisterung für seinen Job verströmt: Dr. Jörn Reckel, der Darm-Spezialist, dem niemand das Wasser reichen kann. Nachts um 23 Uhr beantwortet er noch Mails und fährt nach Österreich »in Urlaub«, um dort jeden Tag Vorträge zu halten, damit möglichst vielen Menschen bei ihren Beschwerden geholfen werden kann. Ein großes Vorbild!

Keiner ist so unverwechselbar wie mein Zahnarzt Dr. Harold Eymer. Doch er kann viel mehr, als Zähne heile machen. Die unorthodoxen Wege, die kompliziertesten Zusammenhänge, die neu zu beschreitenden Pfade, das sind seine Spezialgebiete. Danke für jede (verrückte) Idee!

Sie haben meine Wohnung auf den Kopf gestellt und mir Wünschelruten in die Hand gedrückt. Der Baubiologe Jürgen Harder und der Bioresonanzdiagnostiker Udo Grundmann haben mit minimalen Veränderungen so viel Gutes in mein Leben gebracht. Jeder Termin ist so spannend wie ein Krimi. Ich freue mich auf alles, was sie mir noch erzählen, und staune wie ein kleines Kind.

Liebe Birgit Sander, niemand schubst einen so sanft und gleichzeitig bestimmt in die richtige Richtung, nämlich an den Schreibtisch. Vielen Dank für Deine Geduld und das große Verständnis. Und für die schönen Telefonate zwischen München und Hamburg, die immer ein bisschen zu lange dauern. Aber warum soll Arbeit nicht auch Spaß machen?

Er hat den herrlichen pinkfarbenen Schmetterling und das Logo für meine »Hashimoto Deutschland«-Seite entworfen. Ricky Breitengraser, Du hast meiner Arbeit und meinem Anliegen ein Gesicht gegeben und hast im Schweiße Deines Angesichts an der Website und dem Shop gebastelt. Danke!

Ein dickes Danke an mein Team, die hinter der Website www.hashimoto-deutschland.de und der dazugehörigen Facebook-Seite stehen. Ihr seid die Besten!

Last but not least möchte ich allen Facebook-Fans von »Hashimoto Deutschland« danken, allen, die mir Briefe, Faxe und Mails geschrieben, ihren Arzt empfohlen und mich an ihren Schicksalen haben teilhaben lassen. Vielen Dank für jede Kritik und das große Lob. Wenn ich sehe, dass ich mit meiner Arbeit andere erreiche und ihnen nur ein bisschen weiterhelfen kann, ist das der größte Ansporn für mich weiterzumachen. Auch ich bin dankbar für das Gefühl, dass ich nicht allein bin mit Hashimoto. Ohne die vielen Leser meiner Bücher und die Besucher meiner Lesungen wäre auch ich nur eine einzelne Stimme im Kampf für mehr Akzeptanz und bessere Therapien. Bitte bleiben Sie zusammen mit mir und den vielen anderen dran! Nur gemeinsam können wir für uns alle bessere Behandlungen und größere Aufmerksamkeit erreichen. Wir haben schon so viel erreicht. Lassen Sie uns gemeinsam diesen Weg weitergehen.

Register

Das Onlineprogramm zum Buch

DEUTSCHLANDS ERSTE ONLINE-THERAPIE GEGEN HASHIMOTO-THYREOIDITIS

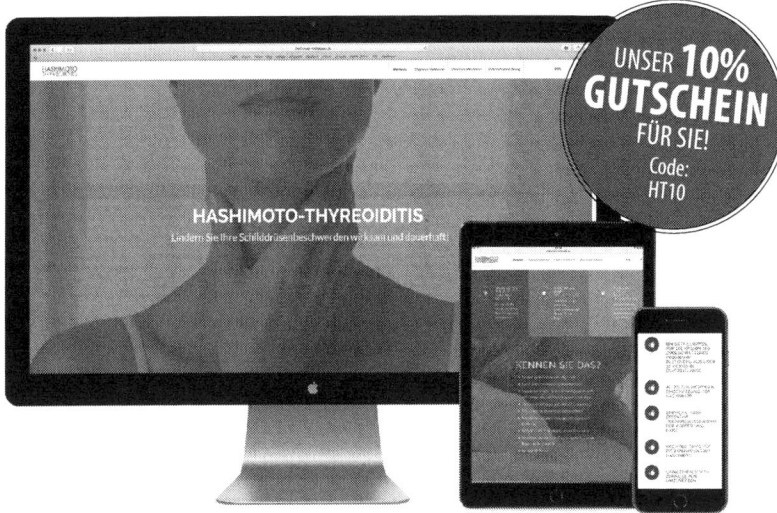

Zurück in ein beschwerdefreies Leben! Zusammen mit dem bekannten Schilddrüsenexperten und Buchautor Dr. med. Berndt Rieger bekommen Sie Ihre Schilddrüsenbeschwerden wirksam, dauerhaft und ganz einfach von zu Hause in den Griff.

- Eine umfangreiche Einführung in Theorie und Praxis
- Wichtige Tipps für die richtige Ernährung und Medikamenteneinnahme
- Mit Wochenplan und Videoanleitungen für eine einfache und korrekte Umsetzung
- Gegen akute und chronische Beschwerden
- Mit allen Endgeräten abrufbar

STARTEN SIE NOCH HEUTE: WWW.HASHIMOTO-BEHANDELN.DE